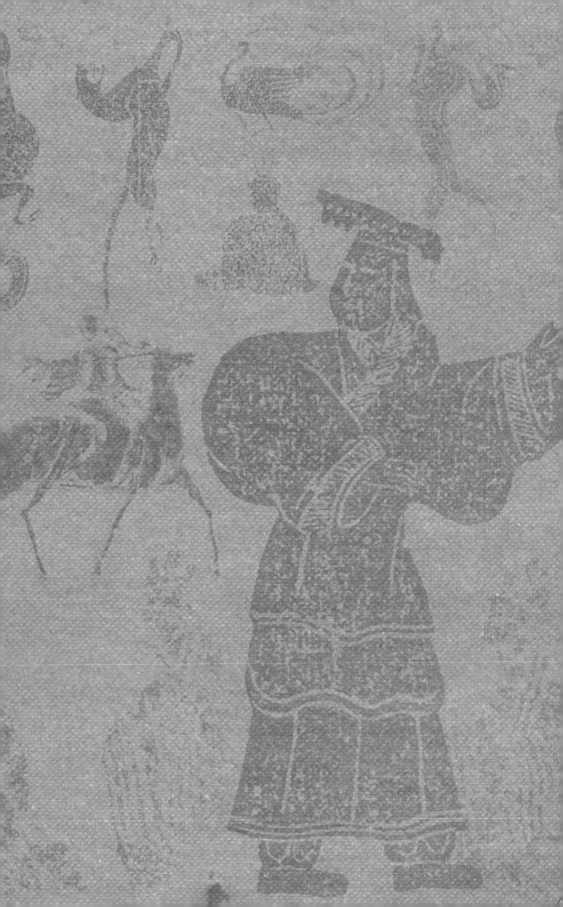

中国古医籍整理丛书

类经证治本草

清·吴钢 辑

米 鹂 刘巨海 向 楠 校注

中国中医药出版社

·北 京·

图书在版编目（CIP）数据

类经证治本草/（清）吴钢辑；米鹏，刘巨海，向楠校注. —北京：
中国中医药出版社，2016.12
（中国古医籍整理丛书）
ISBN 978 - 7 - 5132 - 3577 - 8

Ⅰ.①类… Ⅱ.①吴… ②米… ③刘… ④向…
Ⅲ.①本草—研究—中国—清代 Ⅳ.①R281.3

中国版本图书馆 CIP 数据核字（2016）第 197043 号

中 国 中 医 药 出 版 社 出 版
北京市朝阳区北三环东路 28 号易亨大厦 16 层
邮政编码 100013
传真 010 64405750
保定市中画美凯印刷有限公司印刷
各地新华书店经销

*

开本 710×1000 1/16 印张 31 字数 299 千字
2016 年 12 月第 1 版 2016 年 12 月第 1 次印刷
书 号 ISBN 978 - 7 - 5132 - 3577 - 8

*

定价 88.00 元
网址 www.cptcm.com

社长热线 010 64405720
购书热线 010 64065415 010 64065413

微信服务号 zgzyycbs
书店网址 csln.net/qksd/
官方微博 http://e.weibo.com/cptcm
淘宝天猫网址 http://zgzyycbs.tmall.com

国家中医药管理局
中医药古籍保护与利用能力建设项目
组织工作委员会

主 任 委 员 王国强

副 主 任 委 员 王志勇　李大宁

执 行 主 任 委 员 曹洪欣　苏钢强　王国辰　欧阳兵

执行副主任委员 李 昱 武 东　李秀明　张成博

委　　　　员

各省市项目组分管领导和主要专家

（山东省）武继彪　欧阳兵　张成博　贾青顺

（江苏省）吴勉华　周仲瑛　段金廒　胡　烈

（上海市）张怀琼　季　光　严世芸　段逸山

（福建省）阮诗玮　陈立典　李灿东　纪立金

（浙江省）徐伟伟　范永升　柴可群　盛增秀

（陕西省）黄立勋　呼　燕　魏少阳　苏荣彪

（河南省）夏祖昌　刘文第　韩新峰　许敬生

（辽宁省）杨关林　康廷国　石　岩　李德新

（四川省）杨殿兴　梁繁荣　余曙光　张　毅

各项目组负责人

王振国（山东省）　　王旭东（江苏省）　　张如青（上海市）

李灿东（福建省）　　陈勇毅（浙江省）　　焦振廉（陕西省）

蔡永敏（河南省）　　鞠宝兆（辽宁省）　　和中浚（四川省）

前　言

　　中医药古籍是传承中华优秀文化的重要载体，也是中医学传承数千年的知识宝库，凝聚着中华民族特有的精神价值、思维方法、生命理论和医疗经验，不仅对于传承中医学术具有重要的历史价值，更是现代中医药科技创新和学术进步的源头和根基。保护和利用好中医药古籍，是弘扬中国优秀传统文化、传承中医学术的必由之路，事关中医药事业发展全局。

　　1949年以来，在政府的大力支持和推动下，开展了系统的中医药古籍整理研究。1958年，国务院科学规划委员会古籍整理出版规划小组在北京成立，负责指导全国的古籍整理出版工作。1982年，国务院古籍整理出版规划小组召开全国古籍整理出版规划会议，制定了《古籍整理出版规划（1982—1990）》，卫生部先后下达了两批200余种中医古籍整理任务，掀起了中医古籍整理研究的新高潮，对中医文化与学术的弘扬、传承和发展，发挥了极其重要的作用，产生了不可估量的深远影响。

　　2007年《国务院办公厅关于进一步加强古籍保护工作的意见》明确提出进一步加强古籍整理、出版和研究利用，以及

"保护为主、抢救第一、合理利用、加强管理"的方针。2009年《国务院关于扶持和促进中医药事业发展的若干意见》指出，要"开展中医药古籍普查登记，建立综合信息数据库和珍贵古籍名录，加强整理、出版、研究和利用"。《中医药创新发展规划纲要（2006—2020）》强调继承与创新并重，推动中医药传承与创新发展。

2003~2010年，国家财政多次立项支持中国中医科学院开展针对性中医药古籍抢救保护工作，在中国中医科学院图书馆设立全国唯一的行业古籍保护中心，影印抢救濒危珍本、孤本中医古籍1640余种；整理发布《中国中医古籍总目》；遴选351种孤本收入《中医古籍孤本大全》影印出版；开展了海外中医古籍目录调研和孤本回归工作，收集了11个国家和2个地区137个图书馆的240余种书目，基本摸清流失海外的中医古籍现状，确定国内失传的中医药古籍共有220种，复制出版海外所藏中医药古籍133种。2010年，国家财政部、国家中医药管理局设立"中医药古籍保护与利用能力建设项目"，资助整理400余种中医药古籍，并着眼于加强中医药古籍保护和研究机构建设，培养中医古籍整理研究的后备人才，全面提高中医药古籍保护与利用能力。

在此，国家中医药管理局成立了中医药古籍保护和利用专家组和项目办公室，专家组负责项目指导、咨询、质量把关，项目办公室负责实施过程的统筹协调。专家组成员对古籍整理研究具有丰富的经验，有的专家从事古籍整理研究长达70余年，深知中医药古籍整理研究的重要性、艰巨性与复杂性，履行职责认真务实。专家组从书目确定、版本选择、点校、注释等各方面，为项目实施提供了强有力的专业指导。老一辈专家的学术水平和智慧，是项目成功的重要保证。项目承担单位山东中医药大学、南京中医药大学、上海中医药大学、福建中医药大学、浙江省中医药研究院、陕西省中医药研究院、河南省中医药研究院、辽宁中医药大学、成都中医药大学及所在省市中医药管理部门精心组织，充分发挥区域间互补协作的优势，并得到承担项目出版工作的中国中医药出版社大力配合，全面推进中医药古籍保护与利用网络体系的构建和人才队伍建设，使一批有志于中医学术传承与古籍整理工作的人才凝聚在一起，研究队伍日益壮大，研究水平不断提高。

本着"抢救、保护、发掘、利用"的理念，该项目重点选择近60年未曾出版的重要古医籍，综合考虑所选古籍的保护价值、学术价值和实用价值。400余种中医药古籍涵盖了医经、基础理论、诊法、伤寒金匮、温病、本草、方书、内科、外科、女科、儿科、伤科、眼科、咽喉口齿、针灸推拿、养生、医案医话医论、医史、临证综合等门类，跨越唐、宋、金元、明以迄清末。全部古籍均按照项目办公室组织完成的行业标准《中医古籍整理规范》及《中医药古籍整理细则》进行整理校注，绝大多数中医药古籍是第一次校注出版，一批孤本、稿本、抄本更是首次整理面世。对一些重要学术问题的研究成果，则集中收录于各书的"校注说明"或"校注后记"中。

"既出书又出人"是本项目追求的目标。近年来，中医药古籍整理工作形势严峻，老一辈逐渐退出，新一代普遍存在整理研究古籍的经验不足、专业思想不坚定等问题，使中医古籍整理面临人才流失严重、青黄不接的局面。通过本项目实施，搭建平台，完善机制，培养队伍，提升能力，经过近5年的建设，锻炼了一批优秀人才，老中青三代齐聚一堂，有效地稳定了研究队伍，为中医药古籍整理工作的开展和中医文化与学术的传承提供必备的知识和人才储备。

本项目的实施与《中国古医籍整理丛书》的出版，对于加强中医药古籍文献研究队伍建设、建立古籍研究平台，提高古籍整理水平均具有积极的推动作用，对弘扬我国优秀传统文化，推进中医药继承创新，进一步发挥中医药服务民众的养生保健与防病治病作用将产生深远影响。

第九届、第十届全国人大常委会副委员长许嘉璐先生，国家卫生计生委副主任、国家中医药管理局局长、中华中医药学会会长王国强先生，我国著名医史文献专家、中国中医科学院马继兴先生在百忙之中为丛书作序，我们深表敬意和感谢。

由于参与校注整理工作的人员较多，水平不一，诸多方面尚未臻完善，希望专家、读者不吝赐教。

国家中医药管理局中医药古籍保护与利用能力建设项目办公室

二〇一四年十二月

许 序

"中医"之名立，迄今不逾百年，所以冠以"中"字者，以别于"洋"与"西"也。慎思之，明辨之，斯名之出，无奈耳，或亦时人不甘泯没而特标其犹在之举也。

前此，祖传医术（今世方称为"学"）绵延数千载，救民无数；华夏屡遭时疫，皆仰之以度困厄。中华民族之未如印第安遭染殖民者所携疾病而族灭者，中医之功也。

医兴则国兴，国强则医强。百年运衰，岂但国土肢解，五千年文明亦不得全，非遭泯灭，即蒙冤扭曲。西方医学以其捷便速效，始则为传教之利器，继则以"科学"之冕畅行于中华。中医虽为内外所夹击，斥之为蒙昧，为伪医，然四亿同胞衣食不保，得获西医之益者甚寡，中医犹为人民之所赖。虽然，中国医学日益陵替，乃不可免，势使之然也。呜呼！覆巢之下安有完卵？

嗣后，国家新生，中医旋即得以重振，与西医并举，探寻结合之路。今也，中华诸多文化，自民俗、礼仪、工艺、戏曲、历史、文学，以至伦理、信仰，皆渐复起，中国医学之兴乃属必然。

迄今中医犹为国家医疗系统之辅，城市尤甚。何哉？盖一则西医赖声、光、电技术而于20世纪发展极速，中医则难见其进。二则国人惊羡西医之"立竿见影"，遂以为其事事胜于中医。然西医已自觉将入绝境：其若干医法正负效应相若，甚或负远逾于正；研究医理者，渐知人乃一整体，心、身非如中世纪所认定为二对立物，且人体亦非宇宙之中心，仅为其一小单位，与宇宙万象万物息息相关。认识至此，其已向中国医学之理念"靠拢"矣，虽彼未必知中国医学何如也。唯其不知中国医理何如，纯由其实践而有所悟，益以证中国之认识人体不为伪，亦不为玄虚。然国人知此趋向者，几人？

国医欲再现宋明清高峰，成国中主流医学，则一须继承，一须创新。继承则必深研原典，激清汰浊，复吸纳西医及我藏、蒙、维、回、苗、彝诸民族医术之精华；创新之道，在于今之科技，既用其器，亦参照其道，反思己之医理，审问之，笃行之，深化之，普及之，于普及中认知人体及环境古今之异，以建成当代国医理论。欲达于斯境，或需百年欤？予恐西医既已醒悟，若加力吸收中医精粹，促中医西医深度结合，形成21世纪之新医学，届时"制高点"将在何方？国人于此转折之机，能不忧虑而奋力乎？

予所谓深研之原典，非指一二习见之书、千古权威之作；就医界整体言之，所传所承自应为医籍之全部。盖后世名医所著，乃其秉诸前人所述，总结终生行医用药经验所得，自当已成今世、后世之要籍。

盛世修典，信然。盖典籍得修，方可言传言承。虽前此50余载已启医籍整理、出版之役，惜旋即中辍。阅20载再兴整理、出版之潮，世所罕见之要籍千余部陆续问世，洋洋大观。

今复有"中医药古籍保护与利用能力建设"之工程，集九省市专家，历经五载，董理出版自唐迄清医籍，都 400 余种，凡中医之基础医理、伤寒、温病及各科诊治、医案医话、推拿本草，俱涵盖之。

噫！璐既知此，能不胜其悦乎？汇集刻印医籍，自古有之，然孰与今世之盛且精也！自今而后，中国医家及患者，得览斯典，当于前人益敬而畏之矣。中华民族之屡经灾难而益蕃，乃至未来之永续，端赖之也，自今以往岂可不后出转精乎？典籍既蜂出矣，余则有望于来者。

谨序。

第九届、十届全国人大常委会副委员长

许嘉璐

二〇一四年冬

王 序

中医学是中华民族在长期生产生活实践中，在与疾病作斗争中逐步形成并不断丰富发展的医学科学，是中国古代科学的瑰宝，为中华民族的繁衍昌盛作出了巨大贡献，对世界文明进步产生了积极影响。时至今日，中医学作为我国医学的特色和重要医药卫生资源，与西医学相互补充、相互促进、协调发展，共同担负着维护和促进人民健康的任务，已成为我国医药卫生事业的重要特征和显著优势。

中医药古籍在存世的中华古籍中占有相当重要的比重，不仅是中医学术传承数千年最为重要的知识载体，也是中医为中华民族繁衍昌盛发挥重要作用的历史见证。中医药典籍不仅承载着中医的学术经验，而且蕴含着中华民族优秀的思想文化，凝聚着中华民族的聪明智慧，是祖先留给我们的宝贵物质财富和精神财富。加强对中医药古籍的保护与利用，既是中医学发展的需要，也是传承中华文化的迫切要求，更是历史赋予我们的责任。

2010 年，国家中医药管理局启动了中医药古籍保护与利用能力建设项目。这既是传承中医药的重要工程，也是弘扬优秀民族文化的重要举措，不仅能够全面推进中医药的有效继承和创新发展，为维护人民健康做出贡献，也能够彰显中华民族的璀璨文化，为实现中华民族伟大复兴的中国梦作出贡献。

相信这项工作一定能造福当今，嘉惠后世，福泽绵长。

国家卫生和计划生育委员会副主任

国家中医药管理局局长

中华中医药学会会长

王国强

二〇一四年十二月

马 序

新中国成立以来，党和国家高度重视中医药事业发展，重视古籍的保护、整理和研究工作。自 1958 年始，国务院先后成立了三届古籍整理出版规划小组，分别由齐燕铭、李一氓、匡亚明担任组长，主持制订了《整理和出版古籍十年规划（1962—1972）》《古籍整理出版规划（1982—1990）》《中国古籍整理出版十年规划和"八五"计划（1991—2000）》等，而第三次规划中医药古籍整理即纳入其中。1982 年 9 月，卫生部下发《1982—1990 年中医古籍整理出版规划》，1983 年 1 月，中医古籍整理出版办公室正式成立，保证了中医古籍整理出版规划的实施。2002 年 2 月，《国家古籍整理出版"十五"（2001—2005）重点规划》经新闻出版署和全国古籍整理出版规划领导小组批准，颁布实施。其后，又陆续制定了国家古籍整理出版"十一五"和"十二五"重点规划。国家财政多次立项支持中国中医科学院开展针对性中医药古籍抢救保护工作，文化部在中国中医科学院图书馆专门设立全国唯一的行业古籍保护中心，国家先后投入中医药古籍保护专项经费超过 3000 万元，影印抢救濒危珍、善、孤本中医古籍1640余种，开展了海外中医古籍目录调研和孤本回归工作。2010年，国家财政部、国家中医药管理局安排国家公共卫生专项资金，设立了"中医药古籍保护与利用能力建设项目"，这是继1982～1986年第一批、第二批重要中医药古籍整理之后的又一次大规模古籍整理工程，重点整理新中国成立后未曾出版的重要古籍，目标是形成并普及规范的通行本、传世本。

为保证项目的顺利实施，项目组特别成立了专家组，承担咨询和技术指导，以及古籍出版之前的审定工作。专家组中的许多成员虽逾古稀之年，但老骥伏枥，孜孜不倦，不仅对项目进行宏观指导和质量把关，更重要的是通过古籍整理，以老带新，言传身教，培养一批中医药古籍整理研究的后备人才，促进了中医药古籍保护和研究机构建设，全面提升了我国中医药古籍保护与利用能力。

作为项目组顾问之一，我深感中医药古籍保护、抢救与整理工作的重要性和紧迫性，也深知传承中医药古籍整理经验任重而道远。令人欣慰的是，在项目实施过程中，我看到了老中青三代的紧密衔接，看到了大家的坚持和努力，看到了年轻一代的成长。相信中医药古籍整理工作的将来会越来越好，中医药学的发展会越来越好。

欣喜之余，以是为序。

中国中医科学院研究员

马继兴

二〇一四年十二月

校注说明

《类经证治本草》，清代吴钢辑，成书于道光七年（1827）。

吴钢，字诚斋，安徽省黟县屏山村人。从其自叙中，知其在清道光乙酉至丁亥年间，即道光五年（1825）至道光七年（1827），生活在歙南龙湾，著书立说于松泉山馆。

本书卷首列凡例，其后辑取诸家药论，又载"东垣《炮制药歌》"，并将《药性粗评》歌赋正文抄录，易名《许希周药性赋》。此后以经络为纲，各经以补、泻、温、凉、平、散等为子目，载"类经"（即类药之经络名）正品药 556 种，附品药 463 种。此外又列"经外药总类"，大体依《本草纲目》分类法，收药 572 种，附药 286 味。总计收药 1877 种。各药不分项目，统为直叙，从性味、功用、产地、形态、炮制、诸家药论、附方等方面进行介绍。

本书现仅存清道光七年（1827）孤抄本，藏于中国中医科学院图书馆，但未见自叙中提及的"复遵《政和》真图绘画一册"。本次整理以此为底本。因本书载药大部分源自《本草备要》《本草纲目》及其他本草著作，故选择其通行本为他校本。

具体校注原则如下：

1. 将繁体竖排改为简体横排，并加标点。

2. 底本中的方位词"左""右"统一改为"下""上"，不出校记。

3. 底本中的异体字、古字、俗字、手写体，予以径改，不出校记。

4. 通假字保留原字，生僻者于首见处出注说明。避讳字碍文义者改回原字。

5. 凡底本中文字属一般笔画致误者，予以径改，不出校记。

6. 底本引文较多，大多出于《黄帝内经素问》《伤寒论》《金匮要略方论》《神农本草经》《证类本草》《本草纲目》《本草备要》《本草汇言》《本草征要》《本草从新》《诗经》《尔雅义疏》《酉阳杂俎》等，整理中进行核校，凡原书与底本有异，或原义不明者，出注说明。

7. 底本目录与正文不符，据正文订正目录，不一一出校。底本标题如有注，另体小字单行排列，不上目录。

8. 底本卷首原题有"类经证治本草 屏山吴诚斋辑"，今删。

自 叙

本草自神农以来，代有注释，凡数十家，皆是分门析类，使后学者虽便稽查，难于运用。后有《药性赋》一书，时医诵习，珍之宝之，以为可以医人。殊不知此书是发蒙举略，譬之坐井观天，而曰天小者，非天小也。彼至临症之时，茫然不定，因而病不知证，药不成方，如临深渊，若涉大海，十坏七八，而不自悟，乃曰我气药治气病，血药治血病，安得有误？原药之不能道地耳！此其人平日向无功夫，胸膺全无学问，不知求本之理，而诬罪于药之不道地，吾恐其人之未道地也。复有强为之辞曰：药医不死病。伊病当死，我安得而救之？此一等最为无赖之徒，是谓不屑之教悔也。夫病有浅深，症有疑似，治有缓急，调有先后。生平读得几行书，即摘引古义，以昧自心，吾恐其病未必死，而医死之也。

余何人焉？性愚才拙，而习此司命之责，又安能以尽其妙？于是雪案①灯窗②，揣摩十余载，渐有得而悟其理。乙酉春暇，历阅《本经》、《纲目》、《汇言》、唐宋《本草》及各家方书，采集五百五十七种，又增附四百四种，分脏腑经络，别温凉补泻；此外药中不注经络者，又采录六百十五种，又增附二百四种，加以注形辨伪，草创成稿。至丁亥岁，舍馆于歙南龙湾之叶氏，复得主人之秘藏并各方书，于是重加修饰，增补证治，

---

① 雪案：《初学记》卷二引《宋齐语》："孙康家贫，常映雪读书。"后用以比喻勤学苦读。
② 灯窗：窗前灯下。指苦学之所。

合会其说。其间取医传之外，又参以三教圣人之书，百家博览之学，凡百数十种，间亦窃附己意，补其缺略。复遵《政和》①真图绘画一册，删其习知，图其难辨。于是脱稿，分为四册，通计一千七百八十二种，名其书为《类经证治本草》。则于用法极其精详而大备，将使后学取而读之，知其脏腑经络，温凉补泻，奇形怪症，异论仙方，庶不致有夭枉人性命也。

昔东垣先生引经类药，龚氏分经辨性，药虽不多，皆有深意于是而未逮，则余今日集斯书也，亦足以成二先生之志者矣！

虽然，医道至难，虽有是书，必须心灵性巧之士，会悟其理，穷究其源，一以贯之。则书中载录之奇方怪病，随机运用，如由基②之治射，发则必中，万举万全。夫动有千端，静归一理，资深玩索，温故知新。则有不能备书者，兼可以意会；不可形容者，又可以心得；神明其理，是为明医。则彼身之病千变万化，而吾心之用亦千变万化矣！后贤复起，不易吾言。是为序。

道光七年岁次丁亥孟冬月下浣③诚斋吴钢书于松泉山馆

① 政和：即《重修政和经史证类备急本草》。其内含北宋政府组织编修的《本草图经》，又名《图经本草》，简称《图经》。

② 由基：即养由基（？－前559），嬴姓，养氏，字叔，名由基（一作繇基）。为著名的神射手。《战国策·西周策》："楚有养由基者，善射，去柳叶百步而射之，百发百中。"

③ 下浣：唐代定制，官吏十天一次休息沐浴，每月分为上浣、中浣、下浣，后来借作上旬、中旬、下旬之用。

凡 例

是书已类分脏腑，是以不注入经。先明气味，次录总括，然后备悉诸家之述。明其利害，要其变通，然后补其证治。辨其道地，而注其炮制，后存其畏恶。

药有别名，兹惑人耳目，一皆删去不载。

是书理尽详悉，药品极多，今止分为四册。一以便于诵读，一以便于揣带。所有一切重复繁文，悉皆删去，皆字字珠玉。读者不可一字放过。

药有五色五味。凡色青、味酸者皆属木，木属肝经，故入肝。余可类推。

药性酸能涩、能收，苦能泻、能燥、能坚，甘能补、能和、能缓，辛能散、能润、能横行，咸能下、能软坚，淡能利窍、能渗泄，此药性之义也。

药有阴阳之义。凡药寒、热、温、凉，气也；酸、苦、甘、辛、咸，味也。气为阳也，味为阴也。气厚者，阳中之阳也；气薄者，阳中之阴也。味厚者，阴中之阴也；味薄者，阴中之阳也。气薄则发泄，厚则发热也；味厚则泄，薄则通也。凡药辛甘发散为阳，酸苦涌泄为阴；淡味渗泄为阳，酸味涌泄为阴；轻清升浮为阳，重浊沉降为阴。清阳出上窍，浊阴走下窍；清阳发腠理，浊阴走五脏；清阳实四肢，浊阴归六腑也。

药轻虚者浮而升，重实者沉而降。味平者化而成，味薄者升而生，气薄者降而收，气厚者浮而长，味厚者沉而藏；气厚味薄者浮而升，味厚气薄者沉而降，气味俱厚者能浮能沉，气味俱薄者可升可降；酸咸者不能升，辛甘者不能降。寒者不能浮，热者不能沉。此气味升降浮沉之义也。

药根之在土中者，身半以上则上升，身半以下则下降。枝者达四枝①，皮者达皮肤，心干者内行脏腑。质轻者上入心肺，质重者下入肝肾。中空者发表，内实者攻里。枯燥者入气分，润泽者入血分。此上下内外各从其类也。

凡相使者，我之佐使也。相恶者，夺我之能也。相畏者，受彼之制也。相反者，两不可合也。相杀者，制彼之毒也。

《经》曰：肝苦急，急食甘以缓之；肝欲散，急食辛以散之，以辛补之，以酸泻之。

《经》曰：风淫于内，治以辛凉，佐以苦甘，以甘缓之，以辛散之。热淫于内，治以咸寒，佐以苦甘，以咸收之，以苦发之。湿淫于内，治以苦热，佐以酸淡，以苦燥之，以淡泄之。火淫于内，治以咸冷，佐以苦辛，以酸收之，以苦发之。燥淫于内，治以苦温，佐以甘辛，以苦下之。寒淫于内，治以甘热，佐以苦辛，以咸泄之，以辛润之，以苦坚之。

凡人五脏应五行，虚则补其母，实则泄其子；子能令母实，母能令子虚。如肾为肝母，心为肝子，故入肝者，并入肾与心；肝为心母，脾为心子，故入心者，并入肝与脾；心为脾母，肺为脾子，故入脾者，并入心与肺；脾为肺母，肾为肺子，故入肺者，并入脾与肾；肺为肾母，肝为肾子，故入肾者，并入肺与肝。此五行相生，子母相应之义也。

凡药酸走筋，筋病毋多食酸，筋得酸则拘挛收引益甚也。苦走骨，骨病毋多食苦，骨得苦则阴益盛，必重而难举也。甘

---

① 枝：通"肢"，四肢。《荀子·儒效》"行礼要节而安之，若生四枝。"

走肉，肉病毋多食甘，肉得甘则壅气胠①肿益甚也。辛走气，气病毋多食辛，气得辛则散而益虚也。咸走血，血病毋多食咸，血得咸则凝涩而口渴也。凡此非为药剂，食物皆然，此五味之所禁也。

凡人多食咸，则脉凝泣②而变色；多食苦，则皮槁而毛拔；多食辛，则筋急而爪枯；多食酸，则肉胝䐬③而唇揭；多食甘，则骨痛而发落。此五味之所伤也。

凡药火制四，煅、煨、炙、炒也。水制三，浸、泡、洗也。水、火共制二，蒸、煮也。酒制升提也，姜制温散也。盐制走肾软坚也，醋制注肝收敛也。童便制除劣性而下降，米泔制去燥性令中和。乳制润枯生血，蜜制甘缓益元。陈壁土制，藉土气以补中州；曲炒面煨，抑酷性毋伤上膈。乌头④，甘草汤渍，解毒致平和；鹿角⑤，羊酥涂烘，渗坚使易脆。去瓤者免胀，去心者除烦。此古炮制之法，而更有用药制药者，则在乎人之灵巧也。

凡药有燥湿之不同，须制就然后再称之为合法。凡合丸剂，以干药末一两，用生蜜一两，此为大法。于中有药末之干湿不同，则又临时添退可也。大凡药片一两，制末止有七钱。

凡药有毒、微毒、小毒、大毒，悉皆于药下注明。如无此二字，则皆无毒也。

凡药有不注入经者，是为经外之药，皆录于末卷，仍遵旧

---

① 胠：肚腹前部。
② 泣：此后原衍"涩"字，据《素问·五脏生成》删。
③ 䐬（zhù 注）：皱缩。
④ 乌头：《本草备要·药性总义》作"黑豆"。
⑤ 鹿角：《本草备要·药性总义》作"猪脂"

制草、木、金、石、鸟、兽、虫、鱼。其所不常用者，于药物名下，注其出处、形状，则一目了然，且又多识①于鸟、兽、草、木之名也。

凡此书通计药一千八百七十七品，不为少矣。仍有不入汤药，一皆录注，《图经》绘画不在此数。其有名未用者，悉皆删去，不载录。

凡药品有重出者，皆有黑圈记认，不复再计数，但存其文。然非雷同之语，必另有深意，乃补其缺略。是以各于本药下注明在某处，便为查看，一同会参。

---

① 识（zhì 治）：标志，记号。

诸家大论

东垣先生《炮制药歌》①曰：芫花本利水，非醋不能通。绿豆本解毒，带壳不见功。草果消膨效，连壳反胀胸。黑丑生利水，远志苗毒逢。蒲黄生破血，熟补血运功。地榆医血药，连稍不住红。附子救阴症，生用走皮风。草乌走风痹，生用使人蒙。人言烧煅列，诸石火㷁②红。入酸堪研末，制度必须工。川芎炒去油，生用痛痹功。炮制当依法，方能夺化工。又歌曰：知母桑皮天麦冬，首乌生熟地黄分。偏宜竹片铜刀切，铁器临之便不驯。又歌曰：乌药门冬巴戟天，莲心远志五般全。并宜剔去心方妙，否则令人烦躁添。又歌曰：厚朴猪苓与茯苓，桑皮更有外皮生。四般最忌连皮用，去尽方能不耗神。又歌曰：益智麻仁柏子仁，更加草果四般论。并宜去壳方为妙，不去令人心痞增。又歌曰：何物还须汤泡之，苍术半夏与陈皮。更宜酒洗亦三味，苁蓉地黄及当归。《十八反歌》③曰：本草明言十八反，半楼贝蔹及攻乌，藻戟遂芫俱战草，诸参辛芍叛藜芦。

东垣曰④：四时用药，不问所病，或温、或凉、或寒、或热。如春时有疾，于所用药内加清凉之药；夏月，加大寒之药；秋月，加温气之药；冬月，加大热之药。是不绝生化之源也。

---

① 东垣先生炮制药歌：即《珍珠囊指掌补遗药性赋·用药须知·炮制药歌计六首》。

② 㷁（dá 达）：火起，爆。

③ 十八反歌：即《珍珠囊指掌补遗药性赋·总赋·十八反歌》。

④ 东垣曰：此段即《珍珠囊指掌补遗药性赋·用药须知·四时用药法》。

《经》曰：必先岁气，无伐天和，是为至治。又曰：无违时，无伐纪。又曰：无伐生生之气。此皆常行用药之法，若反其常道，变生异症，又当从权施治。中病即止，勿过也。

《诚斋妊娠药禁歌》曰：堕胎之药最需明，犀角牛黄薏苡仁。皂角牵牛并淡竹，神红二曲及南星。半夏蒺藜花蕊石，苎根黑豆重黄金。益母木通茺蔚子，车前通草与三棱。鬼箭夜明砂鼠屎，冬葵滑石土瓜根。桑树有虫香禁麝，葛根榆白蓣荞①名。麦芽瞿麦兼朴硝，石脂故纸毒虻虫。肉桂伏龙肝附子，炮姜槐角不留行。朱雄蟹爪穿山甲，蜀漆红花没药灵。商陆延胡兼大戟，紫葳巴豆贝珠名。以上妊娠俱忌此，不记真时误杀人。更有通经药品多，蛤花二粉射干和。马鞭茜草加䓖芎，莪术姜黄卷柏留。川椒山甲灵脂蟹，寄奴连异②漏芦收。原蚕皆是通经药，孕妇逢之便可愁。还下催生有十般，余粮海带蜀葵逢。预知子及山楂子，蒲黄柞木芫花根。麻仁皆取催生育，无故临之祸转增。却怪胞衣不下来，栝楼一味可能催。产后忌之赤白芍，犹嫌峻补自拈灾。

东垣《五脏苦欲补泻药味论》③曰：肝苦急，急食甘以缓之，甘草；欲散，急食辛以散之，川芎；以辛补之，细辛；以酸泻之，芍药；虚则以生姜、陈皮之类补之。《经》曰：虚则补其母。水能生木，肾乃肝之母。肾，水也。苦以补肾，熟地、黄柏是也。实则泄其子，以甘草泻心。余脏仿此。心苦缓，急

---

① 蓣荞：即荸荠。

② 连异：即连翘。

③ 东垣五脏苦欲补泻药味论：见《汤液本草·五脏苦欲补泻药味》。王好古《汤液本草·序》："金域百有余载，有洁古老人张元素，遇至人传祖方不传之妙法，嗣是其子云岐子张璧、东垣先生李杲明之，皆祖长沙张仲景《汤液》，惜乎世莫能有知者。予受业于东垣老人，故敢以题。"

食酸以收之，五味子；欲软，急食咸以软之，芒硝；以咸补之，泽泻；以甘泻之，人参、黄芪、甘草；虚则以炒盐补之。脾苦湿，急食苦以燥之，白术；欲缓，急食甘以缓之，甘草；以甘补之，人参；以苦泻之，黄连；虚则以甘草、大枣之类补之。肺苦气上逆，急食苦以泻之，黄芩、诃子皮；欲收，急食酸以收之，白芍药；以辛泻之，桑白皮；以酸补之，五味子；虚则以五味子补之。肾苦燥，急食辛以润之，黄柏、知母；欲坚，急食苦以坚之，知母；以苦补之，黄柏；以咸泻之，泽泻；虚则以熟地、黄柏补之。

东垣曰[1]：古之方剂，锱铢分两，与今不同。谓如㕮咀者，即今之剉如麻豆大是也。云一升者，即今之大白盏也。云铢者，四分也，二十四铢为一两也。云三两者，即今之一两。云二两者，即今之六钱半也。料例大者，只合三分之一足矣。

嘉言曰[2]：太阳司天之政，岁宜以苦，燥之温之。阳明司天之政，岁宜以苦辛，汗之清之散之，又宜以咸。少阳司天之政，岁宜以咸，宜辛宜酸，渗之泄之渍之发之。观气寒温，以调其气。太阴司天之政，岁宜以苦，燥之温之，甚者发之泄之，不发不泄，则湿气外溢，而水血交流。少阴司天之政，岁宜以咸软之而调其上，甚则以苦发之、以酸收之而安其下，甚则以苦泄之。厥阴司天之政，岁宜以辛调之，以酸润之。

吴绶[3]曰：凡方称一字者，一钱有四字，一字计二分五厘也。世有古今，时有冬夏，地有南北，药有良犷，人有强弱，

---

① 东垣曰：此段见《汤液本草·东垣先生用药心法·升合分量》。

② 嘉言曰：此段见《医门法律·先哲格言》。

③ 吴绶：明代钱塘人。以名医征至京师，仕至太医院院判。著有《伤寒蕴要全书》。

不可执一。且如仲景大陷胸汤用大黄六两，今用六钱足矣。而人弱病小者，又当减半。其芒硝一升，今用二三钱足矣；甘遂二两，只可用一分，或半分而已。

云林《脏腑经络补泻温凉药论》①：

补肺：人参、黄芪、天冬、阿胶、紫菀、山药、五味、麦冬、栝楼、百部、白胶、沙参、茯苓、马兜铃。泻肺：葶苈、防风、枳壳、槟榔、桑皮、通草、泽泻、琥珀、赤苓、紫苏、枳实、麻黄、杏仁、莱菔子。温肺：干姜、生姜、肉桂、木香、白蔻、苏子、半夏、橘红、胡椒、川椒。凉肺：片芩、山栀、桔梗、石膏、玄参、枇杷叶、贝母、青黛、竹沥、羚羊角。肺脏报使引经药：白芷、升麻、葱白。

补大肠：粟壳、牡蛎、木香、莲心、肉蔻、柯子②、龙骨、五倍、砂糖、糯米、石蜜、榛子、棕榈子。泻大肠：大黄、芒硝、牵牛、巴豆、枳壳、枳实、桃仁、槟榔、葱白、麻仁、榧子、续随子。温大肠：人参、干姜、肉桂、吴萸、半夏、生姜、胡椒、丁香、糯米③、桃花石。凉大肠：条芩、槐花、黄连、大黄、栀子、连翘、芒硝、苦参、石膏、胡黄连。大肠腑④报使引经药⑤：行上用葛根、升麻、白芷，行下用石膏。

补胃：人参、白术、黄芪、莲肉、炙草、芡实、山药、陈皮、半夏、糯米、砂糖、白糖、蜜糖、荔枝、林檎、枣子、山楂、麦芽、神曲。泻胃：大黄、硝石、牵牛、巴豆、枳实、厚

---

① 云林脏腑经络补泻温凉药论：此段见龚廷贤《万病回春·十二经脉歌（并补泻温凉药）》。

② 柯子：即诃子。

③ 占米：即糯米。

④ 腑：原脱，据《万病回春·十二经脉歌（并补泻温凉药）》补。

⑤ 药：原脱，据《万病回春·十二经脉歌（并补泻温凉药）》补。

朴、枳壳、三棱、莪术。温胃：附子、肉桂、干姜、生姜、丁香、木香、藿香、砂仁、益智、香附、川芎、辛夷、胡椒、肉蔻、草蔻、白蔻、吴萸、香薷、糯米、诸糖。凉胃：石膏、山栀、大黄、玄明粉、寒水石、黄连、生地、知母、黄芩、石斛、玉屑、连翘、滑石、石菖根、芦根。胃腑①报使引经药②：行上用升麻、葛根、白芷，行下用石膏。

补脾：人参、白术、黄芪、炙草、山药、芡实、陈皮、酒芍、南枣、枸杞、茯苓、蜂蜜、砂糖、甘蔗、牛肉、升麻少用、柴胡少用。泻脾：枳壳、枳实、巴豆、葶苈、青皮、大黄、山楂、神曲、麦芽、防风。温脾：丁香、木香、干姜、生姜、附子、官桂、砂仁、豆蔻、川芎、益智、茱萸、良姜、藿香、红豆、胡椒、花椒、糯米、晚米、甜酒。凉脾：黄连、黄芩、连翘、大黄、石膏、山栀、玄明粉、寒水石、芒硝、西瓜、绿豆、苦茶。脾脏③报使引经药④：升麻、酒芍。

补心：人参、天竺黄、金屑、银屑、麦冬、远志、山药、川芎、当归、羚羊角、红花、炒盐。泻心：枳实、葶苈、苦参、贝母、杏仁、延胡索、郁金、黄连、前胡、半夏。温心：藿香、木香、沉香、乳香、苏子、石菖蒲。凉心：黄连、牛黄、竹叶、知母、连翘、山栀、芦根、珍珠、贝母、犀角、玄明粉。心脏⑤

---

① 腑：原作"经"，据《万病回春·十二经脉歌（并补泻温凉药）》改。

② 药：原脱，据《万病回春·十二经脉歌（并补泻温凉药）》补。

③ 脏：原作"经"，据《万病回春·十二经脉歌（并补泻温凉药）》改。

④ 药：原脱，据《万病回春·十二经脉歌（并补泻温凉药）》补。

⑤ 脏：原作"经"，据《万病回春·十二经脉歌（并补泻温凉药）》改。

报使引经药①：独活、细辛。

　　补小肠：牡蛎、石斛、甘草稍。泻小肠：大黄、葱白、荔枝、紫苏、续随子、海金沙。凉小肠：木通、黄芩、滑石、黄柏、通草、山栀、车前子、茅根、芒硝、猪苓、泽泻。温小肠：巴戟、乌药、小茴、大茴、益智。小肠腑②报使引经药③：行上用羌活、藁本，行下用黄柏。

　　补膀胱：橘核、龙骨、续断、菖蒲、黄芩、益智。泻膀胱：芒硝、猪苓、泽泻、滑石、瞿麦、木通、萱草根、车前子。温膀胱：茴香、肉桂、乌药、沉香、山萸、毕澄茄。凉膀胱：黄柏、知母、防己、滑石、地肤子、石膏、甘草稍、生地。膀胱腑④报使引经药⑤：行上用羌活、藁本，行下用黄柏。

　　补肾：知母、黄柏、生地、熟地、龟板、虎骨、牛膝少用⑥、覆盆子、杜仲少用、锁阳、山药、鹿茸、枸杞、当归、山萸、肉苁蓉。泻肾：猪苓、泽泻、茯苓、木通、琥珀、苦茗。温肾：附子、干姜、沉香、肉桂、故纸⑦、柏实、乌药、硫黄、钟乳、狗肉、鳗鱼、葫芦子、白马茎、阳起石、五味子、巴戟天、诸酒。凉肾：黄柏、知母、生地、地骨、丹皮、玄参。肾脏⑧报使引经药：独活、肉桂、盐、酒。

　　补心包：黄芪、人参、肉桂、苁蓉、鹿血、沉香、故纸、

---

① 药：原脱，据《万病回春·十二经脉歌（并补泻温凉药）》补。
② 腑：原脱，据《万病回春·十二经脉歌（并补泻温凉药）》补。
③ 药：原脱，据《万病回春·十二经脉歌（并补泻温凉药）》补。
④ 腑：原脱，据《万病回春·十二经脉歌（并补泻温凉药）》补。
⑤ 药：原脱，据《万病回春·十二经脉歌（并补泻温凉药）》补。
⑥ 少用：原脱，据《万病回春·十二经脉歌（并补泻温凉药）》补。
⑦ 故纸：即补骨脂。
⑧ 脏：原作"经"，据《万病回春·十二经脉歌（并补泻温凉药）》改。

菟丝子、葫芦巴、狗肉、诸酒。泻心包：大黄、芒硝、枳壳、黄柏、山栀、乌药。温心包：附子、干姜、肉桂、沉香、膃肭脐、川芎、益智、豆蔻、故纸、狗肉、茴香、硫黄、乌药、钟乳、柏子仁、烧酒。凉心包：黄柏、知母、黄连、黄芩、山栀、柴胡、石膏、滑石、腊雪、玄明粉、寒水石。心包络①报使引经药②：行上用柴胡、川芎，行下用青皮。

补三焦：人参、黄芪、藿香、桂枝、白术、炙草。泻三焦：枳实、陈皮、菔子、乌药、神曲、泽泻。温三③焦：附子、丁香、益智、仙茅、毕澄茄、菟丝子、厚朴、干姜、沉香、茴香、茱萸、胡椒、补骨脂。凉三焦：石膏、黄芩、山栀、黄柏、滑石、木通、车前、知母、地骨皮、龙胆草。三焦报使引经药④：行上用柴胡、川芎，行下用青皮。

补胆：当归、山萸、胡椒、乌梅、酸枣仁、五味子、鸡肉、诸酒、辣菜。泻胆：柴胡、青皮、黄连、白芍、川芎、木通。温胆：干姜、生姜、肉桂、陈皮、半夏。凉胆：黄连、黄芩、柴胡、竹茹、龙胆草。胆腑报使引经药⑤：行上用柴胡、川芎，行下用青皮。

补肝：木瓜、阿胶、沙参、橘核、枣仁、苡仁、山萸、青梅、猪肉、羊肉、鸡肉、诸酒、诸醋。泻肝：柴胡、黄连、赤芍、川芎、黄芩、青皮、青黛、龙胆草。温肝：木香、肉桂、

---

① 络：原脱，据《万病回春·十二经脉歌（并补泻温凉药）》补。

② 药：原脱，据《万病回春·十二经脉歌（并补泻温凉药）》补。

③ 三：原作"山"，据《万病回春·十二经脉歌（并补泻温凉药）》改。

④ 药：原脱，据《万病回春·十二经脉歌（并补泻温凉药）》补。

⑤ 凉胆……报使引经药：此20字原脱，据《万病回春·十二经脉歌（并补泻温凉药）》补。

吴萸、杨梅、桃子、杏子、李子。凉肝：黄连、黄芩、龙胆草、车前子、胡黄连、草决明、羚羊角、柴胡。肝脏①报使引经药：行上用柴胡、川芎，行下用青皮。

《甲乙经》曰②：肺病者，宜食黍、鸡肉、桃、葱，宜辛物，忌苦物。脾病者，宜食粳米、牛肉，宜甘物，忌酸物。心病者，宜食麦、杏、韭、羊肉，宜苦物，忌咸物。肾病者，宜食栗、藿、大豆、豕肉，宜咸物，忌甘物。肝病者，宜食③麻、李、韭、犬肉，宜酸味，忌辛物。

飞来子曰④：胃病虚寒宜辛甘，忌苦；实热宜苦淡，忌甘。

西周氏曰⑤：肥人气虚生寒，寒生湿，湿生痰。瘦人血虚生热，热生火，火生燥。此得之为外，其中脏腑为病，亦有寒温燥热之殊，不可不知。《玉匮金钥》曰⑥：肝脏由来同火治，三焦包络都无异，脾胃常将湿处求，肺与大肠同湿类，肾与膀胱心小肠，寒热临时旋商议。

又曰：气血偏胜而成病，故以药偏胜之气，以此之偏济彼之偏，而使之平，此用药之功也。药优于伐病而不优于养生，食优于养生而不优于伐病。

---

① 脏：原作"经"，据《万病回春·十二经脉歌（并补泻温凉药）》改。

② 甲乙经曰：此段见《万病回春·十二经脉歌》"脏病饮食宜忌物"诸条。

③ 宜食：原脱，据《万病回春·十二经脉歌（并补泻温凉药）》补。

④ 飞来子曰：此段见《万病回春·十二经脉歌·足阳明胃经脉歌》"胃病饮食宜忌物"。

⑤ 西周氏曰：此段见《仁斋直指方·火湿分治论》。

⑥ 玉，原作"王"，据《仁斋直指方·火湿分治论》改。

古菴①曰：苍术、川芎总解诸郁，如妇人郁累者，又必加去心川贝，开其胸中郁结之气便愈。又寒疾，人皆知用附子、干姜以温气，而不知用肉桂、当归以温血。

丹溪曰②：大凡治病，东南之人宜降阴火，西北之人宜升阳气；调气用辛凉，调血用辛热；小儿纯阳而无阴，老人多气而少血；北地高宜清热而润燥，南方下可散湿以温寒。

---

① 古菴：方广，字约之，号古菴，明代医家。对朱丹溪最为推崇，将《丹溪心法》加工删补而成《丹溪心法附余》。

② 丹溪曰：此段见《医学入门》卷七《治法·杂治赋》

许希周①药性赋

　　盖闻甘草国老，解百毒以调和；大黄将军，驱诸停而直过。救表赖桂枝之力，宽中须枳实之功。人参补天，厚朴平土。五心烦热，乃问津于葛根；四体挛拘，宜解围②于牛膝。玄参典③枢机之职，领诸道以澄清；桔梗司舟楫之功，浮上焦而导利。红豆蔻白豆蔻，并御中寒；天门冬麦门冬，均保肺气。苍术壮上行之气，同白术以除湿益脾；干姜理中部之阴，并生姜以散寒止逆。疟求驱逐，须向常山；痰欲清除，只消半夏。羌活拨乱而反正，独活归④宗；升麻行远以登高，蓖麻下达。阳微逢附子，狄梁公取日虞渊⑤；蛔厥遇楝根，赤帝子斩蛇当道⑥。白头翁克坚下利，五味子能长精神。阴虚沾柏子之仁，血汜⑦镇松烟之墨。柴胡行春令，引清气以上行；甘遂治沟渠，决浊流而下注。鼠瘘挥胡桐之泪，骨蒸褪地骨之皮。遣竹沥以驱痰，

---

　　① 许希周：字近濂，一字以周，道州（今属湖南）人。明代医家，著有《药性粗评》。

　　② 围：《药性粗评·牛膝》作"梧"。

　　③ 典：主持，掌管。

　　④ 归：《药性粗评·羌活》作"追"。

　　⑤ 狄梁公取日虞渊：出唐·吕温《狄梁公立卢陵王赞》："取日虞渊，洗光咸池。"取日，喻助废帝复位。虞渊，又称隅谷，古代神话传说中日没之处。《淮南子·天文训》："日至于虞渊，是谓黄昏。"

　　⑥ 赤帝子斩蛇当道：出《史记·高祖本纪》："高祖被酒，夜径泽中……前有大蛇……高祖……拔剑击斩蛇……后人来至蛇所，有一老妪夜哭。人问何哭……妪曰：吾子，白帝子也，化为蛇，当道，今为赤帝子斩之，故哭。"

　　⑦ 血汜（sì 四）：即血瘀。汜，不流通的水沟。《尔雅·释丘》："穷渎，汜。"郭璞注："水无所通者。"

奏七纵七擒之凯；托香薷而清化，见彻上彻下之功。头面风生，细辛可扇；足筋痹弱，杜仲堪扶。巴豆等樊哙之[1]功，洵斩关夺门之将；藿香坚曹参之守，为清净画一[2]之臣。逐胃燥于茵陈，攻肠痈于败酱。大寒犯脑，整吾藁本先锋；邪火干心，仗彼黄连一剑。猪苓媲苍术之美，燥湿上焦；泽泻齐甘遂之能，导泉下部。青黛扑燎原之火，金樱严隧道之防。根说羊蹄，善走血分之境；草名佛耳，忍听寒嗽之声。拔去眼中钉，除非龙胆；解开心下[3]痞，当是乌头。牛蒡子通各处[4]以除风，马兰花温下原[5]而止疝。寒邪闭汗，解肌须待于麻黄；血症流洪，塞漏偏宜于木贼。下气莫辞香附子，通经应重[6]牡丹皮。汉防己为湿部前驱，当善资其险健；吴茱萸乃寒家劲敌[7]，最宜念其苦辛。川芎行头角以清阳，抚芎解郁；蜀漆向山岚而逐鬼，干漆磨坚。茺蔚益母以多功，苁蓉锁阳而甚固。黄芪防腠理，胜李牧之备边[8]；白及消疽[9]脓，类张仪之破纵[10]。气短而促，术妙蓬莪；筋挛而拘，仁尊薏苡。肿平有益栝楼子，性涩无功安石榴。生地黄熟地黄血家至宝，白芍药赤芍药腹部良工。血寻

---

① 之：原脱，据《药性粗评·巴豆》补。

② 清净画一：出《资治通鉴》卷十二："参为相国，出入三年。百姓歌之曰：萧何为法，较若画一。曹参代之，守而勿失；载其清净，民以宁一。"

③ 下：原作"中"，据《药性粗评·乌头》改。

④ 处：《药性粗评·牛蒡子》作"经"。

⑤ 原：《药性粗评·马兰花》作"部"。

⑥ 重：《药性粗评·牡丹皮》作"属"。

⑦ 劲（qíng 晴）敌：强敌。劲，强大。

⑧ 李牧之备边：李牧，战国时期赵国名将。战功显赫，生平未尝一败。

⑨ 疽：原作"疸"，据《药性粗评·白及》改。

⑩ 张仪之破纵：张仪，战国时期魏国人，纵横家之鼻祖。曾与苏秦同师从于鬼谷子，习权谋纵横之术。后二人出，张仪连横，破苏秦之合纵。

故道以当归，热解诸风于五倍。闻风就道，防风多郭子之折冲；停食即消，神曲擅仇香之效化①。花开旋覆，堪折痞鞭；子见车前，尽通淋道。根明百部，可佐肺于太平；荆得三棱，允摧癥于无迹。肺火泻黄芩之苦，尤利安胎；皮风散白芷之香，更蠲头痛。中弱只因于芡实，外科曾缺于枫脂。火起肾经，知母喷一泓之水；痰昏胸膈，天南开五夜之星。翦草除疮疥之根，牵牛吸浮淫之湿。宣通五脏，仙既显于威灵；温补中州，肉还充于豆蔻。通草引小肠之火，芫花当内涝之灾。健脾见良姜之高，滋肺逢柏叶之侧。尝缩砂之蜜，可图大于宅中②；礼巴戟之天，以阴功③而降福。笑持大戟，导细水以成流；迎用苦参，免大风之作癞。贝母散一胸之郁，槟榔坠诸气之浮。脾胃欠温，喜调和于大枣；肾胱有厄，问消息于茴香。惟收罂粟半升，客气乃定；苟得郁金一锭，人心始凉。秦艽养血以荣筋，海藻攻坚而破肿。血凝蓄④水，洗昆布以疏通；痰眩苦风，缉天麻而消遣。地榆挽血败于下部，天雄壮阳虚于上焦。马响兜铃，清

---

① 仇香之效化：出《资治通鉴》卷第五十五："陈留仇香，至行纯嘿，乡党无知者。年四十，为蒲亭长，劝人生业，为制科令，令子弟就学，赈恤穷寡，期年大化。民有陈元，独与母居。母诣香，告元不孝。香惊曰：吾近日过元舍，庐落整顿，耕耘以时，此非恶人，当是教化未至耳。母守寡养孤，苦身投老，奈何以一旦之忿，弃历年之勤乎？且母养人遗孤，不能成济。若死者有知，百岁之后，当何以见亡者。母泣涕而起。香乃亲到元家，为陈人伦，譬以祸福。元感悟，卒为孝子。"

② 图大于宅中：居于中心，谋划四方。出《文选·张衡〈东京赋〉》："彼偏居而规小，岂如宅中而图大。"薛综注："东京居天地之中，所图者四海之外。"

③ 阴功：不为人所知的善行。

④ 蓄：原作"由"，据《药性粗评·昆布》改。

音达肺；羊逢踯躅，痹木①消风。根泛栝楼，渴②慰尘襟之洗；子生苍耳，风排四目之明。鸡肠岂惧于疮疼，狗脊无愁于骨弱。诸经客热，路通③连翘；三部虫行，魂销贯众。夏来枯草，时尚利于外科；桑上寄生，职尤高于内补。茯苓分阴阳而导湿，酸枣定惊悸以言仁。补阴闻至捷之音，合欢一笑；泻气快疾趋之势，诃子多能。心每灵于茯神，溺常冲于瞿麦。扫痞虫于齿鼻，使君子用假一时；安血症④于金汤⑤，刘寄奴自彰全节。肿高受鞭于虎杖，腰冷见闹于金铃。疾隐一方，轻烧艾叶；气横五膈，直透芦根。仙人掌射干一摇，咽喉退肿；鬼灯檠山慈菰高照，瘰疬潜踪。梦兆麒麟，因佩宜男之草；水消泛滥，在开大腹之皮。棠梂子健胃催疮，郁李仁攻壅润燥。顺行五气，木香一炷之清；安治中州，橡实数枚之济。败血归经于蓝实，漏胎保蒂于苎根。温似紫苏，便回涎而下气；苦如黄柏，常养肾以滋阴。排死血于茜根，补虚羸于薯蓣。花独发而定血，勿讶⑥凌霄；子有志以清神，偏夸益智。没食子乌须而养血，草蔻仁顺气以温中。山栀子不染虚烦，樗树皮可收蛊利⑦。胸中有至高之气，枳壳排行；头上潜不见之风，辛夷抱暖。外浮内满，假葶苈以推移；齿痛胃寒，唤丁香而扪按。风邪犯头目，蔓荆子辟破昏沉；妖气闭聪明，皂荚灰吹开孔窍。腹生肿胀，根有

---

① 痹木：《药性粗评·羊踯躅》作"诸痹"。

② 渴：原作"浊"，据《药性粗评·栝楼根》改。

③ 通：《药性粗评·连翘》作"阻"。

④ 症：《药性粗评·刘寄奴》作"证"。

⑤ 金汤：金城汤池的略语，形容工事无比坚固。

⑥ 勿讶：原作"未许"，据《药性粗评·凌霄花》改。

⑦ 利：《药性粗评·樗木皮》作"痢"。

取于独行马兜铃根；瘴遇时行，刺莫嫌于倒挂。催风使起儿童之搐，独脚仙人妇人之科。兰花一捻之红，破滞留于产后；附子半枚之白，回喑哑于风中。破故纸封精泄之门，胡黄连治久痢之疾①。角生槐树，触五痔以清肠；甘入菊花，明两眸而免眩。松节骨伤之有用，杉材②脚肿之堪图。香列沉檀，沉下滋而檀上引；椒分胡蜀，胡快膈而蜀除寒。芫花致内癖之翻③，葵子令小溲之利。漏芦通乳汁，绩并王瓜；营实削疮疔，功同木鳖。葵花入蜀，带赤白以随施；橘子脱皮，陈青红而利气。消渴岂无兰叶，挛拘自有葳蕤。姜蒲两黄，气血癥瘕之托；敛白草薇白幕两白，痈疽淋露之攻。块停援取于丹参，气冷就温于乌药。骨碎复胡孙之旧④，首乌延何氏之年。毒被蛇伤，得子续随而健⑤步；蛊兼鬼魅，寻香安息以无虞。耳⑥目推龙脑之清明，髓精许菟丝之添补。口吐红涎归紫菀，头回黑发现黄精。西子效颦，得免惊于鬼箭；伯牛有疾⑦，宜假痒于蛇床。眼膜可拨于秦皮，咽肿偏平于莽草。产证解缠于延索，瞳矇开锁于青葙。乳香定痛于诸经，没药保伤于众血。皮撤桑根之白，弘固元泻

① 治久痢之疾：《药性粗评·胡黄连》作"止骨蒸之沸"。
② 材：原作"村"，据文义改。
③ 翻：原作"烦"，据《药性粗评·芫花》改。翻，同"反"。如清·顾炎武《与人书》："休文之四声，神珙之翻切，三代之未所有也。"许希周曰："大黄、大戟、甘遂，其气下行；甘草、芫花，其气上行。故相反而上行者胜。愚谓芫花主翻癖行湿之功居多，非不得已，不可轻用。"
④ 骨碎复胡孙之旧：《本草纲目·草部·骨碎补》："藏器曰：骨碎补本名猴姜……江西人呼为胡孙姜，象形也。"
⑤ 健：《药性粗评·续随子》作"联"。
⑥ 耳：《药性粗评·龙脑香》作"头"。
⑦ 伯牛有疾：指不治的恶疾。出《论语·雍也》："伯牛有疾，子问之，自牖执其手，曰：亡之，命矣夫！斯人也而有斯疾也！斯人也而有斯疾也！"

肺之热；淡陈竹叶之青，效扑火凉心之用。白冬瓜劫人烦燥，赤小豆消腹虚浮。扫湿痹于豨莶，扶衰羸于草薢。豆蔻缘草，过胃口以冲寒；茱萸在山，朝元阳而弄暖。补髓添精凭巨胜，清肠平癖倚芜荑。茶有旗枪，常儆睡魔远遁；酒无羽翼，能滋药力高飞。杏仁清华盖之炎，桃仁破血；大麦辅中州之弱，小麦滋肝。胃温粳米之和，肌长胡桃之润。白油麻丙丁小利，大麦蘖戊己宽仁。冬瓜罔利于阴虚，粟米微宜于肺实。懊憹不快，豉担格拒之排；肿积难堪，醋副①敛收之托。从流下而忘反②，可远梨乎？色取仁而行违③，何足蒜也。葡萄勤渠④于渗道，橄榄解化于中宫。乌梅收肺气之浮，干柿涩肠风之痢。木瓜成剂，筋力庶几保和；荆芥入汤，汗家自有制度。薄荷通抱关⑤之节，樱桃动素口之烦⑥。薤回四逆之春，韭下中留⑦之血。良宵为

① 副：相称，符合。

② 从流下而忘反：出《孟子·梁惠王下》："从流下而忘反谓之流，从流上而忘反谓之连。"

③ 色取仁而行违：出《论语·颜渊》："夫闻也者，色取仁而行违，居之不疑。"

④ 勤渠：犹殷勤。

⑤ 抱关：守关。出《孟子·万章下》："为贫者，辞尊居卑，辞富居贫。辞尊居卑，辞富居贫，恶乎宜乎？抱关击柝。"

⑥ 樱桃动素口之烦：《药性粗评·樱桃》："多食令人动火，口干烦渴无益。"下有注曰："昔白乐天有妾名樊素者，当时有樱桃樊素口之句，余故借其意而云云。"

⑦ 留：《药性粗评·韭菜》作"瘀"。

厉①，荔枝一献以归依；荧惑守心②，茄子三言而退舍③。香薷蹈白圭④之辄，壅注他邦⑤；瓜蒂追杜衍⑥之忠，封还内降⑦。子高白芥，坦胸膈以多宽；叶美胡荽，通心神而有窍。水茄儿

① 良霄为厉：见于清·冯梦龙《智慧全集·迎刃·子产》："郑良霄既诛，国人相惊，或梦伯有（良霄字）介而行，曰：'壬子余将杀带，明年壬寅余又将杀段！'驷带及公孙段果如期卒，国人益大惧。子产立公孙泄（泄，子孔子，孔前见诛）及辰止（良霄子）以抚之，乃止。子太叔问其故，子产曰：'鬼有所归，乃不为厉。吾为之归也。'太叔曰：'公孙何为？'子产曰：'说也。'（以厉故立后，非正，故并立泄，比于继绝之义，以解说于民。）"

② 荧惑守心：火星荧荧似火，故称"荧惑"；心宿二色红似火，又称"大火"。若两"火"相遇，则红光满天，称为"荧惑守心"。星占学视作皇帝驾崩、丞相下台的不祥之兆。

③ 三言而退舍：典出"宋景三言，荧惑退舍"。出《史记·宋微子世家》："三十七年，楚惠王灭陈。荧惑守心。心，宋之分野也。景公忧之。司星子韦曰：'可移于相。'景公曰：'相，吾之股肱。'曰：'可移于民。'景公曰：'君者待民。'曰：'可移于岁。'景公曰：'岁饥民困，吾谁为君！'子韦曰：'天高听卑。君有君人之言三，荧惑宜有动。'于是候之，果徙三度。"退舍，指星辰后移位置。

④ 白圭：名丹，战国时期洛阳著名商人。其师为鬼谷子。白圭曾在魏、齐、秦诸国做官，修筑堤坝，兴修水利。司马迁《史记·货殖列传》奉白圭为高人。《汉书》誉之："天下言治生者祖"。

⑤ 壅注他邦：出朱熹《孟子集注·告子章句下》："赵氏曰：当时诸侯有小水，白圭为之筑堤，壅而注之他国。"《药性粗评·香薷》："尤散水肿，能壅住下行。"注曰："有似白圭治水之事矣。"

⑥ 杜衍：字世昌，北宋越州山阴人。大中祥符元年进士。历仕州郡，以善辨狱闻，宋仁宗特召为御史中丞，兼判吏部流内铨，改知审官院。庆历三年任枢密使，次年拜同平章事，为相百日而罢，出知兖州。以太子少师致仕，封祁国公。

⑦ 封还内降：出《宋史·杜衍传》："帝曰：外人知杜衍封还内降邪？凡有求于朕，每以衍不可告之而止者，多于所封还也。"内降，谓不按常规经中书等省议定，而由官内直接发出诏令。《药性粗评·瓜蒂》："其气味与胃相拒，内降则还吐不纳。"

饔餐①不利，地肤子风热难侵。黄豆斩邪，岂不贤于黑豆？蜜②糖开胃，殆有迈③于饴糖。石韦透便于癃淋，秫米解疮于疥癞。商陆理④血经之肿，款冬裨肺气之清。草择谷精，云气顿消于眼翳；香生苏合，天行不染于瘟邪。马齿兼一苋之红，胎生顷刻；葱茎带连须之白，汗发须臾。络石可敷痈疽之疼，仙茅用壮元阳之弱。服火麻之子，脾约失盟；啖山豆之根，喉风潜散。蛔虫逢鹤虱，俯首无辞；丹毒见金星⑤，抱头而遁⑥。耳目增聪明之德，九节菖蒲；遗忘转智慧之贤，无心远志。苏木仅血伤之望，秦椒关牙痛之求。风搐四肢，天仙子茛菪子沿途把截；血伤五脏，夜叉头随处擒收。葫芦巴入肾冷之家，覆盆子澡劳伤之体。小青让大青一步，疫理天行；大蓟与小蓟同功，血调内损。石悬龙芮，劳家儿以此欢娱；藤挂鹭鸶忍冬，痈氏子因而解脱。茵芋相参于理热，前胡备采于伤寒。齐芦荟以杀疳虫，结庵蕳而逃寒湿。元阳欠满，量石斛以多平；风癫无聊，登景天而一畅。骨损何忧于续断，眼花难免于密蒙。浴甘松之香，西子不来于掩鼻⑦；煎鲜皮之白，豫让无取于漆身⑧。霍乱收荜拨之声，风疮脱蒺藜之困。阳衰不起，淫羊藿重整芳心；目热

---

① 饔（yōng 壅）餐：饭食。饔，熟食，早饭。

② 蜜：《药性粗评·乳糖》作“乳”。

③ 迈：超过，超越。

④ 理：《药性粗评·商陆》作“利”。

⑤ 金星：即金星草，又名金钏草。

⑥ 抱头而遁：《药性粗评·金星草》作“敛衽自退”。

⑦ 西子不来于掩鼻：西子掩鼻，出《孟子·离娄章句下》：“西子蒙不洁，则人皆掩鼻而过之；虽有恶人，斋戒沐浴，则可以祀上帝。”

⑧ 豫让无取于漆身：豫让漆身，出《史记·刺客列传》：“豫让又漆身为厉，吞炭为哑，使形状不可知，行乞于市。其妻不识也。”

成昏，草决明复昭洞鉴。捣木于乌臼，笑①祛白帝之妖②；烹茄于荜澄，饱食惠州之饭③。咳痰有血，服百合以何妨；痿弱成劳，皮五加而自健。陈米既炊之后，渴心不生；酸浆一奠之余，产神速降。功加黄卷，伸郁气于筋拘；根出白茅，斩飞红于口外。豆中白扁，筋转之防；瓦上青苔，衄丝之断。蒿草排疟劳之阵，藜芦剖芥痒之繁。石楠叶风静筋肤，海桐皮赤消眼目。如行天吊，奔天竺以求黄；欲扫头风，对牡荆而问子。霜凋蕉氏叶，恶退诸疮；夏采蒲公英，疼消百肿。雷丸布令，遂摄三虫；绿豆带皮，可消百毒。癞风起焰，木得安于不灰；口气熏人，子且含于山柰。照痰壅于火膈，草结灯笼；拂血涌于金门，铁编扫帚马鞭草。苦闻血证④，王不留行；疫遇时行，青生百丈。桑椹可消双鬓雪，松萝堪止一头风。大风子笃癞何妨，千金藤沉疴悉免。消肿羡泽兰之甚速，排脓多地笋之堪凭。醋调二麦之麸，傅损伤于外痛；布拭枇杷之叶，清呕咳于上焦。发痛⑤生虫，休慕芸薹之味；冲痰化谷，莫辞莱菔之咀。水萍发汗亦堪图，蒟酱破痰尤足取。千岁蘽⑥长春藤牵长寿算，半边山

① 笑：原脱，据《药性粗评·乌桕木》补。

② 祛白帝之妖：此指祛蛇虫毒。《药性粗评·乌桕木》言其"治癥结木气，蛇虫咬毒。"

③ 饱食惠州之饭：原作"食惠州之患"据《药性粗评·荜澄茄》改。此指消食化积。饱食惠州之饭，出明·谢榛《四溟诗话》卷三："和古人诗，起自苏子瞻。远谪南荒，风土殊恶，神交异代，而陶令可亲，所以饱惠州之饭，和渊明之诗，藉以自遣尔。"《药性粗评·荜澄茄》言其"宽中下气，养胃消食"。

④ 苦闻血证：原作"苦遭血径"，据《药性粗评·王不留行》改。

⑤ 痛：《药性粗评·芸薹》作"病"。

⑥ 蘽（léi 蕾）：藤。《玉篇·艸部》："蘽，蘽藤也。"

水苦苋压倒喉风。采蕨首阳，难救伯夷之饿①；食莼秋后，尝兴张翰之思②。贱居养胃之科，甜藤可贵；近处轻身之列，苦苣为高。皮止龟子止崩，棕榈两利；枝清肠花清痢，木槿双行。凤粮以竹实充饥，龙脑薄荷得水苏③不龟。小儿客忤，钩藤有解于牵缠；九种心疼，狼毒反来于驯伏。可笑风狂攀倒甑，休嗟鬼疰败天公。草来鸡项泻肠风，木取河边开酒量。金沙出海，利小便于伤寒；青子入冬，养元精而耐老。金钗半股，拨开蛊毒山岚；南烛一枝，照见红颜黑发。痫热而摇头鼓舌，好登金线重楼；顽麻而中湿病风，须请赤车使者。阴症熨炒盐之味，阳邪饮浸铁之浆。铁片置醋糟以取衣，便安心志；石灰纳绢袋以浸酒，复长发毛。雌黄炼服于仙家，银屑生宜于悸氏。有苗负固④，尝⑤见伐于芒硝；蜀道难行，每求通于滑石。春色顿回阳起石，狂澜一障禹余粮。养心莫善于丹砂，益血犹资于代赭。昏热而得玄明粉，虽愚必明；淋流而需赤石脂，其涸可待。石膏祛中暑，因来白虎之名；灶墨治发斑，乃与黑奴之用。疹毒可平云母石，口干无害澡丝汤。斩邪毒于雄黄，定神惊于琥珀。

---

① 伯夷之饿：伯夷，商末孤竹君之长子。武王伐殷之后，伯夷、叔齐兄弟二人耻于归顺周朝，隐居于首阳山，不食周粟，最终饿死。

② 张翰之思：张翰，字季鹰。齐王冏执政时，辟为大司马东曹掾。后天下祸乱纷纭，欲避祸南归。见秋风起，思故乡菰菜、莼羹、鲈鱼脍，遂归吴。

③ 苏：此后原衍"而"字，据《药性粗评·水苏》删。

④ 有苗负固：有苗，即三苗，古代部落。《三国志·魏志》："昔舜舞干戚而有苗服。"负，恃，凭仗。固，地势险固。《周礼·夏官·大司马》："负固不服，则侵之。"《药性粗评·芒硝》："凡有停滞如负固不化者，皆能伐之。"

⑤ 尝：原作"常"，据《药性粗评·芒硝》改。

临盆若摆青龙尾梁上尘，免郑伯之寤生①；入室如经紫石英，迈②杨妃之假育③。饮石钟之乳，仙子年高；刻伏龙之肝，妊娠性快。疥子更新于轻粉，瞳人复旧于空青。人中白人中黄，瘟来得利；铜之青铜之绿④，眼暗时行⑤。铅丹有益于惊痫，浆水稍通于霍乱。铅粉破虫瘕之积，朴硝开块癖之壅。痛闭喉门，硝石代仪封之请⑥；虚临冷症，硫黄全赵璧之归⑦。呷麻沸之汤煮麻汤，泻心一注；凿井泉之石，医目全科。疟贵番⑧痰，降砒霜而在早；昏因血晕，炼乳石以求清。睡砂石之床，鬼邪不近；飞金银之屑，精气流通。水银洗疮疥之污，矾石坠风痰之重。砂全二气⑨，安心志以无惊；僧念密陀，抹黟癥而自退。扶衰阳于磁石，理痼热于胆矾。捣硼砂以续伤，张良徒劳于博浪；取矾石而投水，光武失望于滹沱。欲转髭须，炒黑铅而作漱；未停泻痢，填白垩以穷源。无名异可理青伤，自然灰能祛白癜。

----

① 郑伯之寤生：出《左传·隐公元年》："庄公寤生，惊姜氏，故名曰'寤生'，遂恶之。"寤生，逆生，谓产儿足先出。

② 迈：远离，疏远。

③ 杨妃之假育：《药性粗评·紫石英》："主治妇女子宫寒冷，多年不育，滋阴补血，能使有子。因言不必如杨贵妃假育禄儿也。"

④ 绿：《药性粗评·铜青》作"白"。

⑤ 时行：《药性粗评·铜青》作"行时"。

⑥ 仪封之请：出《论语·八佾》："仪封人请见。曰：君子之至于斯也，吾未尝不得见也。从者见之。出曰：二三子，何患于丧乎？天下之无道也久矣，天将以夫子为木铎。"

⑦ 赵璧之归：即完璧归赵。

⑧ 番：用同"翻"。宋·李诫《营造法式·大木作工限三·拆修挑拔舍屋工限》："揭箔番修，挑拔柱木，修整椽宇，八分工。"明·康海《中山狼》第四折："把恩情番成仇敌，只落得自伤悲。"

⑨ 砂全二气：二气砂，即灵砂。乃水银、硫黄合炼而成。

水如甘澜[1]，亦利奔豚；铜出自然，尽堪接骨。潦水用不助于湿气，卤碱取有磨于坚停。硇砂忍烂肉之情，铁锈备攻疮之用。瓦番乌古屋上旧瓦，寒生阳毒之年；石凿玄精，暖复阴隆之候。淋血断琅玕[2]之石，梦[3]魂安霹雳之针。孔公孽[4]好睡而惺，仰天皮卒心不痛。石流寒水，沃火毒以回凉；钱借古文，赂骨伤而复旧。油生石脑，涎化惊风；孽出土阴，痂干疮疥。肛脱笑平东壁土，疥疮浴洗半天河。云起眸中，卷蝉蛇之两蜕；寒生胃上[5]，充鳝鲫之多温。产逆胞中，顺飞海马；风生面上，绝痒姜蚕。取蚕蛾而逢原，精强阴道；宿蜂房而得露，根拔肠痈。五灵脂立行止于血家，乌贼骨回清明于眼界。瓦楞蚶壳，宁容癥块之停；金屋阿胶，善解血伤之闷。坚积可消于牡蛎，热潮宜解于虾蟆。麝香通关节以称奇，鼠妇决淋癃于甚速。无名血肿，只畏蜞针；凡事心忘，盍张蛛网。龙骨敛浮于九窍，獭肝扫疰于三尸。痫风寒热解牛黄，疝气升沉消蛤粉。角点羚羊之屑，飞紫雪于三阳；胫筛白马之灰，代黄芩于内补。上焦蓄血，犀角抵当；丹府魂游，虎睛明照。犬能动火，鸡亦生风。少阴热解于猪[6]肤，弱体肌生于羊肉。文蛤拯牙疳之急，团鱼充气户之虚。阴强取快于蜻蜓，热甚潜消于蚯蚓。乳通虾汁，血散蚊虻。出肉中之刺于象牙，蠲粪后之红于熊胆。脐摩腽肭，房中无阴痿之虞；血竭麒麟，产后免晕伤之患。延推车之客，解

---

① 水如甘澜：原作“水壤澄搅”，据《药性粗评·甘澜水》改。
② 琅玕：《药性粗评·石栏杆》作“栏杆”。
③ 梦：原作“销”，据《药性粗评·霹雳针》改。
④ 孔公孽：《药性粗评·通孔孽》作“通孔孽”。
⑤ 上：原作“土”，据《药性粗评·鳝鱼》改。
⑥ 猪：原作“肌”，据《药性粗评·猪肤》改。

热毒于诸疮；收夜明之砂，全小儿于众症。鮀鱼甲逐魅而肉更消瘕，鹿角霜补羸而茸尤益肾。救虚羸于牛乳，长肥白于猫①膏。阳衰怀无后之忧，何弗②张罗求瓦雀？湿满抱难全之患，必须舍命吃河鲀③。血崩望牛角之䚡④，脑晕开兔头之骨。急惊风搐，倚全蝎以无虞；惨淡衰颜，合真珠而复润。放斑猫⑤以入，疬鼠敢为妖？召土狗蛣蜋以吮，痈蜂当自敛。胀满独宽于海蛤，热烦大简于田螺。拨眼瞖同瞖于蚱蟭，禳尸传于蛤蚧。蜗牛一斗，逐风贼于邪途；土鳖微行，踏血瘕于内府。带穿山之甲，勇战邪迷；磨石决之明，障开眼暗。石龙子攻通淋血，桑螵蛸助补元阳。如知鳗鲡无双，独扫骨蒸之火；若问蜈蚣第一，在拦噤口之风。蒙瞖眼昏，鼠独高于伏翼；挛拘风疥，蛇有贵于乌稍。蝘黄漆毒之平，鲤胆目盲之效。皮掀于猬，血卷肠风；骨剥于狸，痨除尸疰。交婚救瘵挥毫末，中蛊知名败鼓皮。痘科磨服老人牙，眼障刮除孕妇甲。轮回酒冲开积污，紫河车卸退虚劳。传尸取盖于天灵，狂热求清于人粪。婵娟乳汁，香扶年寿之高；夫妇裈裆，笑救阴阳之易。乱发烧调于肺痿，臭涎液抹于痈高。虎狼刀箭之伤，解经衣之半片；草木禽虫之毒，消头垢之一丸。东向圊中泥，喉风挫势；初生脐内屎，面印消文⑥。衣内故绵，血收金刃；冢中旧枕，疰免尸虫。此药

---

① 猯（tuān 湍）：猪獾。

② 弗：《药性粗评·瓦雀》作"似"。

③ 河鲀：即河豚。

④ 䚡（sāi 腮）：《本草纲目·兽部·牛角䚡》："角胎。此即角尖中坚骨也。牛之有䚡，如鱼之有鳃，故名。胎者，言在角内也。"

⑤ 斑猫：即斑蝥。

⑥ 文：纹理，花纹。

性之单方①，备医家之一采。至于诸苦直达，多致下通；五辛横行，常主发散。酸收而固涩，咸止而软坚。甘味为平，居中相济。浮沉厚薄，或有君而有臣；手足阴阳，或以攻而以引。则固有先达之遗旨，后贤之妙传。应寒暑以推移，分虚实而补泻。加减妙经权之用，汤丸随佐使之宜。无不可考而知，殆难悉数以述也。

---

① 单方：《药性粗评》作"粗评"，义胜。

目 录

足少阳胆腑药类

足太阳膀胱腑药类

手太阴肺脏药类

本经共计九十四品（今删去十一品，又增附入七十六品）

补十六品（今删去二品，实十四品。又附七品）

人 参

生：甘、苦，微凉。熟：甘，温。大补肺中元气。治内伤发热，自汗，多梦，反胃，中暑，及一切血症。士材曰：疗心腹寒疼，退皮间邪热，止消渴，破坚积。气壮胃自开，气和食自化。东垣曰：肺家有火，右手独见实脉，不可骤用；肾水不足，虚火上炎，在所必用。得升麻补上焦之气，泻肺中之火；得茯苓补下焦之气，泻肾中之火。古人有同皂荚、五灵脂、藜芦并用者。时珍曰：凡人卧则觉身外有身，一样无别，但不语，名为离魂异疾，同龙齿、赤苓、朱砂治之。同柳枝（寒食采者）等分，每服一①钱，治衄血不止。同赤苓、麦冬各二分，煎服，治齿缝出血。人好饮热酒，忽然目盲，此热饮伤胃，污浊死血瘀其中而然。以参末一②钱，煎苏木汤调下，当于鼻中及两掌处皆紫黑色，为滞血已行。再用四物加桃仁、红花、陈皮调参末，服之愈。酒炒人参、酒煎大黄服，治酒过饮，胸前恶疽。上党人参三两，治反胃垂死。《肘后方》治卒上气，喘急欲绝，以人参末服方寸匕，日五六服。出上党潞州，似防风而粗大，皮黄肉白，肥润紧实如鸡腿而味甘者良。补剂用熟，泻火用生。

---

① 一：原脱，据《本草纲目·草部·人参》补。
② 一：原脱，据《本草纲目·草部·人参》补。

炼膏服之，能回元气于无何有之乡。杀金石药毒，忌铁，畏五灵脂，恶皂荚、黑豆、紫石英、人溲、卤碱①，反藜芦。

人参芦，能涌吐痰涎，体虚人用之以代瓜蒂。时珍曰：痰在上膈，在经络，非吐不可。丹溪曰：一妇素任性味厚，暑月因怒而病呃，作则举身跳动，昏不知人。其人形气俱实，乃痰因怒郁，气不得降，非吐不可。以参芦半两，逆流水煎服。吐顽痰数碗，大汗昏睡，一宵而安。

沙 参

甘、苦，微寒，味淡体轻清②。补肺，养肝，益脾肾。久嗽肺痿、金受火克③之症相宜。寒客肺中，作嗽者，勿服。士材曰：气轻力薄，非肩弘任大之品也。主寒热咳嗽、胸痹头痛，定心内惊烦，退皮间邪热。葛洪曰：主卒得诸疝，酒调服方寸匕，立瘥。时珍曰：止惊，治恶疮疥癣，排脓，清消肿毒，去风在皮肤。以二钱，米饮下，治妇人白带。以北地产，白实者良。恶防己，反藜芦。

五 味

性温，五味具备，酸、咸为多。收肺气，滋肾水，生津液，明目，涩精，止泻，敛汗，止呕，定嗽喘，消水肿，解酒毒，收耗散之气，瞳子散大之症。但嗽初起，脉数有实火者，忌用。士材曰：夏服五味，使人精神顿加，两足筋力涌出，兼能固肠。东垣曰：火热必用之药。丹溪曰：收肺保肾，四字足以尽之。惟风邪在表、痧疹初发、一切停饮，皆禁用。元素曰：凡人困

---

① 卤碱：原作"碱卤"，据《本草纲目·草部·人参》乙正。
② 清：《本草纲目·草部·沙参》作"虚"。
③ 克：原作"刻"，据《本草纲目·草部·沙参》改。

乏，无气以动，在夏月者与黄芪、人参、麦冬、五味，加黄柏少许，一服使人精神顿加，两足筋力涌出。时珍曰：治久嗽，阳事不起，遗精，白浊，女子阴冷，烂弦风，赤游丹。治霍乱转筋，解热酒毒。以五味二两，吴萸汤泡①七次毕，同炒香，为末，每旦陈米饮服二②钱，治五更肾泄，立效。酒服，治赤游丹渐渐肿大。北产紫黑者良，入滋补药蜜浸，兼入劳嗽药生用，俱槌碎核。南产色红而枯，若风寒在肺，宜南者。苁蓉为使，恶葳蕤，熬膏用良。

百 合

甘，平。润肺宁心，清热止嗽，益气调中。止涕泪多，利二便，治浮肿胪胀，痞满寒热，疮肿乳痈，伤寒百合病。士材曰：驱邪定惊，然中寒下陷者，忌之。时珍曰：治百邪鬼魅，涕泣不止。杀蛊毒，心急黄，疗天泡疮，敷疮肿不穿。花白者入药。

乌 梅

酸、涩，温。肺脾血分药。敛肺涩肠，涌痰，清热解毒，生津，醒酒杀虫。治久嗽泻痢，治瘴疟，霍乱，反胃，劳热，蛔厥。去黑痣，食恶肉。多食损齿伤筋。士材曰：疽愈后，有肉突起，乌梅烧敷。一日减半，两日而平，立效。但病当发散者，大忌服此。景岳曰：取肉烧存性，敷金疮不合。梁肃公血痢，陈应之用乌梅、胡黄连、灶下土等分为末，茶调服而愈。

---

① 吴萸汤泡：原作“汤泡吴萸”，据《本草纲目·草部·五味子》乙正。
② 二：原脱，据《本草纲目·草部·五味子》补。

鲁会①公血痢百余日，国医不能疗。应之用盐梅肉捣烂，合腊茶②入醋服之，一啜而疾如失矣。时珍曰：治休息利，大验。又治好唾口干，止吐逆③霍乱，消酒毒，杀虫，令人得睡。和建茶④、干姜为丸服，止休息痢。治噎嗝，解鱼毒、马汗毒、硫黄毒。凡大便不通，气上奔欲死者，以十枚汤浸去核，丸枣大，纳入下部，少时即通。又治蛔虫上行，出于口鼻，频含口中，细细咽之。为末，酒服两钱，治猘犬⑤伤。含之香口，去臭。硫黄毒发，令人背膊疼闷，目暗漠漠，乌梅肉焙一两，沙糖半两⑥，浆水一大盏，煎七分，呷之。《圣惠方》主伤寒下部生䘌⑦疮，用乌梅肉二两，炒令燥，杵为末，蜜丸梧子大。以石榴根皮煎汤，食前服十丸。《鬼遗方》：乌梅能消疮中恶肉。多食令人发膈上痰热，胀黄。服黄精人忌食之，又忌与猪肉同食。如过食齿齼⑧，嚼胡桃肉解之。青梅熏黑为乌梅。

白梅，功用略同。治痰厥僵仆，牙关紧闭，擦磨齿根，涎出便能开。刀箭伤肤，研敷之，血即止。时珍曰：治喉痹卒死者，服之立活。青梅盐渍为白梅。

---

① 鲁会：《本草纲目·果部·乌梅》作"曾鲁"。

② 腊茶：茶的一种。腊，取早春之义。以其汁泛乳色，与溶蜡相似，故也称蜡茶。

③ 逆：原脱，据《本草纲目·果部·乌梅》补。

④ 建茶：产于以宋代福建建州建安县（今建瓯）的北苑凤凰山一带为主体的产茶区，其代表的北苑贡茶闻名于世，是中国御贡史最长的茶。

⑤ 猘（zhì制）犬：狂犬，猛犬。

⑥ 两：原脱，据《本草纲目·果部·白梅》补。

⑦ 䘌（nì匿）：小虫。《类篇》："一曰虫食病。"

⑧ 齼（chǔ楚）：牙齿酸软。《玉篇·齿部》："齼，齿伤醋也。"《格物粗谈·果品》："食梅齿齼，嚼胡桃肉解。"

白 及

苦、辛、涩，入肺。止吐血。肺损者，能复生之。为末，米饮服，效为神。吐血，以羊五脏蘸白及末，日日服之，便能各补所见①脏之伤血。治跌打损伤，汤火伤，疮肿，败疽死肌；逐瘀，除面疱疮，涂手足裂，令人肌滑。士材曰：吐血不止者，宜加用之，或单用米饮下亦可。鼻衄不止者，用白及末津调，涂山根上，仍以水服一②钱，立止。但性微寒，疮疽溃后，不宜同苦寒药服。时珍曰：治贼风鬼击，白癣疥虫，肠风，重舌鹅口，疔肿，刀伤。紫石英为使，畏杏仁，反乌头。

粳 米 音庚

甘，凉，入肺。和胃补中。除烦清热，止渴，此用晚收者。治好食生米成癥③，不得米则吐清水，用白米④五合，鸡屎一升，同炒焦为末，水一升，顿服，吐出癥如研米汁，或白沫淡水，乃愈。小儿面目生疮，耳边亦有此，名甜疮。令母频嚼白米，卧时涂之，不过三五次愈。时珍曰：治五尸。作粉，扑小儿初生无皮，并自汗不止。

陈廪米，养胃。煎药，调肠胃，利小便，去湿热，除烦渴。《集成》曰：用久陈赤色者，紧作团，火烧存性，麻油、腻粉调，敷一切恶疮百药不效者。时珍曰：止泄痢，霍乱大渴杀人，暑月吐泻。

---

① 见：原脱，据《本草纲目·草部·白及》补。
② 一：原脱，据《本草纲目·草部·白及》补。
③ 癥：原作"痕"，据《本草纲目·谷部·粳》改。
④ 米：原作"术"，据《本草纲目·谷部·粳》改。

柿　霜

甘，平。润肺而化痰止嗽，清心而退热生津。能清上焦之火，心肺有热者宜之。并治咽喉口疮舌痛。时珍曰：补虚劳不足，消腹中宿血，涩中厚肠①，健脾胃，治吐血，疗肺痿心热，润声喉，杀虫，咳嗽痰血，产后咳逆，妇人蒜发②，痘疮入目。烧敷臁胫烂疮，解桐油毒。即干柿饼之白粉也。

红柿，甘，寒，涩。通耳鼻气，治肠澼③不足，解酒毒，压胃④间热，止口干，续经脉气⑤。多食令人腹痛作泻，不可同蟹食。昔一人食蟹，多食红柿，至夜大吐，继之以血，昏不知人。以木香磨汁灌之，即渐醒而愈。胃经补品，干柿下有注，可参看。

柿砒，杀虫，疗金疮、狗咬，涩下焦，断下痢，消宿血。

柿蒂，专治呃逆。

云　母

甘，平，入肺。下气补中，坚肌续绝。治劳伤疟痢，痈疮，同黄丹熬膏贴之。时珍曰：下痰，大人小儿惊痫，昏迷不醒，一切惊怪危急之症。《圣惠方》治风疹遍身，百计治不瘥。煅云母粉，清水调服之。《圣惠方》治火疮败坏，用云母粉同生羊髓和如泥涂之。《千金翼》治热风汗出心闷，水和云母服之，不过

---

① 肠：此后原衍"胃"字，据《本草纲目·果部·白柿柿霜》删。

② 蒜发：又称"宣发""算发"。即壮年人的花白头发，泛指斑白的头发。宋·张淏《云谷杂记·蒜发》："今人言壮而发白者，目之曰蒜发，犹言宣发也。"

③ 澼：原作"胃"，据《名医别录》卷二《柿》改。

④ 胃：此后原衍"口"字，据《名医别录》卷二《柿》删。

⑤ 气：原脱，据《食疗本草》卷上《柿》补。

再服立瘥。《千金方》治带下，温水和服三①方寸匕，立瘥。又治金疮并一切恶疮，傅之绝效。又治赤白痢积年不瘥，饮调服方寸匕，两服立见神效。又治淋疾，温水和服三钱匕②。《明皇杂录》：有名医纪朋诊一宫人，每日歌笑啼号若狂疾，而足不能履地。朋视之曰：此必因食饱而大促力，顿仆于地而然。乃饮以云母汤，令熟睡觉而疾失。以兖州作片成层可折，明滑光白者为上。泽泻为之使，畏鮀甲及流水，恶徐长卿，忌羊血。

玉 屑

甘，平，入肺。主烦渴，养神明目，宁心定惊，灭瘢痕，滋毛发，助声喉，美颜色。捣如米，苦酒浸之，消如泥。恶鹿角，畏款冬。

阿 胶

甘，平。清肺养肝，滋肾益气，和血补阴，疏③风化痰，定喘，利大小肠。治虚劳咳嗽，肺痿吐脓血及衄血，淋血痔血④，伤暑伏热成痢，妊娠血痢，腰疼⑤骨痛，血痛血枯，调经，崩带胎动，虚痰逆上等。凡疮疽及风病并泻者，忌用。土材曰：止血兮兼能去瘀，疏风也又且补虚。安胎终始必⑥用，治痢新久咸宜。东垣曰：胃弱作呕吐，脾虚食不消，勿服。时珍曰：治妊娠尿血，久嗽经年。以黑绿色光明脆彻，历夏不柔者真。剉炒成珠，若去痰用蛤粉炒，止血用蒲黄炒，或酒服，

---

① 三：《本草纲目·金石部·云母》无此字。
② 匕：《本草纲目·金石部·云母》无此字。
③ 疏：《本草备要·禽兽部·阿胶》作"除"。
④ 淋血痔血：《本草备要·禽兽部·阿胶》作"血淋血痔"。
⑤ 疼：《本草备要·禽兽部·阿胶》作"酸"。
⑥ 必：《本草征要·兽部·阿胶》作"并"。

童便化，水化，任从症使之。山药为使，畏大黄。

黄明胶，甘、平。功等阿胶，宜于虚热之人，通大便。仲景曰：同阿胶、黄蜡治泻痢。陈藏器曰①：疮疽初起，酒顿黄明胶四两，入山甲四片②。服尽，毒不内攻。时珍曰：陈久者良。大便虚秘者，同葱白煮粥服。

鸭

甘，冷。补③肺肾血分，除蒸止嗽，利水道，治热痢。血，能吐诸大毒。卵，小儿食之，不能行。以白毛乌骨，老者良。肾经补品内细注。

燕　窝

甘、淡，平。补肺阴，化痰止嗽，调理虚损，一切肺虚不能清肃下行。开胃，已劳痢，益小儿痘疹。肉，不可食，损人神气，令人不能过江海。经外原禽类有细注。

露

甘，平。止消渴，煎润肺药。秋露最佳，美颜色。解暑疟，病由于暑，故药④露一宿，是此意。

泻十九品（今删去三品，又附二十四品）

牵　牛

辛，热，有毒。善走，入肺，泻气分湿热，达右肾命门，

① 陈藏器曰：《本草纲目·兽部·黄明胶》作"《阮氏经验方》"。
② 入山甲四片：《本草纲目·兽部·黄明胶》引自《唐氏经验方》。
③ 补：《本草备要·禽兽部·鸭》作"入"。
④ 药：原脱，据《本草备要·金石水土部·露水》补。

走精隧，通下焦郁遏，大肠风秘。利二便，逐痰水，杀虫堕胎。治①水肿，痃癖，气块等症。若湿热在血分，禁用。胃弱气虚人，切不可猛浪而用。东垣曰：补下焦阳虚，用牵牛盐水炒黑，佐沉香、肉桂、杜仲、故纸，诸药乃补泻兼施，名天真丹。然辛热有毒，切勿轻用。时珍曰：能搜风通滞，治大便不通，风毒脚气，粉刺，雀斑，临月滑胎，一切痈疽。一妇肠结，年六十，服润血药更结胀，硝黄罔知，如此三十余年。其人体肥膏粱多郁，云吐痰乃宽。此三焦气滞，有升无降，津液皆化为痰，不能下润肠腑，非血燥也。润剂留滞，硝黄入血不入气，故皆无效。用牵牛为末，皂角膏丸，才服便通。外甥素多酒色，病二便不通，胀痛呻吟七日夜，用通利不效。此乃湿热在精道，壅遏所致，病在二阴，不在大肠、膀胱也。用楝实倍牵牛，加山甲，三服而平。有黑、白二种，黑者力速。取子，淘去浮者，舂去皮用。得木香、干姜良。

葶 苈

辛，苦，大寒，性属火而急。下气，行膀胱水，肺中水气膹急作喘。破积癥，伏留热；消肿祛痰，通经利便。若肺无实邪，不可用。时珍曰：治肿满，坠痰喘，卒发癫狂，马汗毒气入腹。棉裹插入阴户，治月水不通。以一②升，捣三千下，取白犬血，丸麻子大，酒服三丸，治卒发狂怪症。仲景曰：不可作敷头疮用，药气入脑能杀人。治皮间邪水上出，面目浮肿。酒服，疗遍身浮肿。有甜、苦两种，甜者力稍缓。合糯米炒，去米用。榆皮为使，得酒良。

---

① 治：原脱，据《本草备要·草部·牵牛》补。
② 一：《本草纲目·草部·葶苈》作"二"。

芫花

苦，寒，有毒。去水饮痰癖，疗五水在五脏、皮肤间，胀满喘急，痛引胸胁，咳嗽瘴疟。士材曰：能水饮窠囊隐癖之处，疗一切毒风，四肢拘挛不能行步。米醋调涂，治背腿间一点痛不可忍。如不住，更以帛裹之。妇人产后有此症，尤宜。芫花根三两，炒黄为末，每服一钱，桃仁煎汤下，治鬼胎癥瘕，经候不通，当下恶物。心痛有虫者，以芫花一两醋炒，雄黄一钱为末，每服一字，温醋汤下。牙痛难忍，以芫花一两为末擦之，令热痛定，以温水漱之。时珍曰：治白秃、痈肿。凡一切菌毒，因蛇虫毒气，熏蒸所致，以芫花生研，新汲水服一钱，以利为度。醋炒用。反甘草。

根皮名黄大戟，便毒初起，擂水服，以渣敷之。取根皮搓外药线，令脓易竭，疗疥疮。时珍曰：能催生。剥去皮，棉裹，点①麝香，插入阴户三寸，即下。能毒鱼，花亦同。斗讼者②，叶擦皮肤，辄作赤肿，假伤以诬人。

莞花，治略同。

射 干 音夜干

苦，寒，有毒。泻实火，消心脾老血，行肝脾之积痰。治咽喉痹痛，咳嗽口臭，结核疝瘕，便毒，通经，利大肠，明目。士材曰：泄热散结，功在上焦。然不能益阴，虚者大忌。时珍曰：治疟母，二便不通，水蛊，乳痈，射工，溪毒。泔水浸一日，篁竹叶煮半日用。

---

① 点：原脱，据《本草纲目·草部·芫花》补。
② 斗讼者：原脱，据《本草备要·草部·芫花》补。

兜　铃

苦、辛，寒。清肺热，降肺气。治[1]痰嗽喘促，血痔瘘疮，肺、大肠之热。单服治水肿。景岳曰：治热痰，喘急不得卧。士材曰：体性轻扬，功在肺脏。凡肺虚挟寒者，戒之。时珍曰：治水肿腹大，解蛇毒。汤剂用之作吐，故又能吐蛊。治咳逆连连不止，去肺中湿热。以一个，灯上烧存性，为末，酒服，治一切心痛，立效。凡饮食中毒，咽中如有核，咽不下，吐不出，心下热闷，以一两浓煎服之，取吐效。并疗蛇蛊。如不吐，加麝香一钱匕。去筋膜，取子焙用。

根名青木香，辛、苦，冷，有毒。时珍曰：服之，令人吐利不止。治鬼疰积聚，诸毒热肿，蛇毒，疔疮。水磨涂汁服，吐五种蛊毒，立效。

白　前

辛、甘，微寒。降气下痰止嗽，治肺气壅实，胸满。虚者勿用。士材曰：喉中作水鸡声者，服之立愈。时珍曰：去奔豚，治嗽血。似牛膝，粗长坚实[2]易断。去须头，甘草水浸一宿，焙用。忌羊肉。

水　苏

辛，微温。下气理血，辟恶消谷。治头目风眩，肺痿血痢，吐衄，喉腥口臭，邪热诸病。时珍曰：治漏血欲死，鼻渊，卒耳聋，解鱼毒、蛇螫毒。单服，治霍乱困笃。三月生苗，方茎中虚，叶似苏而微长，密齿，面皱色青，叶对节生，甚辛香。

---

① 治：原脱，据《本草从新·蔓草类·马兜铃》补。
② 实：《本草纲目·草部·白前》作"直"。

六、七月开花成穗，如苏穗，水红色。有细子，状如荆芥子，可种。一种极相似，但气臭，名荠苧①，不用。

旋覆

苦、辛、咸，入肺、大肠。下气行水，通血脉。消痰结坚痞，吐如胶漆，噫气不除，大腹②水肿，头目风。然走散，冷③利大肠，虚者慎之。士材曰：治老痰留饮，风气湿痹，利肠，通脉。时珍曰：治中风壅滞，半产漏下，月蚀疮。同天麻、防风，涂小儿癣后，眉发不生。类金钱菊，去皮带蕊壳蒸用。

根，辛，温，无毒。治面皯黑色，令人好颜色。又主腹中寒热结气，利小便。筋断者，捣汁滴伤处，滓敷上，半月不开，筋自续矣。解丹石毒，补精益髓。

桑 皮

辛、甘，寒。泻肺火，利二便，散瘀，下气行水，止嗽清痰。治肺热咳喘④，唾血热渴，水肿胪胀。若肺虚及风寒咳嗽慎用，为线缝金疮。时珍曰：治坠马，金疮，小儿重舌，发鬓堕落，天吊，火丹，石痈；下寸白虫，杀腹脏虫，止霍乱吐泻。刮去外皮，取白用。续断、桂心为使，忌铁。凡根，见地上者，有毒；旁行出土者，有毒。

木，利关节，养津液，行水祛风。

树汁，时珍曰：治小儿天吊，惊痫客忤。敷鹅口疮，大验。又傅石痈坚硬，金疮血出，毒蛇、蜈蚣、蜘蛛伤。服之，解百

---

① 荠苧：《本草纲目·草部·白前》一作"荠苎"。即臭苏、青白苏，与水苏一类二种。
② 腹：《本草备要·草部·旋覆》作"肠"。
③ 冷：原脱，据《本草备要·草部·旋覆》补。
④ 咳喘：《本草备要·木部·桑白皮》作"喘满"。

毒，破伤风。

椹，甘，凉，入肾。补水，利五脏关节，安魂魄，聪耳目，生津，利水消肿，解酒毒，乌髭。晒干为末，蜜丸良。时珍曰：止消渴，令人聪明。治秃疮，结核，骨硬。

叶，甘，寒，胃、大肠药。凉血燥湿，去风明目。刀斧伤者，为末，干贴之。止盗汗。一僧每夜就枕，汗出遍身，衣被皆透，二十年不愈。以桑叶焙干为末，空心米饮下二钱，数日愈。代茶，止消渴①。采经霜者，煎汤洗眼，去风泪。洗手足，去风痹。同黑芝麻等分，蜜丸，名"扶桑丸"，除风湿，乌须明目。每年九月二十三日，桑叶洗目一次，永无昏暗之患。捣汁，治蜈蚣毒，小儿吻疮，风眼下泪，吐血不止，穿掌肿毒，手足麻木，痈口不敛。除寒热，利二便，止霍乱吐泻腹痛，去老风宿血，劳热咳嗽，小儿渴疾，敷脱肛。同麻叶等分，煮汁，沐七次，治头发不长。

枝，时珍曰：治风痒，水气脚气，痈疽后渴。久服，无偏枯之患。疗风热臂痛，久不愈。解蛊毒，刺伤手足犯露水肿痛。

耳，士材曰：调经，止崩带。

黄，士材曰：清肺，疗鼻赤。

霜，时珍曰：能钻筋透骨，治噎食积块，并能抽疔拔毒。

火，能拔引毒气，祛风寒湿痹。煎补药，熬诸膏，并桑枝②搅锅内药。

灰，时珍曰：治尸疰、鬼疰，以二斗，甑中蒸透，釜中汤淋之，凡三度；取清二斗，以渍赤豆三斗一宿，曝干复渍，灰

---

① 止消渴：原脱，据《本草备要·木部·桑叶》补。
② 桑枝：原脱，据《本草备要·木部·桑火》补。

汁尽乃止，以豆蒸熟。或羊肉、鹿角作羹，进此豆饭，初食一升至二升，食至七八升，体中觉疼痒淫淫，为应病。是能治尸疰、鬼疰，不的知所①苦，变动不常。传尸、劳瘵不愈，再服除根。又疗狐尿刺②人。士材曰：除斑痣，蚀恶肉。

紫　苑渊上声，又音郁

苦、辛，温。润肺下气，调中消痰。治寒热结气，咳逆上气，吐脓血，肺经虚热，小儿惊痫，开取喉痹恶涎。然辛散性滑，不宜多用。独用性又善达下，使气化州都，小便自利，人所不知。士材曰：阴虚肺热者，不宜专用、多用，须地黄、门冬共之。若肺经挟虚人，切勿服。丹溪曰：小便不通及溺血，服一两，立效。时珍曰：疗久嗽，小儿嗽，产后下血，缠喉风，妇人小便闭，妇人血淋，百邪鬼魅。《千金方》治妇人卒不得小便，紫苑末，以井华水服三撮，便通。小便血，服五撮立止。根作节，紫色润软者良。市人多以旋覆、车前根伪之，误服受害。去头须，蜜水浸，焙用。款冬为使，恶天雄、瞿麦、藁本、远志，畏茵陈。白者名女苑。时珍曰：紫苑入血分，白苑入气分。

女苑，辛，温。治寒热百疾。《肘后方》治人面黑令白，用真女苑三分，铅丹一分，为末，醋浆服一刀圭，日三服。十日大便黑，十八日面如漆，二十一日全白，过此则太白矣。年三十后，不可服。忌五辛。《千金方》用酒服，男十日、女二十日，黑色皆从大便出也。宋兴国时，有女任氏色美，聘进士王

---

① 所：原脱，据《本草纲目·木部·桑柴灰》补。

② 狐尿刺：又名狐狸刺。出《千金翼方》卷二十："凡诸螳螂之类，盛暑之时多有孕育，着诸物上，必有精汁，其汁干久则有毒，人手触之……则成其疾，名曰狐尿刺，日夜磣痛，不识眠睡。"

公辅，不遂，郁久，面色渐黑。其家求医，一道人用女真散，酒下二钱，日二服。数日而面微白，一月如故。求其方，则用黄丹、女菀二物等分耳。此肺热则紫黑，肺清则面白。三十岁以后肺气渐减，不可复泄，故云不可服也。

诃 子

苦、涩，温。消痰，敛肺，降火，收脱止泻，开胃。治冷气腹胀，呕逆，痰嗽喘急，泻痢脱肛，肠风崩带，开音止渴。然苦多酸少，虽涩肠而泄气，气虚及嗽、痢初起者，忌服。汪讱庵[①]曰：同乌梅、五倍，收敛；同陈皮、厚朴，下气；同人参，治肺虚寒嗽；同陈皮、砂仁，治冷气腹胀；同白术、莲子，治虚寒久泻；同樗皮，治肠癖、便血；同蛇床、续断、杜仲、五味、山萸，治虚寒带下。士材曰：固涩化痰。若肺有实热，泻痢因湿热，气喘因火冲，皆所当戒。时珍曰：治霍乱，妒精，怀妊漏胎，胎动，小儿霍乱，解鱼涎毒。连州成《秘方》治久嗽，生者一枚，含之咽汁。瘥后口爽，不知味，却煎槟榔汤一碗。服之，立便饮食知味。《衍义》曰：诃子，气虚人亦宜缓缓煨熟少服。虽涩肠而能泄气也。从南番来，名诃藜勒。岭南出者，亦可用。以黑色六棱，肉厚者良。煎一昼夜，去核取肉用。生用清金行气，煨熟温胃固肠。

枇杷叶

苦，平。清降肺胃火热痰结，已呕咳，止呃逆，口渴。士材曰：毛射肺，令咳不能疗，须拭净。若胃寒呃及风寒嗽，并忌。时珍曰：治反胃，衄血，洗痘烂。同款冬、紫菀、杏仁、

---

① 汪讱庵：汪昂，字讱庵，明末清初安徽休宁人。编著有《素问灵枢类纂约注》《医方集解》《本草备要》《汤头歌决》等。

桑皮、木通、大黄，蜜丸，治肺热久嗽，大热，肌瘦成痨之症①。士材曰：疗妇人产后口干，渴疾，肺气热嗽，和胃，清热解暑及脚气。以叶②湿重一两，干重五钱三钱，为气足。治胃病姜汁炙，肺病蜜炙。

枇杷，白者为上。止渴下气，利肺气，止逆吐，主上焦热，润五脏。多食发痰热，伤脾。同炙肉及面食，令人患热黄疾。

花，治头风，鼻流清涕，同辛夷等分③，研末，酒服，日二。

桔　梗

苦、辛。泄心肺热，入胃。开提气血，表散寒邪，清头目咽喉，开胸中滞气，痰喘，鼻塞目赤，喉齿痛，口疮，肺痈干咳，胸中刺痛，下痢腹痛肠鸣，需此舟楫之药，载之上浮，能引峻下之药而上至高。养血排脓，补内漏。王好古曰：甘桔汤加减法：失音加诃子，声不出加半夏，上气加陈皮，涎嗽加知、贝母，咳渴加五味，酒毒加葛根，少气加人参，呕加半夏、生姜，吐脓血加紫苑，肺痿加阿胶，胸中不利加枳壳，痞满加枳实，目赤加栀子、大黄，面肿加茯苓，肤痛加黄芪，发斑加荆芥、防风，疫④毒加牛蒡、大黄，不眠加栀子。士材曰：下焦药中，勿入。大凡风症、郁症、肺症，皆不可缺。时珍曰：同生犀角屑，治鼻衄⑤不止。并疗中蛊下血如⑥鸡肝，昼夜石余，

---

① 同款冬……成痨之症：此28字《本草纲目·果部·枇杷叶》作"宗奭曰"。

② 叶：原脱，据《本草纲目·果部·枇杷叶》补。

③ 等分：原脱，据《本草纲目·果部·枇杷》补。

④ 疫：原脱，据《本草纲目·草部·桔梗》补。

⑤ 鼻衄：原作"衄鼻"，据《本草纲目·草部·桔梗》乙正。

⑥ 如：原脱，据《本草纲目·草部·桔梗》补。

四脏皆伤损，惟心未毁者，或鼻破将死者。苦梗为末，酒服方寸匕，日三服。不能下药，格口灌之。心中当烦，须臾自定，七日止。当食猪肝肺以补之，神良。或用犀角等分。妊娠中恶，心腹搅痛，苦梗一两，水一盏，煎六分，温服瘥。小儿客忤死，不能言者，以三钱，同麝香少许，灌之。《百一方①》治打伤，瘀血在肠，久不消，取桔梗末，熟米下一刀圭。时珍曰：止霍乱，辟邪。畏龙胆、白及，忌猪肉。

芦，时珍曰：主上膈风痰探吐。

杏 仁

苦、甘、辛，温。泻肺解肌，除风寒，降气行痰，润燥，消索面、豆粉、果子积，通大肠气秘。治时行头风痛，咳逆，喘促。有小毒，杀虫治疮，制狗毒。可毒狗，消狗肉积。解锡毒，利小便。东垣曰：杏仁下喘，治气；桃仁疗狂，治血；俱治大便闭，当分气血②。昼便难，属阳；夜便难，属阴。妇人便闭，不可过泄。脉浮，用杏仁；脉沉，用桃仁。士材曰：阴虚咳嗽，忌服。时珍曰：治卒不得小便，血崩不止，产门虫疽，耳卒聋，狐尿疮。解狼犬毒，小儿头疮。凡杏性热，小儿多食，致疮痈膈热。扁鹊曰：多食动宿疾，令人目盲眉落，生痰热，昏精神，产妇尤忌之，心病宜食之。丹溪曰：因寒者可用。花有六出者，必是双仁③。之才曰：治诸疮疥，消肿，去头面诸风。以二七枚，去皮尖，米饮下，治卒不得小便。血崩不止者，诸药无效，以甜杏仁上黄皮，烧存性，为末，三钱，空心热酒

---

① 百一方：《本草纲目·草部·桔梗》作"肘后要方"。

② 气血：原脱，据《本草纲目·果部·杏核仁》补。

③ 花有六出者必是双仁：此9字《本草纲目·果部·杏实》作"时珍曰"。

服，立止。又治一切食停。《千金方》治一切风虚头痛欲破，杏仁去皮尖，干暴①为末，水九升研滤，如作粥法。缓火煎令如麻腐②起，取和羹粥酒内一匙服之，每食前不限多少。服七日后，大汗出，慎风冷、猪、鱼、鸡、蒜、酢。一剂后，诸风减瘥。春夏恐酢③，少作服之，此法神效。又方杵杏仁、乳汁傅之。又方治头面风，煎水洗之。又治痔虫蚀④鼻，烧杏仁，压油敷之。《梅师方》治食狗肉不消，心下坚胀，发热妄语，以杏仁一升，去皮尖，煮汁服，下肉自愈。孙真人云：欲好声，杏仁一升去皮尖，热酥一两，蜜少许，丸如梧子大，空心米饮下十五丸。《塞上方》治坠马扑损，瘀血烦胀，取东引杏枝三两，细剉，微熬好酒二升，煎十余沸，去渣分二服，空心。如人行三四里，再服。拣去双仁者去皮，米炒研。用如发散及消果子积，则连皮尖用。得火良，恶黄芪、黄芩、葛根，畏蘘草⑤。

花，治妇人无子。

根，治多食杏仁，迷乱将死，切碎煎汤，服之即解。

叶，治身面卒肿，煮汁渍，亦可服。

巴旦杏仁，时珍曰：止咳下气，消痞闷，力大缓也。

萝 菔

辛、甘。生升气，熟降气。宽中化痰，散瘀消食。治吐衄，咳嗽，吞酸。利二便，解酒。制面毒、豆腐积。昔一人病，红

---

① 暴：同曝，晒。

② 麻腐：为大麻麻籽的加工熟制品，因其质白如雪，状如豆腐脑，故名"麻腐"。

③ 酢：变酸，腐败。

④ 蚀：原作"饨"，据《本草纲目·果部·杏核仁》改。

⑤ 蘘（ráng 瓤）草：即姜科植物蘘荷的叶。

裳女子引入宫殿，小姑歌云：五灵楼阁晓玲珑，天府由来是此中。惆怅闷怀言不尽，一丸萝菔火吾宫。一道士云：此犯大麦毒也，女子心神，小姑脾神，遂以药并萝菔，治之果愈。又腐浆见萝菔，则难收。时珍曰：治失音不语。生捣服，治噤口痢及食物作酸。若服首乌、地黄者，忌之。生姜能制其毒。夏月食之宜，口含之能避火。王荆公曰：患偏头痛，数十年不愈者，捣汁，仰卧，左痛注右鼻，右痛注左鼻，或两鼻齐注，必愈。

萝菔子，辛、甘，入肺、脾，利气。生升，熟降。气升则吐风痰，散风寒，宽胸，发疮疹；气降则定痰喘嗽，调下痢后重，止内痛。又凡跌打重，伤药入即吐者，入萝菔子三钱调下，立能过膈。景岳曰：胃有气滞停食，致成鼓胀，非此不除。丹溪曰：治痰有推墙倒壁之功。《心镜》曰：治痰嗽，吐脓血。时珍曰：治小儿盘肠气痛。

叶，时珍曰：夏月多食数斤，秋不患痢。冬月以叶摊瓦，任霜雪，至春收之，煎服治痢。

香 橼

辛、苦、酸，温。士材曰：年久者佳。理上焦之气，止呕宜求；进中州之食，健脾需用。然损正气，脾虚者，须参、术同行。时珍曰：下气，除心头痰水气痛。去白用。佛手，略用同。

金橘，甘、辛，温。下气，快膈，止渴，解醒，辟臭。以营道金黄者佳。

温八品 (今删去一品，又附七品)

陈 皮

辛、苦，温。脾肺气分药，能随诸药发散、升降、补泻，宣通痰水，统治百病。多服久服，损人元气。入补药留白，消痰药去白。时珍曰：能消脾中冷积，解鱼腥蟹毒，利小便，去寸白虫。治食已辄胸满不下病，服之愈。凡霍乱吐泻，随危者，以五钱去白，同真藿香五钱，煎服救之。治卒然气噎失声，产后尿闭者，以一两，去白为末，空心温酒服二钱，一服即通。以一两同甘草一钱煎服，治吹乳、乳痈。《肘后方》治卒失音，咽不出，橘皮五两，水三升，煮一升，去滓温服。广中者为胜，闽产力薄，江西次，浙地劣。去蒂及浮膜晒干，陈久者良。治痰咳，童便浸；消痰，姜制；入下焦，盐炒。

橘红，散皮肤，除寒，散表，下气，消痰。

橘核，治疝痛、肾注、腰痛。

叶，散乳疮，治肺疮，导胸间逆气。

肉，生痰，壅气。

白 芥

辛，温。行经络，温中发汗散寒，利气消痰，消肿止痛，咳嗽反胃，痹木，脚气，筋骨诸病。丹溪曰：痰在胁下及皮里膜外，非此不达。韩懋三子养亲丹，芥子、苏子、菔子各微炒研，看病所主为君，治老人痰嗽，喘满，懒食。士材曰：酒服治反胃，醋涂消疮肿。凡久嗽肺虚及肺经有热、阴虚火亢者，勿服。时珍曰：治飞尸，烧烟能辟邪，服之反痓气发无常处。疗射工、水毒。《千金方》治妇人一年不行经。同酒服，治五种尸痓。水调涂两足心，防痘入目。北产者良。煎不可过熟，熟则力减。

茎叶，动风，动气，有疮痔、便血者俱忌。经外荤菜类又见。

生　姜

辛，温。宣肺解郁，行阳祛寒，发表调胃，开痰下食，咳逆，胸壅痰隔，寒痛，湿泻；消水及血痹，产后血上心及污不尽；通神，去恶，救暴卒；搽狐臭，冻耳；杀半夏、南星、菌蕈、竹鸡毒。早含之辟露雾山岚。捣汁和黄明胶贴风毒湿痹。如久食兼酒，多患目疾，发痔疮、痈人勿食。妊妇食之令儿歧指。东垣曰：夜不食，秋不食。士材曰：姜茶治痢，热痢留皮，冷痢去皮，大妙。阴虚有热勿用。切庵曰：姜陈能止呕，亦能发呕，以其性上升，如胃热者非所宜也。藿香亦然。丹溪曰：阴虚咳嗽者勿用。时珍曰：解药毒，杀腹内长虫。治产后出肉线，以老姜三斤，捣烂入麻油二斤，拌匀炒干，先以熟绢五尺拆作方块，令人轻轻盛起肉线，使之屈曲作三圈，纳入产户，乃以绢袋盛姜就近熏之，冷则更换。凡人毛窍血出不止，皮胀如鼓，须臾耳鼻口眼被气胀合，此名脉溢怪症。以生姜自然汁和水各半盏，服之即安。《梅师方》治腹胀不能服药，煨生姜棉裹纳下部，冷即易之。孙真人云：治小儿咳嗽，用生姜四两煎汤沐浴，避风。《孙真人食忌》：八、九月食姜，至春多患眼，损寿，减筋力。

皮，辛凉和脾，行水，治浮肿胀满。

叶，治食鲙成癥，捣汁饮之即消。

款　冬

辛，温。纯阳不助火，能除烦，消痰嗽，定惊，明目，肺痿吐血。时珍曰：同黄连等分为细末，唾津调成饼，先以蛇床煎汤漱口，乃以饼子传之，少顷确注，治口中疳疮，立愈也。如黄菊蕊者是真，得紫苑良，杏仁为使，恶皂荚、硝石、玄参，畏黄芪、连翘、麻黄、青葙、辛夷、贝母。虽畏贝母，得之反良。

百　部

甘、苦，微温，小毒。治肺寒咳嗽，烧烟熏虫虱、树木蛀虫。士材曰：治骨蒸，传尸，疳积，疥癣。时珍曰：治三十年嗽，去蛊，误吞铜钱，百虫入耳。诚斋曰：同烧酒擦皮肤，除虱极验。夏秋煎水洗浴，冬不生虱。取肥实者，竹刀去心皮，酒浸焙用。

榧　子

甘、涩。润肺杀虫，有虫积之上旬，空腹食数枚，久则虫白绝。寇宗奭曰：多食润肠。时珍曰：食之消谷，助筋骨，行营卫，明目轻身，令人能食。杀寸白虫，去三虫，鬼疰，蛊毒，好吃茶叶令发不落，卒吐血出。去壳，微炒用。

花，春采之，治水气，去赤虫，令人好色，不可久服。

白石英

甘、辛，温。肺、大肠气分药。利小便，实大肠。治咳逆，天癸早枯，消渴，阴痿，肺疮吐脓，疸黄。《日华子》云：五色石英各入五脏，治心腹邪气，女人心腹痛，惊悸，安魂，定魄，壮阳，下乳。以泽州白而明彻，六面如削，长五六寸者为上。其端色各异，故各以其色名之。只堪打碎煮服。畏附子，恶黄连、马目毒公①。

---

① 马目毒公：鬼臼的别名。

类经证治本草

二二

凉二十一品（又附十五品）

天 冬

甘、苦，寒。清肺气分，益水之上源，通肾润燥，治骨痿，止渴，消痰，泽肌，利二便，痰嗽，肺痿吐脓血，足下热痛，虚劳骨蒸，阴虚内热。然性冷利，胃虚无热及泻症不可用。士材曰：伏热在中，饮食不为肌肤必用之。设恶食脾虚者戒服。景岳曰：能治热淋。又曰：天冬滋阴助元，消肾痰；麦冬清心降火，止上咳。时珍曰：杀三虫，去伏尸，风癫，面黑令白。同麦冬、玄参，治口疮连年。《外台秘要》治疯癫引胁痛，发作则吐，耳如鸣，天冬去心皮，暴干捣筛，酒服方寸匕。取肥大明亮者，去心皮，酒蒸暴干。地黄、贝母为之使，恶鲤鱼。熬膏良。一云垣衣、地黄为之使，畏鲁青。

麦 冬

甘、微苦，寒。清心肺气分，益精除烦，行水，消痰嗽；生津止渴，呕吐，痿癖，客热，劳损，肺痿吐脓，脉绝，短气，血热妄行，经枯乳闭；明目，悦颜。胃虚人不可用。时珍曰：断谷治消渴吐血，含嗽治齿缝出血，同黄连治咽喉生疮。肥大者良，去心用，入滋补酒浸。地黄、车前为使，恶款冬、青葙、木耳，忌鲫鱼。

知 母

辛、苦，寒。清肺气分之火，并泻胃、膀胱、肾命相火，滋阴，润肾燥，入肺肾气分。黄柏入二经血分。消痰定喘，止咳，安胎，伤寒烦热，蓐劳骨蒸，虚烦，久疟，下痢，消浮肿。然苦寒伤胃滑肠，多服令人泻，劳症亦慎用。时珍曰：治热劳，传尸，热厥，头痛，相火有余，安胎，治子烦，辟射工溪毒。烧灰治射工，并疗嵌甲肿毒。得酒良，上行酒浸，下行盐制。忌铁。

黄 芩

苦，寒。遏上中二焦火热，湿气，肠癖，腹痛，少阳之邪寒热往来，黄疸，五淋，血闭，气逆，疮肿，失血；消痰水，解渴，安胎，补膀胱水。过服损胃，血虚寒中者禁用。士材曰：女人虚胎便不宜与。得芍药，治下痢。时珍曰：治骨蒸，丁疮排脓，乳疮发背，头痛，奔豚，肝热生翳者眶作痛，小儿火丹。妇人四十九岁行经或过多不止，用条芩心二两，米醋浸七日，炙干又浸，如此七次，醋糊为丸，梧子大。每服七十丸，空心温酒下，日二服，当愈。同麦冬等分煎，当茶饮，治产后血渴饮水不止。灸疮血出如尿不止，手冷欲绝，以酒炒黄芩二钱为末，酒下即止。黄明中虚名片芩。上行酒炒，泻肝胆火用猪胆汁炒。山萸、龙骨为使，畏丹皮、丹砂、藜芦。酒浸煎熟，暴干。

子芩中实者，治下部，泻大肠火。畏恶同。

竹 茹

甘，微寒。清肺燥，开胃郁，凉血。治吐衄肺疮，上焦烦热，膈噎，呃逆，惊痫，崩中，胎动。此用带黄色之节促者，刮去外皮，取第二层用。

苦竹茹，下热壅，止尿血。

箽竹茹，治劳热。

青竹茹，治胎损、月水不断。

山豆根

苦，寒。泻心肺大肠风热，消喉风，齿痛，喘咳，腹痛，下利，五痔，诸疮，解诸药毒，传秃疮，蛇、狗、蜘蛛伤，疗人马急黄。士材曰：性大苦寒，脾胃所苦食少而泻者，切勿沾唇。时珍曰：治霍乱吐利，解中蛊毒，赤白痢，水蛊腹大卒腹痛。同酒服，治妇人血气腹胀，下寸白虫。涂蛇伤。

地 骨

甘、淡，寒。泻肺中伏火，肾中虚热；凉血补正。疗邪热，吐衄，嗽，渴，肌热，虚汗，头痛，胸胁痛，利二便，疗在表无定之风邪、传尸，有汗之骨蒸。切庵曰：同青蒿治劳热作潮有效，并有风表未尽而作潮往来，用地骨立瘥，胜似柴、葛多矣！士材曰：此除热之品，中寒者勿服。时珍曰：去肾风骨热，去胞中火上膈吐血，止齿血，治骨槽风。肝肾虚热，小儿耳后生疮，此名肾疮，地骨一味煎洗，仍以香油调末搽之。又治下疳，妇人阴肿，十三种疔疮疽，恶疮，瘭疽①，出汗，足奚眼②。丹溪曰：同鲜小蓟根煎浓汁浸，下疳甚效。枸杞根也，甘草水浸一宿暴干。

石 韦

苦、甘，微寒。清肺上源，利膀胱水道，治淋，发背。时珍曰：治便前有血，气热咳嗽。去黄毛，微炒用。杏仁、滑石、射干为使，得菖蒲良。生古瓦名瓦韦，治略同。背有金星者名金星草，服之能下久年所服丹石药尽出，又疗五毒发背。

马 勃

辛，平。清肺解热，散血止嗽，治喉痹咽痛，鼻衄，大头

---

① 瘭疽：为局部皮肤炎肿化脓的疮毒，常生于手指头或脚趾头。也称蛇头疔、虾眼。

② 奚眼：即鸡眼。

时疫；外敷诸疮。时珍曰：治恶疮，马疥，久嗽。同牙硝等分，砂糖和丸，治声失不出。单服，治鱼骨硬。敷臁疮不敛，弹之粉出，取粉用。

贝　母

辛、苦，微寒。散心肺郁火，虚痰，虚劳发热，咳嗽上气，吐血咯血，肺痈肺痿，喉痹，目眩，淋沥，瘿瘤；开乳难产，散结除热，传恶疮，敛疮口。士材曰：凡脾经湿痰、寒痰、风痰、食积痰、肾虚水泛痰，均不宜用。患人面疮能饮食物他无所苦，治以贝母汁灌之，或烧灰油调敷，立愈也。时珍曰：为末酒服，治产难胞衣不出。吹鼻中，治吹乳。同白芷酒服，治便痈肿痛。凡蜘蛛咬伤，缚定咬处，勿使毒行，以贝母末酒服半两，甚则一两，至醉良久，酒化为水自疮口出，水尽仍塞疮口，甚妙。诚斋曰：毒蜂螫人，肿痛难忍者亦以此法救之，立愈也。川产开瓣者良，去心用。独颗无瓣者，名丹龙精，误服之，令人筋脉永不收，惟以黄精、小蓝自然汁服之，可解也。

土贝母，功用相同。景岳曰：力数倍于川产者，味大苦寒，杀虫，敷火疮专能清降。

厚朴、白微为使，畏秦艽，反乌头。

栝　楼

甘，寒。清上焦痰火咳嗽，涤胃中郁热垢腻，生津清咽，利二便，通乳，消肿，结胸，胸痹，酒黄，热痢。炒香酒服，止一切血。泻者忌用。时珍曰：治饮酒发热，妇人痰嗽夜热，吐血下血，脱肛，牙痛，咽肿，面黑令白，胞衣不下，乳汁不行，乳疮，便毒，风疥，游丹。杨梅疮如指顶遍身者，先服败毒散，后用此解皮肤热毒，不过十服愈；用栝楼皮为末，每服三钱，烧酒下，日三服。疗饮酒发热，小腹胀而小便不通者，用仁焙研二钱，频作服愈。大者一枚煅存性，出火毒，温酒调服，治久痢五色。小儿脱肛，唇白齿焦，久则两颊光眉，赤唇焦，啼哭，栝楼一个，入白矾五钱在内固济，煅存性为末，糊丸梧子大，米饮下二十丸。语声不出者，用栝楼皮、炒僵虫、炒甘草各二钱五分为末，每服三钱，姜汤下；或以棉裹五分含咽，日二服，名发声散。唐慎微曰：苦，寒。主消渴，续绝伤，除肠中痼热，八疸，身面黄，肤干口燥，短气，通月水，止小便，利出箭镞。《千金方》治卒患胸痹痛，取大实一枚切，薤白半升，半夏四两，白酒七升，煮取二升，分再服，必效。又疗时疾发黄，心狂烦闷不识人者，取大实一枚黄者，以新汲水九合浸，淘取汁浸，下蜜半大合，朴硝八分，合搅令消尽后，分二服瘥。《肘后方》治三二年耳聋，栝楼根三十根，细切之以水煮，用酿酒如常法，久久服之良。《广利方》治小儿忽发黄，面目皮肉皆黄，生栝楼根捣取汁二合，蜜一大匙，二味暖相和，分再服。《集验方》：下乳汁，栝楼子淘洗控干，炒令香熟，瓦上搨令白色为末，酒调下一钱匕，合面卧少时。杜壬云治胸痛彻背，心腹痞满，气不得通，大栝楼去穰，取子炒熟别研，和子皮面糊丸梧子大，米饮下十五丸。《母子秘录》治乳肿痛，栝楼黄熟老大者一枚熟捣，以白酒一斗，煮取四升，去滓温服一升，日三服。《杨氏产乳》治乳无汁，栝楼根烧灰，米饮服方寸匕。子偏多脂，去油用。枸杞为使，畏牛膝、干漆，恶干姜，反乌头。

五倍

酸，寒。一云咸、涩。敛肝降火，生津，化痰止嗽，止血敛汗，解酒，消渴，泻痢，癣疮，痔脓，脱血，子肠坠下，消目肿，敛疮口，染须。丹溪曰：治黄昏咳嗽，火浮于肺，不宜凉药，宜五倍、五味以敛之。郑赞寰曰：研细，以自己漱口水调敷脐上，治盗汗如神。士材曰：性燥急而专收敛，咳嗽由于风寒者忌之，泻痢非虚脱者忌之，嗽由肺实者忌之。若误服反致壅满，以其收敛太骤，火气无从发泄也。时珍曰：肠虚泄痢，为末服之，掺口疮便能饮食，消酒毒。以生熟各一个，甘草一握，湿纸煨过研末，每服半钱，沸水下，治小儿呕吐不愈，立瘥。末调填脐内，治小儿夜啼。研末饭丸黄豆大，每服二十丸，荷叶汤下，治暑月水泻立效。同醋炒服，治泻痢不止。敷牙血，牙痛，口疮，口疳。炒黄同百草霜等分，醋调涂，治鱼口疮，一夜即消。涂一切癣，疮，软疖，癞头疮，口不合，金疮。同白矾等分水调，治中河豚鱼毒。疗产后尿血、弩眼肉、天行口疮。或生或炒用。以五倍一斤，生糯米一两，浸过细茶一两，共研末入罐内封固，一七取开，名百药煎。定嗽，化痰，牙痛引头，酒痢，血淋，治肠肚疮，肠疮内痛，便血脱肛，清气消暑。

茅　根

甘，寒。清肺胃，定喘，疗吐衄血瘀，利水通淋，消黄疸疮肿，除伏热，解酒毒，寒热，血痹，崩中，伤寒，呃逆。时珍曰：治反胃，上气，便血不止，竹木刺入肉。山中辟谷，单服汁一升。治热淋，解中酒毒，甚益小儿。

初生苗，名茅根针，小儿生噉甚有益，能溃痈疖，一针溃一孔，二针溃二孔，酒煮服之。

茅花，止血。茅草也以白者良。

芙　蓉

根，辛，平，滑。清肺血，散热痛，消肿排脓，入外科。

花，时珍曰：治久嗽，赤眼。同莲花壳为末，米饮下，治经血不止。同皂角末，治杖疮肿痛。单敷火疮、炙疮。

叶，贴太阳，治赤眼肿痛，疗久嗽羸弱。

浮 石

咸，寒，入肺。清上源，止渴、嗽，通淋软坚，除上焦痰热，消瘿瘤结核。士材曰：多服损气血。时珍曰：解野兽毒，治发背，止咳，除目翳，消渴，五淋，疝气，耳脓，恶疮。以海中味咸者用。

蓬 砂

甘，咸，微寒。除上焦痰热，止嗽，生津，喉痹口疮。柔五金，去垢，通噎膈，积块，结核，努目，目翳，骨硬。士材曰：挟虚者勿服。时珍曰：治小儿阴肿。水调一钱，治鼻血不止。同硇砂、兔屎等分末之，蜜丸，每服七丸，五更下，治劳瘵有虫。制汞，哑铜。出西番，白如明矾者用，黄者不堪。

蛤 粉

咸，寒。治痰嗽面肿不寐，除烦渴，利小便。功与牡蛎略同，治痰稍逊之。时珍曰：治反胃痰饮，杀精鬼，通经助阳。海中味咸者用。

肉，咸，冷。止渴，解酒。

芋

辛，平，滑，有小毒。清肺宽胃，通肠，擦蜂螫。冬月可食，余月不可食。生者不可食，大小略同用。疗霍乱。

苗汁，时珍曰：治毒蜂螫，搽之立愈。

土芋，有小毒。时珍曰：解药毒，止热嗽。经外柔滑类又有。

梨

甘，寒。润心肺，消痰火，止渴，解酒，利二便。治伤寒发热，热嗽痰喘，中风失音，贴汤火伤。滋五脏之阴，消渴不愈者多食自愈。若脾虚孕妇、乳妇及血虚人皆忌之。

叶，治霍乱吐利不止，小儿疝气，解中菌毒。与萝菔同收则不烂。

棠梨，枝叶，时珍曰：治霍乱吐泻不止，转筋腹痛，取一握同木瓜二两，煎汁细呷之。

人中白

咸，平。治肺火瘀血，鼻衄，劳热，消渴，痘疮倒陷，牙疳，口疮。

取蒙馆童子便桶及山中老僧溺器刮下，露瓦上三年，煅研用之。

霜

甘，寒。疗肺热，解酒。

平九品（今删去二品 又附三品）

甘州白菊花

甘、苦，平。益肺肾肝，疗头风眩运，湿痹，目赤。士材曰：去胸热，目泪。时珍曰：治斑疹①入目，鹤膝风，疔肿垂死，女子阴肿，眼花。煎汁服方寸匕，治酒醉不醒。以甘州味甘单瓣小朵者入药。黄者入阴分，白者入阳分，紫者入血分。作枕卧，永无头风、眼目之患。术、枸杞、地骨为使。一种苦

---

① 疹：《本草纲目·草部·白菊》作"痘"。

者，乃野菊也，不用，专疗疔疮垂死。

荠苨

甘，寒。解毒，利肺，和中止嗽，治①消渴强中，痈疔，解百药、蛇蛊、沙虱、短狐②、钩吻、五石毒。在诸药中，毒皆自解。

兰 叶

辛，平。行肺气郁，止消渴。士材曰：辟蛊毒不祥，胸中痰癖，利水开胃。时珍曰：调月经，解中食牛马毒。此幽兰。

花，治同。

茯 苓

甘，平。泻肺湿热，下通膀胱，益脾阳，行水，利窍，调营卫，安魂魄；定忧惊心悸结痛，寒热烦满，口干，呕哕，水肿淋泻，遗浊；止小便多，安胎。士材曰：伐肾水泛之痰。若心肺虚、胞络热、厥阴病，皆虚热也，乃上热下寒，法当升阳；膀胱不约，下焦虚寒及阴虚小便不禁、精滑等症勿用。时珍曰：止消渴，利腰脐间血，退虚热，开腠理，肾积奔豚。以二两同沉香五钱，蜜丸小豆大，每服三十丸，治心神不定，火不下降，水不上升，健忘不乐，时复振跳。研末，艾汤下一钱，日一服，治胸前独自汗出。手指节断环惟有筋连，虫出如灯心，长数寸，遍身绿毛，名曰血余怪病，以茯苓、胡黄连煎服，饮之愈。痔漏神方，赤白茯苓去皮、没药各二两，故纸四两，石臼内捣成一块，春秋酒浸三日，夏二日，冬五日。取出，米甑蒸熟，晒

---

① 治：原脱，据《本草备要·草部·荠苨》补。
② 短狐：即蜮，又名射工。

手太阴肺脏药类

三一

干为末，酒糊丸梧子大，每服二十丸，渐加至五十丸。《圣惠方》：为末，蜜调涂面酐疱、产妇黑疱，满七日愈。孙真人《枕中记》：取白茯苓五斤，去黑皮捣筛，以熟绢囊盛于二斗米上蒸之，米熟即止，暴干，又蒸，如此三遍，乃取牛乳二斗和合，着铜器中微火煮如膏收之。每食以竹刀割，随性饱食。辟谷不饥。欲饮食，先煮葵根饮之。若调匀久服，百日百病除，二百日昼夜不眠，二年后役使鬼神，四年后玉女来侍。樵斫讫松根之气所生，离根尺余是为茯苓，抱根生着为茯神，是为名取义耳。以大块如物形者良。去皮坚重，白色乳拌蒸。恶白蔹，畏地榆、秦芁、鳖甲、雄黄，忌醋，马兰为使。

皮，专能治皮肤之水。

苡　仁

甘，寒。清燥金咳嗽、痈痿，泻痢，水胀，风湿、脚挛，疝淋，风热；力缓须多用。士材曰：大便燥因寒、转筋忌之。讱庵曰：杀蛔，堕胎。时珍曰：破肿毒，干湿脚气，孕中有疮。炒熟微打碎。

根，无毒。主蛔虫，堕胎，卒心痛，胸胁痛，疸如金，蛔咬攻，心刺痛，经水不通，牙风。

白　蔹

苦、辛，寒。杀火毒，散结气，面上疱疮，金疮，搽冻耳，敛疮口。郑奠一①曰：治温疟血痢，肠风痔疮，妇人赤白带。时珍曰：治小儿惊痫，女人阴中痛，疔疮初起，粉刺，出肉刺。丹溪曰：解狼毒毒②。赤色者名赤蔹，用略同。

---

① 郑奠一：清代名医，安徽歙县人。著有《瘟疫明辨》四卷。
② 解狼毒毒：《本草纲目·草部·白蔹》作"时珍"。

芜 荑

苦、辛，温。杀虫，散满，燥湿化食，入肺胃。祛五脏、皮肤、肢节风湿，心腹积冷，瘕、痔、瘘、癣，小儿惊痫①冷利。士材曰：除疳积，杀诸虫，幼科要药。然久服、多服亦能伤胃。胃中有虫，食即痛，为末，和面②炒黄，米饮下。时珍曰：嗜酒人，血入于酒为酒鳖；多气人，血入于气为气鳖；虚劳人，败血杂痰为血鳖。皆如虫行，上侵人咽，下蚀人肛，或附胁，或隐胸腹。惟用炒芜荑兼佐理气益血之药可杀之。东垣曰③：逐寸白虫，除肌肤节中风淫淫如虫行。孙真人云：主积冷气，心腹瘕痛④，大肠寒滑，膀胱气急⑤。《千金方》治脾胃有虫，食即痛，面黄无色或疼痛无时，必效。以石州芜荑仁二两，和面炒令黄色为末，极饥时米饮调下一⑥钱匕，立瘥。类榆荚。陈而气膻良。

散十九品（今删去一品，又附二十品）

麻 黄

辛、苦，温。发营中寒邪，通九窍。治⑦温疟，毒风，水肿，顽痹。司冬令寒邪，夏月禁用。士材曰：服后谨避风寒，

---

① 痫：《本草备要·木部·芜荑》作"疳"。

② 面：原作"曲"，据《本草备要·木部·芜荑》改。

③ 东垣曰：《本草纲目·木部·芜荑》作"《别录》《蜀本》"。

④ 主积冷气心腹瘕痛：此8字《本草纲目·木部·芜荑》引自"《蜀本》"。

⑤ 膀胱气急：此4字《本草纲目·木部·芜荑》引自"《外台》"。急，作"息"。

⑥ 一：《本草纲目·木部·芜荑》作"二"。

⑦ 治：原脱，据《本草备要·草部·麻黄》补。

不而复发难疗也。若是寒邪在里，或伤风亦恶寒发热，但不头痛，身痛而拘急及六脉不浮紧者，皆不可用。虽有当汗，中病即已。否则伤心液，或亡阳，或血溢，而成大患，可不谨乎？时珍曰：能治痘疮倒靥；退目翳，月水不断，脱肛。含之，止好唾。去根节用茎，煮汁十余沸，掠去浮沫。或用醋汤略泡，或蜜炙。厚朴、白微为使，恶辛夷、石膏。一种实心者，名云花子。

根节，时珍曰：行周身肌表，引诸药至卫而固腠理。同粟米、蛤粉为末，袋盛扑之，皆能止诸自汗、盗汗、阴囊湿痒。

浮 萍

辛，平。达皮肤，发汗。止瘙痒，消渴，下水，利小便，治①一切风湿瘫痪。蜜炙，治三十六种风。浓煮，洗恶癞遍身。烧烟避蚊。士材曰：气化州都而利水，酒煮服则力比麻黄。时珍曰：治消渴，夹惊伤寒，小便不利，吐血不止，水蛊，大风疠，入外科。凡中水毒，手足指冷至膝肘，以浮萍为末，饮服方寸匕。同四物汤加黄芩，治身上虚痒。紫背者良，蜜炒用。大者有田字文，煮汁服，治蛇伤毒入腹中。止消渴，利小便，涂热疮。

紫 苏

辛，温。和血下气，开胃益脾，发汗解肌，宽中消痰，祛风定喘，止痛安胎，利二便，解鱼蟹毒。士材曰：多服泄真气，气虚、表虚皆忌之。宜橘皮，忌鲤鱼。

子，下气定喘，消痰，利膈宽肠，温中开郁。表弱、气虚、

---

① 治：原脱，据《本草备要·草部·浮萍》补。

肠滑者，并忌之。

梗，力薄，挟虚者宜之。

辛　夷

辛，温。解肌，通窍，利关节，治①鼻渊，息肉，头痛面
黚，风热之病。东垣曰：中气不足，头为之苦倾，九窍为之不
利，辛夷能助胃中清阳上行通于脑，故能治头目面鼻之病。士
材曰：性走窜，气虚火盛者忌服。虚人偶感风寒而鼻塞者，不
可即服。若头痛血虚火炽者，服之转甚。唐慎微曰：去寸白虫。
时珍曰：治涕出，面肿引齿肿痛，眩冒身兀兀如舟车之上。研
末，入麝少许，葱汁调，涂体痒，鼻疮，痘后鼻疮。去心及皮
毛微炒，毛射肺令人咳。川芎为使，恶石脂，畏黄芪、菖蒲、
石膏、蒲黄、黄连、黄环②。

防　风

辛、甘，温。泄肺，搜肝风，散头目滞气，经络留湿，太
阳经风邪及目眩，周身痛，行脾胃风湿，散目赤疮疡，上部见
血，下部血崩。若血虚痉急，头痛无风，泄泻无湿，火升发嗽，
阴虚盗汗，阳虚自汗，皆禁之。同黄芪、芍药实表止汗，合黄
芪、白术是玉屏风散，固表圣药，黄芪得防风，其功愈大。东
垣曰：卒伍卑贱之职，随所引而至③。乃风药中润剂。若补脾
胃，非此引用不能行。景岳曰：随补气诸药亦能收汗，升举阳
气，亦止肠风下血。士材曰：治大风恶风，周痹，头面游风，

---

① 治：原脱，据《本草备要·木部·辛夷》补。
② 黄环：中药名。《本草纲目·草部·黄环》"时珍曰：此物叶黄而
圆，故名黄环，如萝藦呼白环之义。"
③ 至：《本草备要·草部·防风》作"止"。

眼赤多泪等症。但泻肺，肺虚而汗多不可服。时珍曰：治目盲无所见，上部见血。研末以冷水灌之，治中药毒已死，心间微温者。杀附子毒。黄白润者良。上部用身，下部用稍，芦头吐风涎。畏草薢，恶干姜、白薇、芫花。

花，治行履不得。

子，时珍曰：力更大于防风，治偏正头风，破伤风，解乌头、芫花、野菌、诸药毒。

薄荷

辛，凉。抑肺，搜肝，发①散风热，清利头目。治②头痛头风，中风失音，痰嗽口气，语涩，眼耳咽齿诸病，瘰疬疮疥，皮肤隐疹，骨蒸，惊热，破血止痢。然辛散，虚人、夏月不宜多服。景岳曰：能引诸药入营卫。士材曰：通关节，定霍乱，消食下气，猫咬蛇伤。多服，损肺伤心。时珍曰：辟邪，烂弦风，瘰疬。以自然汁滴耳中，治水入耳。炙疮火毒入内，两股生疮，湿水淋沥，煎汁涂之立愈。苏产气香者良。

香薷

辛，温。散肺解暑，利小便而治呕逆水肿，含敷治脚气、口气，单服治霍乱转筋。士材曰：泻湿，若中热挟虚者俱不可用。刃庵曰：暑必兼湿，若无湿即为干热，非暑也。时珍曰：以二两，水一盏，煎汁三分，入猪脂五钱，和匀，日日涂头，治小儿发迟，舌上出血，鼻衄。同胡粉，治小儿白秃惨痛。陈者良，宜冷饮，热服宜乎令人作泻。

---

① 发：《本草备要·草部·薄荷》作"消"。
② 治：原脱，据《本草备要·草部·薄荷》补。

牛 蒡

辛，平，滑。散咽膈热痰，消斑疹，利二便，行十二经。散诸疮肿，利腰膝滞气。血热便闭者宜之，痘症虚寒者勿用。时珍曰：治喉痹，吹乳，便毒，蛇螫，水蛊。同旋覆治痰厥头痛连睛，同石膏服亦治头痛连睛。出痈疽头，酒拌蒸，待起霜，拭去用。唐慎微曰[1]：治风热咽闭，头面遍身浮肿，以牛蒡一合，半生半熟，杵为末，热酒调下一钱匕，立瘥。

根，苦，寒。竹刀刮去皮，绞汁，蜜和服，治中风，汗出便愈。捣和猪脂，治疮肿，贴反花疮。时珍曰：治头面忽肿，项下瘰疬，小便不通，石痈出脓，积年恶疮，月水不通、胀痛胁肋欲死。作浴汤，治皮间习习如虫行。

苍 耳

苦、甘，温。入脉，发汗，散风湿，通行头脑、皮肤、足膝，治[2]肌挛皮痛[3]，瘰疬疮疥。采根叶熬，名万应膏。作汤，浴遍身瘙痒。单用叶捣汁，治产后痢。时珍曰：治久疟，眼昏。以一枚烧灰，投酒中饮之，治嗜酒不已。唐慎微曰：有小毒。主溪毒，大风，癫痫，湿痹，毒在骨髓，日三服，丸服二三十丸，散服一二钱匕，满百日病当出痂疥，或痒汁出，或斑驳甲错，皆验也。疗丁肿。《圣惠方》治妇人风瘙疹隐，身痒不止，豆淋酒调服二钱匕。又方，治产后诸痢，以叶汁温服半盏，日三服。雷公云：凡修事，去心，取黄精，用竹刀细切，拌之同

---

① 唐慎微曰：《本草纲目·草部·恶实》作“《经验方》”。
② 治：原脱，据《本草备要·草部·苍耳》补。
③ 肌挛皮痛：《本草备要·草部·苍耳》作“肢挛痹痛”。

蒸半日，去黄精用。《千金方》以五月五日采，阴干，服之辟恶。若欲省病著病者使服之，令人无所畏。若时气不和，举家服之。若病胃胀满，心间发热，即服之。并杀三虫、肠痔，能进食，一周年服之佳。其次则于七月七、九月九日采之。患疔者，取根茎叶烧灰，醋拌如泥封之，干即易，不过十数次即拔出根。患五痔者，以五月五日采茎叶为末，水服方寸匕，立效。不可同猪肉食，害人。《斗门方》：妇人血风攻脑，头旋闷绝，忽死，忽倒地不知人事者，取其嫩心，不限多少，阴干为末，以常酒服一大钱，不拘时候，大效。《胜金方》治蛇毒并射工、沙虱等伤，眼黑口噤，手足强直，毒攻腹内成块，逡巡不救，苍耳嫩叶捣汁，温酒和灌之，将渣厚罨伤处。《杨氏产乳》治误吞钱，苍耳一把，以水一升浸水中，饮水自愈。时珍曰：叶能治疫毒□□□不染，又疗花蜘蛛毒。

梗中虫，诚斋曰：状如小蚕，七、八月取之，但看梗中有大柱眼者，以刀截去两头线，缚收之，经年不坏。能消恶丁、发背，以二三条盖膏药中，立即消散拔根，屡验。或取安茶盏内，外以滚水烫之死，微晒干收用亦可。诚斋曰：俗为狐狸骚也。

茵芋

辛、苦，温，有小毒。治风湿拘挛痹痛。时珍曰：治风痫，风痹，产后风，虫牙痛，喉痹。《肘后方》治寒热如疟，发作有时，男妇软脚毒风。甄权曰：不入汤。叶如石榴而短厚，茎炙用。

皂角

辛，寒，气燥。散肺、大肠经风湿，搜肝风，通关窍，吐风涎，治①中风，胸痹喉痹，除垢，杀虫下胎，治②喘肿，风癫，癥结。涂散肿毒，煎贴痹痛。同苍术焚，去瘟湿。士材曰：类中风或阴虚者，皆勿用。时珍曰：疗胀，妇人胞不落。烧烟，熏久痢脱肛。吹鼻，治霍乱转筋。烧黑为末，调涂小儿头疮、肥疮、白秃，即愈。性能削铁。治中暑不醒，鬼压，自缢。搐人中，吹鼻中取嚏，可治无嚏，肺气绝不可救也。又治痰结胸，关格，吹乳，射工，水毒，九里蜂毒。《外台秘要》：溺死者，以皂角末纸裹纳下部，须臾出水活。《肘后方》治卒肿满身面洪，皂角剥炙令黄，剉三升，酒一升，煮令沸，服一升，日三服。孙真人治关格小便不通，烧皂角细研粥，饮下三钱，立通。又方，伤寒无问阴阳，以肥皂荚一挺，烧令赤为末，水五合和，顿服。阴阳伤寒，酒和服。又方，人好魇，以末吹鼻中。又方，误食物落鼻中及入眼中不出，吹末取嚏。《斗门方》治卒头痛，以皂角末吹鼻，得嚏已。《简要济众》治中风口噤不开，涎潮，先用白梅揩齿，令口开，以皂角一挺去皮，涂猪脂炙黄为末，每服一钱匕，非时温酒下，如气盛、脉盛服二钱匕，如揩齿不开，折齿灌之。

刺，用同。入外科，达溃痈所，疗肿已溃勿用。时珍曰：治妒乳③，疬风恶疮。醋调，涂癣。乳痈结毒，腹内生疮，肠疮，酒煮服之。《感应神仙传》：有骑军一旦得疾，双目不明，咫尺不辨，眉发自落，鼻梁崩倒，肌肤有疮如癣，皆为恶疾，

---

① 治：原脱，据《本草备要·木部·皂角》补。
② 治：原脱，据《本草备要·木部·皂角》补。
③ 妒乳：妒，原作"姤"。姤者，乳积而成。《释名疏证补》卷八"释疾病"："乳痈曰姤，姤，褚也。气积褚不通，至肿溃也。"

势不可救。因为洋州骆谷子①，归寨使②遇一道，不言名姓，授其方曰：皂角刺一二斤为灰，蒸久晒研为末，浓煎大黄汤调一钱匕，一旬须发再生，肌肤悦润，愈眼目，倍常明。得此方后却入山不知所之。

子，去皮，水浸软，煮糖渍食之，通大肠虚秘，瘰疬，恶疮。时珍曰：治里急后重，疮疔，煅存性用。《千金方》治难产，吞皂角子二枚，立生。

柽 柳

苦，平。散湿热，去风。治嗽喘闷乱，发痘疹不出。沙糖调服，治疹后痢，解酒毒，治久痢。凡痘陷不行浆，或冒风寒，煎汤浴之，冷则加热汤。如浆未足，再浴之。虚者只洗头面手足，屡治不起者死。若内助气血药，其效更速。如初出及痒塌者，皆不可浴之。时珍曰：治酒多致病。又治腹中痞块，煎露一宿，五更空心饮数次，痞自消。凡一切诸风，不问远近，用叶半斤，荆芥半斤，水五升，煮二升，澄清入白蜜五合，竹沥五合③，新瓶盛之，油纸封，入重汤煮一伏时，每服一小盏，日三服。《日华子》云：叶，治天行热病，丁疮传尸，骨蒸，汤火入腹热闷，服金石大发热闷，下水气。葛洪云：治翻花疮，痈疽，妒乳，以枝叶作膏涂之，亦可服。《外台秘要》治黄疸，水煎浓汁服。此俗名观音柳也。采叶用，无叶时用嫩枝。

---

① 骆谷子：原脱，据《肘后备急方》卷五《治卒得癞皮毛变黑方第四十》补。

② 使：原脱，据《肘后备急方》卷五《治卒得癞皮毛变黑方第四十》补。

③ 竹沥五合：原脱，据《本草纲目·木部·柽柳》补。

柳絮，贴灸疮飞蝶。

松　脂

苦、辛、甘。除风湿，化毒杀虫，生肌止痛。治龋齿，有空塞之，虫从脂出。养生炼服。士材曰：祛肺风，清胃热，除邪下气，强筋骨，排脓，恶痹。研末，疗崩中。时珍曰：除胃中伏热，带下，肝虚目泪，杀百邪久风，反胃，胃热咽痛，杀虫，利耳目，秃疮，猪咬疮，刺入肉。血虚人勿多服。《外台秘要》治恶风疾，松脂炼，投冷水中二十遍，蜜丸，服二两，饥即服之，鼻柱断离者二百日瘥，断盐及房室。又疗历节诸风，百节疼痛不可忍，松脂三十斤，炼五十遍，以炼酥三升，温和松脂三升，熟搅令极稠，空腹酒服方寸匕，日三服，数食面粥为佳。戒血腥、生冷、酢物、果子，一百日愈。《鬼遗方》治疥癣，松香研细，少入轻粉，先用油涂了敷末，一日便干，顽者二三度。抱朴子治赵瞿病癞，历年不瘥，教以炼松脂服，百日愈。

节，时珍曰：治骨间风湿。孙尚药治脚转筋疼痛挛急，松节一两，细锉如米粒，乳香一钱，上件药用银石器内慢火炒令焦，只留一二分性出火毒，研细，每服一钱至三钱，热木瓜酒调下，应是筋病悉治之。

叶，时珍曰：治风湿脚气。《千金方》治脚气，十二风痹不能行，服之更能行远，不过两剂。松叶六十斤咬咀，以水四石，煮取四斗，以酿五斗米，如常法造酒，退火七日，饮之取醉，得此酒力者甚众。又方治历节风，松叶捣取一升，酒三升，浸七日，服一合，日三。又方治三年中风不辍者，松叶一斤细切之，用酒一斗，煮取三升，顿服取醉，汗出立瘥。《伤寒类要》[1] 治天行避瘟方，切松叶如米，酒服方寸匕，日三服，辟五年瘟。又洗阴囊湿痒。

花粉，甘，温。治头旋脑肿，产后壮热，扑痘疮溃烂。唐慎微曰：松粉之用胜于枝、皮、脂、叶。

实，《圣惠方》：松实捣为膏，酒调下三钱，日三，则不饥渴饮水，勿食他物。百日身轻，日行五百里。于七月取之。

皮，时珍曰：治三十年痢不止。

潴火烧液也，时珍曰：疗疮疥、马牛疮。

豆豉

苦，寒。泄肺热，发汗解肌，下气。治伤寒头痛，烦闷懊恼不眠，斑、呕血、痢、温疟。时珍曰：同葱发汗，同盐宣吐，同酒治风，同薤治痢，同蒜止血，炒熟止汗。治瘟疫斑蛊，解蜀椒毒，中牛马毒，中酒成病。《汇言》曰：同荞麦面治乌沙胀。士材曰：此伤寒阳明发汗解肌之药，若直中三阴与传入阴经者勿用。热结烦闷，宜下不宜汗，亦忌之。《梅师方》辟瘟疫法，熬豉和白术浸酒，常服。

葱

辛，温，白冷，青热，入肺、大肠。发汗解肌，通阳，利二便。同粥煮服，治吐、衄、便、痢之血症，乳痈风痹，通乳安胎。解毒，杀药毒，鱼肉毒，蚯蚓毒，猘犬毒。煅研，封折伤，去痛，无瘢痕。《百一方》：患外痔，先以木鳖煎汤熏洗，以青葱涎对蜜调，敷效。《独行方》：水病足肿，煮汤渍之，日

---

① 伤寒类要：北宋高若讷著。在《证类本草》和《永乐大典》中有若干引述。《本草纲目·引据古今医家书目》作《平尧卿伤寒类要》。

三五度佳。士材曰：治奔豚，然辛散之物，多食令人神昏发落，虚气上冲。时珍曰：解金银、钩吻、藜芦、桂等药毒。葱管吹盐入玉茎中，治小便不通及转脬，小儿尿闭肿毒不尿，极效。六月胎动，葱白煎，去渣顿服①。纳下部及鼻中，治小儿卒死。小儿胎热不尿，用大葱白切四片，乳汁半盏同煎片时，分作四服，即通。不饮乳者，服之即饮乳。若脐四旁有青黑色及撮口者，不可救也。同乳香捣涂，治阴囊肿痛。凡人遍身忽然肉出如锥，既痒且痛，不能饮食，名血壅怪病，不速治必患脓血而死。以赤皮葱烧灰淋洗，饮豉汤数盏当愈。葱心插耳鼻中，治自缢垂死，有血出即甦。治射工，水毒，水病。凡蜘蛛咬疮，偏身生起，以青葱叶去尖，入蚯蚓一条，待化成水，取点咬处即愈。葱涎治溺血，涂火焰丹从头起者。《外台秘要》治肠痔大便常血，取葱白三五斤，煮作汤，盆中坐，立瘥。同蜜食杀人，同枣食令人病。

花，治心脾痛如锥刀刺，腹胀痛②，用一升，同吴茱萸一升，水八合，煎七合，去滓，分三服，立效。

蝉　退

咸，寒。发肺肝风热痘疹，退目翳，皮肤疮疹，催生下胞。同薄荷酒调，治中风失音，小儿夜啼。士材曰：治声不亮，若痘疹虚寒勿服。时珍曰：研一钱，井华水服，治哑病。痘疹作痒，小儿夜啼不止，状如鬼祟，用下半截为末，一字，薄荷汤下，加入酒少许，立止。或不信，复将上半截汤调下，即又啼也。凡啼而不哭，烦也；哭而不啼，燥也。以二七枚，去翅足

---

① 葱白煎去渣顿服：原脱，据《本草纲目·菜部·葱》补。
② 刺腹胀痛：原作"腹胀刺痛"，据《本草纲目·菜部·葱》乙正。

为末，入朱砂一字，蜜调与吮之。同薄荷叶等分为末，酒服一钱，日三，治皮肤风痒。小儿阴肿，多因①坐湿地，风湿及虫蚁所吹，用五钱煎水洗，仍服五苓，即肿消痛止。治生子不下，久痢壮热，惊痫哑病，头眩，破伤风，天吊丁毒，小儿百日发惊，夜啼，癫病痫绝不能言，惊哭不止，杀疳及腹中幽幽作声。取大而黑者，洗去泥土、翅、足，浆水煮，晒干用。若攻毒，则全用。今人用蝉壳②惟能治皮肤之疾，若脏腑经络不用蝉身将何所益也。古方并不用蝉壳，以蚱蝉更佳，不鸣者不用。

滑 石

辛，滑。燥湿利窍，泻热，开表腠理，走膀胱行水，为疗暑热要药。呕，渴，疸，肿，淋，泻痢，脚气，吐血，衄血，通乳，滑胎。士材曰：利窍不独小便，且能通毛窍。甘淡入脾，必须甘草以和之，不宜独用。时珍曰：热去则三焦宁而③表里和，湿去则阑门通而阴阳利矣。河间曰：自制益元散，原为通治上下表里湿热之病，后人不可以为专利小水则误。切庵曰：治渴非能止渴，资其利窍，渗去湿热则脾胃和，而渴自止耳。王好古曰：至燥之品。若无湿及小便利而渴，内有燥热，宜滋润。或误服之，则更止其精液而渴愈甚。丹溪曰：多服使人精滑不禁，并有脾虚下陷者，切不可用。唐慎微曰：主女子乳难癃闭，又治金疮肿毒，膈间烦热，暴得吐逆，暑热泄泻。同白矾各一两为末，作一服，治热毒怪病，目赤鼻胀，大喘，毛发如铁，此热毒结于下焦。《圣惠方》治妇人过忍小便致胞转，滑

---

① 因：原作"用"，据《本草纲目·虫部·蝉蜕》改。
② 蝉壳：蝉退的别名。
③ 而：原脱，据《本草纲目·石部·滑石》补。

石末，葱汤调下二钱匕①。《外台秘要》治石淋发烦闷，滑石末调服之。以道州白青如水，画石上有白腻文者真，余者有毒不入药。宜甘草、石韦为使，恶曾青，制雄雌②黄。

杨　柳

絮，苦、寒，无毒。治风水黄疸，面热黑，痂疥疮、恶疮、金疮、吐血咯血。金疮血出，敷之即止。面上脓疮，走马牙疳，大风疠疾③，湿痹，脚多汗湿，四肢挛急，膝痛。

叶，疗恶疮、马疥，煎洗立愈。疗心腹内血，止痛，洗漆疮，天行热病，下水气，续筋骨，长肉止痛，服金石人发大热闷，汤火疮毒入腹及丁疮。治白浊，洗小儿丹毒及卒得恶疮不可名识、面目俱有，摩眉毛脱落，敷痘烂生蛆。

根白皮及枝，治痰热淋疾，洗风肿瘙痒，浴小儿百④五日寒热。煎服治黄疸白浊，酒煮熨诸痛肿，走注风⑤气痛，酒服治项下瘰气，杀精鬼，疗鬼疰。烧灰，涂天灶丹毒从背起。唐慎微曰：苦，无毒。主毒风脚气肿，四肢缓弱不随，毒气游易在皮肤中，并痰癖及折伤积于骨肉间，痛不可忍，并酒煮服之。又治皮肤肿痒。

虫，甘、辛、平，小毒。功同桑虫而性劣。治血痛，疗肤翳。木中虫也，甚多，内外洁白，至夏化为天牛。

---

① 匕：《本草纲目·石部·滑石》无。
② 雌：《本草纲目·石部·滑石》无。
③ 疾：《本草纲目·木部·柳华》作"疮"。
④ 百：《本草纲目·木部·柳根白皮及枝》作"一日"。
⑤ 风：《本草纲目·木部·柳根白皮及枝》无。

手少阴心脏药类

本经共计五十七品（又增附入三十三品）

补十四品（今删去一品，又附十四品）

茯　神

甘，平。养心神，益智，安魂，疗健忘不眠，多惊恚，风虚眩晕，余同茯苓。时珍曰：虚而小便不利者，加而用之。恶白蔹，畏地榆、秦艽、龟板、雄黄，忌醋。

黄松节^{神中木也}，治诸筋缩，偏风喎邪，心掣。以心木一两，乳香一钱，同研，名松节散，每服二钱，木瓜汤下当愈。

柏　实

辛、甘。养心润肾，滋补肝脾，益智宁神，聪耳目，止汗，除风湿，愈惊痫，泽皮肤。士材曰：大能已惊悸，凡泻者及多痰俱勿服。时珍曰：杀百邪鬼魅，小儿惊痫，疥癣，疗恍惚头风，肾与膀胱冷宿水，兴阳益寿。酒服治肠风下血，油研涂黄水湿疮。唐慎微曰：治历节腰中重痛，去头面风。炒研去油，如油透者，勿用。畏菊叶花、羊蹄草。

远　志

苦、辛。温通心肾，壮阳，聪耳目，利窍，散郁。治善忘，惊悸梦泄，奔豚，疮疽。士材曰：水火并补，治皮肤中热。景岳曰：用不宜多，神气上虚所宜，痰火上实勿用。时珍曰：杀天雄、附子、乌头毒，煎汁饮之解。安魂，令人不迷，妇人血噤失音，小儿客忤，喉痹，脑风，吹乳，便浊。孙真人曰①：多忘喜误者，于丁酉日密至市买远志，着巾角中，还为末服，勿令人知，当愈。去心，甘草浸一宿用。畏珍珠、藜芦，得茯苓、龙骨良。

当　归

辛、苦，微温。血中气药，治②冲任带脉诸病阴虚阳无所附。虚人外感，加入发散药中。补妇人诸不足及一切血症。滑大肠。其头身尾各从人之上中下而使之。东垣曰：症象白虎但脉洪大而虚，宜当归补血汤。时珍曰：治小便血，臂痛，逆经，经闭。同没药、红花浸酒服，治子死不出，产后血脉中风。酒服治头痛欲裂，并疗心下刺痛，温疟。凡舌缩，恍惚语乱，名白黄。若色枯者，死证也。同白术各二两，煎生地汁，蜜和服。《外台秘要》治头痛欲裂，当归二两，酒一升，煮取六合，饮至醉卧瘥。《肘后方》治小儿多患胎寒好啼，昼夜不止，因此成痫，当归末一小豆大，以乳汁灌之，日夜三四服瘥。《葛氏方》治小便出血，当归四两，细剉，酒三升，煮取一升，顿服。《梅师方》治胎动下血心腹痛，死生不知，以当归四两，川芎九两，酒三升，水四升，煎取三升，分三服。死胎便下，生胎便安。《支太医方》治妇人百病诸虚不足，当归四两，地黄二两，蜜丸梧子大，食前米饮下十五丸。诚斋曰：此方内加香附一两，或丸或煮酒服，更胜。川产坚枯，名鑱③头当归，只宜发散。以秦产头圆尾多肥润气香者，名马尾当归，善补为良。油透者勿

---

① 孙真人曰：《本草纲目·草部·远志》作"《肘后方》"。
② 治：原脱，据《本草备要·草部·当归》补。
③ 鑱：《本草纲目·草部·当归》作"蚕"。

用。治血酒制，有痰姜制。畏菖蒲、海藻、生姜，恶湿面。

乳 香

辛、苦，温。护心入肾，行十二经。去风伸筋，凡筋不伸者，敷药加用活血调①气，托毒外出。治心腹诸痛，口噤耳聋，痈疽，产难折伤。士材曰：治痢。痈疽已溃勿服，脓多者勿敷。时珍曰：去恶气伏尸，不眠。同没药、木香，治小儿内吊腹痛。以一钱，同灯花七枚，乳汁下，治小儿夜啼。同醋、茶、鹿血，治心气痛不可忍。嚼之，治风虫牙齿痛不可忍。凡大风疠疾不愈，以光明者一斤细研，入牛乳五升，甘草末四两，瓷合盛之，安桌子上，置庭中。安剑一口，夜于北极下祷祝。去盆子盖，露一夜。次日入甑中，蒸炊三斗米，熟即止。每服一茶匙，空心及晚食前温酒调服。当下恶物，至三日三夜乃愈也。以二钱，牡蛎粉一钱，为末，雪糕丸麻子大，姜汤下。每服三十丸，治漏疮脓血不愈。同猪心血，治斑疹不快。痈疽发寒颤者，以五钱，熟水研，临发时服。同胆矾，敷甲疽弩肉。同葱白等分，捣敷玉茎作肿。同羊脂，涂野火丹毒从两足起者。煎油，搽杖疮溃烂。同硫黄烧烟薰闻之，治阴症呃逆，止遗尿，哑铜。如乳头，透明者良。水飞过用。钵坐热水中研之，或用灯心同研，或箸上焙去油研。或用两新砖烧红压之，以去油净，则易研细也。又灵苑辰砂散治颠狂，辰砂一两，乳香、枣仁各五钱，恣饮取醉，听睡勿惊醒，愈。《本事方》加人参一两。

莲 子

甘、涩。交通心肾而悦脾，益十二经气血，安静上下君相

---

① 调：原脱，据《本草备要·木部·乳香》补。

二火，多服令人喜。厚肠胃，涩精。治脾泄久痢，遗浊，崩带，诸血病。大便燥者勿服。去心皮用。

石莲子，清心除烦，开胃进食。呃逆不止者，以六枚炒赤色研末，冷热水半盏调下立止，兼疗产后呃逆。又治噤口痢，淋浊。以坚黑如石，味甘有心者真。今市中味苦无心，并产广中树上者，俱不可用。

莲子心，苦，寒。清心去热，止霍乱。治血渴并产后渴，生研米饮下二钱，立愈。以七枚，同糯米二十一粒，末之，酒服，治劳心吐血。

藕，生，甘，寒。破瘀，止烦渴，霍乱，罨金疮伤折。中毒箭者，捣汁服之，多多益善。血胀欲死者，绞汁，调发灰二钱下。解酒毒、蟹毒，止吐血，衄血，血淋，血痢。熟，甘，微温。益心胃，止怒止泻，消食，益产后，久服令人欢。同蜜食，令人腹藏肥不生诸虫。捣涂坼裂冻疮。士材曰：藕忌铁。

节，专能去瘀，治便血，鼻渊。

房，士材曰：固精涩肠，治久痢。时珍曰：止诸血，治血胀腹痛，产后胎衣不下，解菌毒，止血崩、下血、溺血。诚斋曰：治乳房痈肿，烧灰，酒服之，立效。

花，治用略同。捣敷天泡疮。

叶，苦，平。专能破血落胞。烧饭升腾胃气，宜饭上蒸之。洗肾囊风肿，漆疮。郑奠一曰：研末酒服三钱，治遗①精极验。闻人规②曰：荷叶、姜蚕等分为末，胡荽汤下，治痘疮倒靥，立即起发，胜于人牙、龙脑。东垣曰：头面疙瘩肿痛，寒热如

---

① 遗：原作"还"，据《本草备要·果部·荷叶》改。

② 闻人规：宋代槜李（今浙江嘉兴）人。本业儒，久不得志，遂锐意于岐黄之术，尤精儿科。撰《小儿痘疹论》三卷。

伤寒，此三阳病，不可过用寒凉诛伐无过，清震汤治之，又治偏头风痛。诚斋曰：烧饭荷叶宜少用，治病止宜中病即止，勿过也。

小 麦

甘，微寒。养心除烦，利溲止血，妇人脏燥，令人眠，止渴，杀肠虫。时珍曰：以一升，同醋一升，渍之，晒干为末，以海藻洗，研末三两，和匀。每日酒服方寸匕，日三服，能消项下瘿气。以一升，酒一升，煮沸去渣，分三服，经水至时前日夜、次日早及天明服之，能断产。治伤米食积。畏汉椒、萝菔。

面，甘，温。厚肠壅气，助湿发热，多食作渴。

麸，凉。凡疮疡痘疮溃烂不能着席，用麸装褥妙。醋拌蒸，能止痛散血，熨腰脚折伤，风湿痹痛，寒湿脚气，五[1]易至汗出良。

面，于寒食日，用纸袋盛，悬风处，名寒食面，陈久者不热。《圣惠方》治乳痈不消，以半斤炒黄，醋煮如糊，涂乳上自消，无寒食者亦可用。《梅师方》治头皮上虚肿，如蒸饼，以口嚼面傅之瘥，食面亦可。孙真人治黄疸面目如金，小麦三升，和少水取汁，服五合。

苗，辛，寒。主酒疸目黄，消酒毒暴热。《千金方》治黄疸，取小麦苗杵绞取汁，饮六七[2]合，昼夜三四[3]饮之，三四日便愈。

---

① 五：《本草纲目·谷部·小麦》作“互”。
② 七：原作“升”，据《永乐大典残卷·小麦·本草》改。
③ 饮之三四：原脱，据《永乐大典残卷·小麦·本草》补。

奴麦上黑也，主烦热，解丹石、天行热毒。

无名异

甘，寒。补心血，治金疮折伤。醋涂疮肿，止痛生肌。受杖时预服三五钱，不甚痛伤。时珍曰：治拳毛倒睫，天泡疮，接骨。同葱汁，调涂赤瘤丹毒。以二钱，同麝香一字研，酒半盏，午后空腹服，治股阴瘑病。生川广。小黑石子，一包数百枚。

百草霜

辛，温。止血，涂鼻衄，消积。治诸血病，伤寒阳毒发斑，疸膈疟痢，咽喉、口舌、白秃诸疮。即灶突上烟煤，研细用。

人乳

甘，微咸。润补五脏血，治风火，老人便闭，目赤多泪。脏寒胃弱人不宜服。士材曰：与食同进，即成积泻发热。时珍曰：解独肝牛肉毒，去目弩肉，卒不得语，失音，经闭。同葱白，治初生不尿，同蘧蒢①蔲，治小儿吐乳。《千金方》治月闭，饮人乳三合。

合　欢

甘，平。安和心脾，欢乐无忧。轻身明目，得所欲。止疮痈痛，疗肺痈，中风挛缩。涂发落不生。

萱　花

甘，平。理心气郁，利水快膈，令人欢。妊妇配之，生男。景岳曰：去湿热，解酒疸，吐血，衄血。唐慎微曰：凉，治沙

---

① 蘧蒢（qúchú 渠除）：用苇或竹编成的粗席。

淋，下水，通便涩，身体烦热，酒疸如金，利胸膈。

根叶，治通身水肿，小便不通，大便后血，食丹药毒。此即今黄花菜。

蓬蒿①

甘、辛，凉。入心安神，和脾，消痰，利肠。肠滑勿用。

泻十四品（今删去一品，又附十四品）

菖蒲

辛、苦，温。开心孔，利窍，发声。开胃，去风湿，除痰积，惊痫，崩带胎漏，消肿痛，解毒杀虫。同黍米酸酒，治一切风。士材曰：除咳逆上气，缩小便，理脓窠疮。惟阴血不足者，禁用。时珍曰：治霍乱转筋，心积伏梁，中恶卒死，客忤癫痫，杀精鬼，解巴豆、大戟毒。入外科。同参苓白术散，治噤口毒痢，如神。唐慎微曰：治耳聋，四肢湿痹不得屈伸，小儿温疟，身热不解。大根者名昌阳，止去风湿，不堪服食。以戎池州者有剑脊无花实，一寸九节至十二节，折之中心微赤，嚼之中心少渣而极辛香者良。疗女子血海冷败多忘，杀藏②虫。《千金方》：中恶与鬼击卒死亦相类，已死者，生菖蒲汁灌之，立瘥。尸厥之病卒死，脉犹动，听其耳中如微语声，股间暖是也，亦如此方治之。又治下血不止。《肘后方》：日月未足而欲产，捣汁一二升饮之。《经验方》治痈疽发背，生菖蒲捣贴，干即易，瘥。《产书》治产后下血不止，菖蒲二两，以酒二升煮，分二服。《夏禹神仙经》：菖蒲干者三斤，薄切以绢囊盛之，玄

---

① 蓬蒿：即茼蒿。参见《本草纲目·菜部·茼蒿》。
② 藏：《本草纲目·草部·菖蒲》作"诸"。

水一斛酒也，悬菖蒲密封闭百日，视之如绿菜色，以二斗熟黍米内入，封十四日，开出饮酒，则一切三十六种风有不治者，悉效。《抱朴子》：以石上所生，开紫花者，服之成仙。《衍义》曰：凡患遍身热毒疮，痛而不痒，手足尤甚，然至颈而止，粘衣被，甚痛不堪，以菖蒲三斗捣末，布席上，使患人恣卧，以被覆之，五七日即瘥。秦皮、秦艽为使，恶地胆、麻黄。忌铁器、羊肉、饴糖，近铁即令人吐。

水菖蒲，甘，辛。专杀蚤虱为最。此池泽所生，无剑脊者是。亦去风湿。

赤苓

甘。泻心火，利脾湿，导痰，通小便，治泻肿。士材曰：小便不禁，精滑虚寒，忌服。畏恶同茯苓。

苓皮，治皮肤水胀。

细辛

辛，温。为心引经下入肾，通精利窍，疗诸风痹，咳嗽，头痛脊强，口疮喉痹，鼻渊齿病①，胆虚惊痫，风眼泪下，耳聋，倒睫便涩。散结温经，破痰下乳，行血发汗。士材曰：治湿痹，鼻塞，头面游风，百节拘挛。若血虚内热，因成头痛咳嗽者，痛戒之。单服末一钱，令人闷绝而死，无伤可热。景岳曰：治鼻不闻香臭。时珍曰：治风痫颠疾，去口臭，舌疮，寒哕，鼻瘜。以末，溶黄蜡丸，鼠屎大②，棉裹塞耳，戒怒气，治诸般耳聋。诚斋曰：理肾经之风邪，行心下之水气。以极细

---

① 病：《本草备要·草部·细辛》作"蛊"。
② 丸鼠屎大：原作"鼠屎丸"，据《本草纲目·草部·细辛》改。

而辛，拣去双叶者用①。恶黄芪、山萸，畏滑石，反藜芦。

琥 珀

甘，平。通心，定魂魄，疗癫邪，入肝，消瘀，破癥，降肺，通膀胱，利小便，治五淋，磨目翳。士材曰：杀鬼魅，不利于灵。人凡阴虚内热，火炎水涸者，勿服。血少而小便不利者，服之反致燥急。时珍曰：治从高坠下，产后血块。同童便，治金疮闷绝。带之辟恶。切菴曰：入镇坠药则安心神，入辛温药则破血生肌，入淡渗药则利窍行水。枫树脂也。用柏子仁末，入瓦锅内煮半日，捣末用。

赤 豆

甘、酸，冷。入心，利小便，行水散血。治泻痢患脚气，袋盛践踏之。同鲤鱼煮食，消水肿。蛋白调，敷胁疽、痄腮，立愈，并敷一切恶疮。止渴解酒，通乳下胎。然渗津液，久服令人枯瘦。士材曰：去虫。磨吞之，止呕。治有形之病，消癥。敷疮疽溃烂不堪。时珍曰：通②乳汁，解六畜肉毒。凡暴痢后，气满不能食，煮食一顿立愈。解小麦毒，酒病，避瘟。以五合，大蒜一颗，生姜五钱，商陆根一条，并碎破，同水煮烂。去药，空心食豆，旋旋啜汁令尽，治水肿立消也。治水肿从足起，入腹则杀人。以一斗煮极烂，取汁五升，温渍足膝愈。若已入腹，亦用此法，但③食小豆，勿杂食，亦愈。水蛊腹大，动摇有水声，皮肤黑者，用三升，白茅根一握，水煮食豆，以消为度。《荆楚岁时记》：正月朔望，以赤豆二七枚，麻子七枚，投井中，

---

① 用：原脱，据《本草备要·草部·细辛》补。
② 通：原作"消"，据《本草纲目·谷部·赤小豆》改。
③ 但：原作"内"，据《本草纲目·谷部·赤小豆》改。

辟瘟疫甚效。立秋日，面西以井华水吞七枚，一秋不犯痢疾。同大豆煮熟，作二囊，互坐之，治下部卒痛，如鸟啄之状。以末和蛋白，涂小儿丹毒如火，立消。孙真人云：同鱼酢食，成消渴；作酱同饭食，成口疮。驴食足轻，人食足重。治发背，大痈疽，水调涂，无不愈。性极黏，干则难揭。须用苎根末和涂更良。《肘后方》：辟瘟，以小豆，新布盛之，置井中三日，出则举家服之，男十枚，女二十枚。又方治肠痔大便常血，小豆一①升，苦酒五升，煮豆熟干后入酒中，以酒干为度。末之，酒服方寸匕，日三。又方，舌出血如簪孔，小豆四②升，杵碎，水三升和搅，取汁饮。又方产后心闷目闭，生小豆杵末，东流水服方寸匕。不瘥更服。以色紫而暗者良。

芽，《产书》治妊娠数月，经水时来，名漏胎；或因房室③，名伤胎。用此为末，温酒服方寸匕，日三服，得效乃止。

花，名腐婢。止消渴酒病，饮酒不醉。

半红半黑者，名相思子。苦，平，有小毒。时珍曰：仲景瓜蒂散用之是相思子，非此小豆也。

相思子细注经外乔木类下。

苎　根④

甘，大寒。破血，天行热疾，狂渴，堕胎，治诸血热症，痈疽，肿毒，赤游丹，金疮，骨哽。汁能化血为水。皮与产妇作枕，止血运；安腹上，止产后腹痛。时珍曰：治小便闭。同薄荷汁煎，涂小儿头项留囟门，涂四肢留手足，疗小儿惊风，

---

① 一：《本草纲目·谷部·赤小豆》作"二"。
② 四：《本草纲目·谷部·赤小豆》作"一"。
③ 室：原脱，据《本草纲目·谷部·赤小豆》补。
④ 苎根：即苎麻根。

必愈。

叶，时珍曰：五月五日采，阴干为末，治骤然水泻，欲死，每服二钱，冷水调下。只可吃冷物，勿吃热物，令人闷倒。又治蛇虺咬伤，以青麻叶连嫩头捣汁，和酒服三盏。看伤处有窍是雄蛇，无窍是雌蛇。将针挑破，以渣敷之，毒从窍出。将渣弃水中即不发。患疔疮者，不可见之。

蕉　根

甘，大寒。治天行狂渴，产后血胀。时珍曰：捣汁，敷发背欲死，赤游丹，虫牙，疮口不合。又捣汁，同薄荷汁煎匀，涂头项留囟门，涂四肢留手足，截小儿急惊，甚效。霜后者佳。

花叶，止烦渴，解酒毒。

油，擦头，止发落，令长黑。

山茶花

甘、辛，寒。治①吐衄肠风，涂汤火伤。用红者为末，入童便、姜汁、酒调服，可代郁金。俗名实珠茶也。

芸　薹

辛，温。散血消肿。治乳痈丹毒，产难，发疮及故疾。孙真人曰：捣贴丹毒，随手即消，立瘥。时珍曰：治产后血运。

子叶，治同。此即油菜也。

马齿苋

酸，寒。散血，祛风杀虫。治②淋症，血癖③恶疮，秃疮，

---

①　治：原脱，据《本草备要·木部·山茶花》补。
②　治：原脱，据《本草备要·菜部·马齿苋》补。
③　癖：原作"癣"，据《本草备要·菜部·马齿苋》改。

利肠滑产。捣汁，和蛋白调服，治赤白痢。小儿丹毒，捣汁饮，以滓敷之，立效。时珍曰：捣汁入盐，敷痘毒，立瘥。拔疔，疗溪毒，毛虫螫人。能肥肠，令人不思食，治肠痛三十六种风。捣汁，扎寸口，男左女右，治疟疾。捣汁，和蛋白服，治赤白带下，不过二服愈。杀腹中白虫，涂之去瘢痕，蜈蚣蛇蝎伤。唐慎微曰：主目盲白翳，利二便，破癥结，疮疽，丁肿，敷恶疮多年不愈。《圣惠方》治马咬毒入心，煎汤饮之。有大小二种，大叶者不用。忌与鳖同食。去茎用。

子，专明目。

茄　根

甘，寒。散血消肿，煮汁渍冻疮，恶疮。时珍曰：治传尸劳。以经霜者，连蒂烧存性，治肠风下血，久患下血。取双蒂茄子悬于房门，出入用眼视之。治卵癀偏坠，茄焉所患亦焉①，茄干亦干。或用双茄悬门上，每日抱儿视之二三次，钉针于上，十余日消矣。秋月冷，茄子裂开者阴干，烧存性，调涂妇人乳裂。诇菴曰：茄科②以马尿浸三日，晒炒为末，点牙即落。白色者佳。

蒂，烧灰，治下血不止。治久痢不止，涂阴挺。根同石榴皮。

子，甘，寒。散血，宽肠，动风发病。

安　息

辛、苦，平。行血下气，安神去祟，下鬼胎，蛊毒。士材曰：病非关恶气侵犯者，不可服。时珍曰：治心腹恶气③，卒

---

① 茄焉所患亦焉：原脱，据《本草纲目·菜部·茄子》补。
② 科：植物的根茎。《广雅·释诂三》："科，本也。"
③ 气：原脱，据《本草纲目·木部·安息香》补。

然心痛，鬼疰。邪气魍魉，鬼胎血邪，辟蛊毒，霍乱风痛，男子遗精冷气，暖肾气，妇人血噤，产后血运。妇人夜梦鬼交，魇魅中恶，卧忽不寤，劳瘵传尸。小儿肚痛，曲脚而啼者，用安息香①丸。用安息香酒蒸成膏，沉香、木香、丁香、藿香、八角茴香各三钱，香附子、缩砂仁②各五钱，甘草炙过五钱，为末，以膏和蜜，丸芡子大，每服一钱，紫苏汤化下。烧之，去鬼来神。小儿惊邪，闻之愈。以烧之能集鼠者真。

冰　片

辛，温。通窍，透骨，散郁。治惊痫昏迷痰闷，目赤障翳，耳聋鼻瘜，喉痹舌出，骨痛齿痛，难产，三虫五痔。《汇言》曰：以二分，研猪心血半盏服，痘疹不能出者，立效。轻者，紫草汤亦可。士材曰：驱邪逐鬼，消风化湿。调新汲水，涂阴户，催生。东垣曰：风病在骨髓者，宜之。若在血脉肌肉，反能引风入骨，如油入面，莫之能去。麝香亦然。时珍曰：目不明属虚者，不宜入点治。妇人难产，研末少许，新汲水下，立生。散心盛有热，伤寒舌出，点之自入。以白如冰作梅花片，掐之不碎者真。

子，气似龙脑。下恶气，消食，散胀。

温 四品

桂　心

苦、辛。能化脓化汗，内托痈疽，行血，暖腰膝，续筋骨，

---

① 香：原脱，据《本草纲目·木部·安息香》补。

② 香附子缩砂仁：原作"香砂"，据《本草纲目·木部·安息香》改。

治①风痹癥瘕，噎膈腹满，腹内冷痛，九种心痛。一虫、二疰、三风、四惊、五食、六饮、七冷、八热、九去来痛，皆邪乘于少阴之络，邪心相激，故令心痛，桂心能治之。同丁香，治痘疮灰陷。士材曰：理心腹之恙，补气虚之脉，五劳七伤，宣气血之壅，利关节。时珍曰：治鼻瘜，横行手臂，治痛风。心腹胀痛，中恶心痛，寒疝心痛四逆，产后心痛，瘕痛，食米腹胀，熨婴儿脐肿，涂外肾偏肿，解蛇蝮、芫青、钩吻、闭口椒、草木毒。诚斋曰：治心寒，行营卫气血为长。若膈间有热，热结腹痛，俱不宜用。得人参、甘草、麦冬良，忌生葱、石脂。《圣惠方》治风头痛，每阴雨必作，用桂心末酒调，涂顶心并额角。又方治九种心痛妨闷，用桂心一分为末，以酒一大盏，煎半盏去渣，稍热服，立效。又方治寒疝心痛，四肢逆冷，全不欲食。用桂心一两，捣罗为散，热酒调下一钱匕，未效再服。《外台秘要》疗小儿睡中遗尿不自觉，桂心末、雄鸡肝等分为末，丸小豆大，温水下，日二服。《千金方》治失音，用桂末着舌下，渐咽咽汁。

赤石脂

甘，温，涩。调中，收湿，止血固下，疗肠癖泄痢，崩带遗精，疮疽，收水长肉。《独行方》：煅末，傅小儿脐中汁出赤肿。《经②疏》曰：大小肠后虚脱，非他涩药所能，惟石脂重入下焦，可止涩之。《经疏》曰：能去恶血，血化胞胎无阻，胞胎不出者，涩剂可以下之，故又能催生下胞。《药性解》曰：入心，治腹痛属火者宜之，又能养心气。士材曰：新痢者，忌之。时珍曰：用干姜、蜀椒各四分，炮附子二分，乌头一分，蜜丸

---

① 治：原脱，据《本草备要·木部·桂心》补。
② 经：原作"涩"，据《本草备要·金石水土部·赤石脂》改。

梧子大，食后服，治心痛彻背。同破故纸一两，为末，每服二钱，治经水过多。唐慎微曰：酸、辛，大温。疗下痢赤白。《千金翼》治痰饮吐水无时节者，其源以冷饮过度，遂令脾胃气羸，不消于食，饮食入胃则皆变成冷水，反吐不停，皆赤石脂散主之。赤石脂一斤，捣筛，服方寸匕，酒饮自任，稍稍加至三方寸匕，服尽一斤，终身不吐痰水，且不下痢。凡有痰饮，服药不效者，服此方必愈。《斗门经》治小儿疳泻，用石脂杵，罗为末如面，以粥饮调半钱服，立瘥。或以京芎等分同服，更妙。《衍义》曰：有人病大肠寒滑，小便精出，诸热药服至一斗二升未甚效，以石脂、干姜各一两，胡椒五钱，同为末，醋糊丸梧子大，空心及饭前米饮下七十丸，终四剂遂愈。以细腻粘舌者良。赤者入血，白者入气，五色各入五脏。研粉，水飞用。恶大黄、松脂，畏芫花。

烧 酒

辛、甘，大热，有毒。治结气在胸，寒积心中为病。炎天行路热闷，少饮之，不中暑。中其毒者，以米解之。

釜底煤

辛，温。止吐血血晕，解蛊毒，小儿客忤，消积。治诸血病，伤寒阳毒黄斑，血痢，舌疮，白秃，止鼻衄。此即釜底之黑灰也。

凉 十九品（今删去一品，又附三品）

生 地

甘、苦，寒。泻心肺火，凉血消①瘀，平诸血逆。多服损

---

① 消：《本草备要·草部·生地》作"通"。

胃。士材曰：养筋骨，益气力，主劳伤，通二便，消宿食，心病掌中热痛，脾病痿蹶贪眠。时珍曰：治初生便血，舌孔出血，耳鼻出血，尿血血淋，小儿蛊痢，月水不止，漏胎胎痛，胎衣不下，小儿阴肿，血热癣，一切痛丁，物伤，突睛，取鲜汁用。同车前，治小便血淋。取汁，同生薄荷汁，入麝少许，井华水调下，治热瘴昏迷烦闷，饮水不止，至危者服。服觉心下顿凉，止后服。单汁服，治睡起目赤，眼暴赤痛，牙齿挺长。毒箭入肉，取汁服，百日得出。疗猘犬伤。《海上方》治一切心痛，无问新久，困顿欲死，中有虫也。以地黄汁冷服，其虫或吐出、或泻出，大长如蛇，小者如虾蟆，立愈。《产书》：同干姜等分为末，治妊娠下血如月信。酒制则上行、外行且不伤胃，姜制则不泥痰。处处有之，以怀庆坚黑沉水，内有菊花心者良。得酒、门冬、丹皮、当归良，忌铜、铁、葱、蒜、萝菔、诸肉，恶贝母，畏芜荑。

花叶，治十年恶癞，盐汤涂之。

干地黄，功用略同，性带补，今之用者是。

黄 连

苦，寒。泻心，镇肝，燥①湿开郁，解渴除烦，治消渴，厚肠胃，止盗汗，治②肠癖泻痢，痞满腹痛，伏梁，目痛眦伤，疮痛。明目定惊，解毒，除疳杀蛔。同甘草，治酒毒胎毒。虚寒者禁之。王好古曰：泻心实泻脾也，此实则泻其子之义。切菴曰：凡治血，防风为上部使，黄连为中部使，地榆为下部使。黄连能去心窍之恶血。同人参，治噤口痢，用一两。同羊肝捣

---

① 燥：此后原衍"血"字，据《本草备要·草部·黄连》删。
② 治：原脱，据《本草备要·草部·黄连》补。

丸，治目疾，名羊肝丸。韩懋①曰：黄连与官桂同行，能使心肾交于顷刻。东垣曰：黄连止可荡除火热，不能扶虚。如脾虚血少，以致烦惊痘疮，气虚作泻，行浆后泄泻，肾虚五更泄泻，阴虚烦热，脾虚发泻，咸当忌之。时珍曰：凡思想不遂而心肾不足，以致小便白淫，同茯苓等分为末，酒丸，煎补膏脂汤下。敷小儿月蚀疮。煎服，疗大惊腹中鬼哭及因惊胎动出血并子烦口干不得卧。又治尿多，鸡冠痔，吐血不止，烂弦风，舌疮，小儿食土，虚火肿毒。以宣州粗肥状类鹰爪，连珠无丝，根坚重，击之作声者良。诚斋曰：黄连凉而不滞，得为寒药中之最。士材曰：清心生用，清肝胆吴萸炒。上焦火酒炒，中焦火姜炒，下焦火盐炒。景岳曰：火在下炒以童便，火呕炒以姜汁，火伏炒以盐汤。同吴萸炒止火痛，陈土炒止热泄。时珍曰：虚火醋制，湿热在气分吴萸制，湿热在血分干漆制。龙骨、连翘为使，恶菊花、玄参、芫花、白藓皮、姜虫，畏款冬、牛膝，忌猪肉，犯之作泻。

犀　角

苦、酸，寒。清心肝胃中大热，祛风痰，辟邪解毒。治②伤寒时疫发斑黄，吐血下血，蓄血谵狂，痘疮黑陷，消痈化脓，定惊明目。能消妊娠胎气，化血为水，孕妇忌之。士材曰：疗悸惊，衄血，崩淋。解毒高于甘草，祛邪过于牛黄。其功不过散邪清热，凉血解毒而已。然非大热，不可轻服。时珍曰：杀百精鬼魅，除邪不迷，鬼疰瘴气，卧忽不寤，痘疹稠密，风毒

---

① 韩懋：又名白自虚，字天爵，号飞霞子，人称白飞霞，四川泸州人。正德年间，武宗赐号抱一守正真人。著有《韩氏医通》二卷。

② 治：原脱，据《本草备要·禽兽部·犀角》补。

攻心。作枕，令睡不魇。烧灰水服，治卒中恶心痛，饮食中毒，食雉毒，杀山岚，溪毒，钩吻，鸩羽，蛇毒。乌而光亮者胜，角尖力大。入汤磨服，入丸纸裹纳怀待热，捣如尘用之。升麻为使，恶乌头、乌喙，忌盐。

牛 黄

甘，凉。解心热，利痰定惊，通窍辟邪。治中风入脏，口噤，小儿百病，发痘堕胎。东垣曰：中风入脏者用之，若中腑及经络血脉者，用之反引风入骨，如油入面。以黄透甲，轻虚重叠可揭，自然有香气者佳。人参为使，恶龙骨、龙胆、地黄、常山、蜚蠊，畏牛膝、干漆。

天竺黄

甘，微寒。清心经风热，利窍豁痰，镇肝明目。功同竹沥，而性和缓，无寒滑之患。治大人中风不语，小儿客忤惊痫尤其妙。士材曰：久服寒中。时珍曰：治卒失音不语。片片如竹节者真。

天名精

甘、辛，平，寒。下瘀血，除结热，定吐衄，逐痰消痈，止咽疼，杀疥虫，揩肤痒。可吐痰疟，涂虫螫蛇伤。根名杜牛膝，用略同。子名鹤虱，专掌杀虫。士材曰：入外科。生捣汁服，令人大吐大泻，止牙痛。若脾胃虚寒不渴易泄者，切勿服。时珍曰：敷恶蛇虫伤。捣灌，治猪瘟病。地黄为使。

紫金皮 荆皮

苦、辛。咽喉要药，痈疽亦宜，解蛊毒。时珍曰：破宿血，下五淋，通小肠，解诸毒，飞尸，狂犬毒，妇人血气疼痛，经水凝涩。同老酒煎，治鹤膝风挛。发背初生者，为末酒调敷，内服柞木饮，立消。乃救贫方也。凡产后诸淋，痔疮肿痛，皆可单服。

儿 茶

苦，涩。清心肺热，化痰生津，止血收湿，定痛生肌。涂金疮口疮，阴疳阴痔。润泽者上。

紫地丁

辛、苦，寒。治痈疽发背，疔肿瘰疬、无名肿毒。时珍曰：治喉痹，稻芒黏咽。

灯 草

甘、淡，寒。降心肺火，利小便，通气止血。治①五淋水肿。士材曰：中寒小便不禁者，忌之。时珍曰：治痘疮烦喘，黄疸，并彻夜不眠。烧灰吹喉痹，涂乳止夜啼，作卷擦癣痒。以不蒸生剥者良。

淡竹叶

辛、甘、淡，寒。清心脾，消痰渴。除②咳逆喘促，吐血，中风失音，小儿惊痫。士材曰：专理心烦，利小便，有走无守，孕妇忌服。此生地上之竹叶，乃草类也。

苦 茶

苦，寒。下气，除上热，消痰，利二便。最能寒胃。苦丁茶也。

细茶，苦、甘，微寒。除烦，利小便，消食，化痰热，清头目，醒昏睡，解酒食油腻烧炙毒。多饮能消脂寒胃。孙真人

---

① 治：原脱，据《本草备要·草部·灯草》补。
② 除：原脱，据《本草备要·木部·淡竹叶》补。

曰：治厥头痛。同姜，治赤白痢。消暑，解酒食毒。时珍曰：酒后饮茶，引入膀胱，患痕疝水肿。空心亦忌之。服灵仙、土苓者，忌之。凡初起身皮如糁粟，渐大如豆，更大如火烙浆①炮，疼痛至甚者，名蠷螋尿疮。茶叶调生油敷之，至不痛乃止。细而绿色者清火，粗而红色者消痰食。

童 便

咸，寒。引心火下行旧路，滋阴甚速，润肺散瘀。治肺痿失音，吐衄损伤，胞胎不下，产后败血，血运入心，阴虚久嗽，火蒸如燎必需之。士材曰：清天行狂乱。若阳虚无火，食不消，肠不实，皆忌之。取十二岁以下童子尿，去头尾，热饮之。入姜汁行痰，入韭汁散痰。炼成秋石，真元之气已失，不及童便矣。

腊 雪

甘，大寒。治时行瘟疫大热。宜煎热病之药，抹痱良。立春后及正月者，不如也。

冰

甘，大寒。太②阴之精，水极似土。入心火，泻火。伤寒阳毒热甚昏迷者，以一块置膻中。解烧酒毒，中其毒以冰煎温热药，解之立应。

旱 芹

甘，寒。除心下烦热，疗鼠瘘结核，下瘀血，止霍乱。时珍曰：治五种黄病，吐鬼毒。此生地上芹菜，开黄花者杀人。

---

① 浆：此后原衍"烙"字，据《本草纲目·果部·茗》删。
② 太：原作"大"，据《本草备要·金石水土部·冰》改。

经外荤菜类又见。

景 天

苦、酸，大寒。入心泻火。小儿游风火丹，毒蛇伤咬，内服外敷。若中寒胃弱，切禁妄服。火丹草也。经外石草又有。

京 墨

辛，温。止血生肌，凉心要药。飞尸尘芒入目，浓磨点之。灌鼻中，止衄。磨浓汁服，治大吐血不止，伤寒阳毒，咽喉口疮。同猪胆汁，涂疮肿。酒磨服，治胎衣不下。陈而香细者良。

镇七品（又附六品）

赤 金

辛，平。生金有大毒，不可服，炼为屑无毒。镇心肝胆，安魂魄。治惊痫风热，制火，催生堕胎。畏锡及水银。中其毒者，以鹧鸪肉解之。

金箔，无毒。驱邪辟祟，尸疰，暗风，热痹，中恶，产后恶血攻心，口鼻出血，下死胎，一切山精水怪凭①人。

白 银

辛，平。生银有毒，炼过则无毒。入心肺，安魂魄，治惊，清气下痰。

银箔，功用略同。诚斋曰：银更能肺，肺病宜之，力稍逊于金。

铁 落

辛，平。重镇心肝，定惊疗狂。诸药多忌之，补肾药更不

---

① 凭：依附。

宜入。时珍曰：治善怒，鬼击，客忤。畏磁石、皂荚。

朱砂

炼过则有毒，须用生者。甘，凉。泻心经邪热，镇心肝，明目发汗，定惊祛风，辟邪。士材曰：杀鬼祟，治目疼牙痛。但多用独用，令人痴呆。时珍曰：痘初发、未发出时，以朱砂末五分，蜜水调服，多者可少，重者可轻。以末和雄猪心血，为丸麻子大，枣汤下七丸，治打扑惊忤，血入心窍，不能言语。同乳汁、紫地龙，治产后败血，邪气入心，如见鬼物，颠狂。同枯矾等分，治男妇心痛。蜜丸麻子大，元旦家人勿食，时向东各吞三七丸，勿令近齿，永无瘟疫。以朱砂一钱，蛋白三枚，搅匀顿服，治妊娠胎死即出，未死即安。敷产后舌出，以朱砂敷上，外作堕地声，即收。水煮一两，下死胎。《外台秘要》治伤寒时瘟，头痛壮热脉盛，始得一二日者，取真砂一①两，以水一斗，煮取一升，顿服，覆衣被取汗，忌生血物。又方疗心腹宿瘕，取朱砂细研，搜饭，令米匀。以雄鸡一只，先饿二日，后以朱砂饭饲之。着鸡于板上收取粪，晒为末。温清酒服方寸匕，至五钱，日三服，困者日夜六服。一鸡少，更饲一只，取足服之，俟愈止。《斗门方》治小儿未满月，惊着似中风欲死者，用朱砂以新汲水浓磨汁，涂两心上，立瘥。《十全传》：救解胎毒瘟毒，疗夜多噩梦。同远志、龙骨养心气，同丹参、当归养心血，同地黄、枸杞养肾，同厚朴、川楝养脾，同南星、川乌祛风。诚斋曰：朱砂坠心气，不能益人，只可少用引导。如或心寒而虚，膈上寒痰，用之反能引邪入心，而成不可治之症，用者宜慎诸。以紫黯若铁色，光澈如云母片，可折者真。

---

① 一：原作"乙"，据《本草纲目·石部·丹砂》改。

六七

凡市人以水银煅炼者，均不可服。恶磁石，畏盐水，忌一切血。

陀 僧

辛，寒①，小毒。坠痰镇惊，消积杀虫，疗肿毒，止血消肿，桐油调敷冻疮，解狐臭，染髭须。士材曰：镇心，主灭瘢痕，五痔，金疮，疟痢。食之，令人寒中。时珍曰：治惊气入心，不能言。同猪油，治血风臁疮出骨，已溃未溃痈疽。唐慎微曰：主久痢五痔。《谭氏小儿方》疗豆疮瘢，面黡②，以密陀僧细研水调，夜涂之，明日洗去，平复矣。《别说》云：治口疮大验。银炉脚也，以似黄龙齿而坚重，色如金者为上。煮一伏时，水飞过用。

黄 丹

咸，寒。沉重，坠痰去怯，消积杀虫，治惊痫疟痢。外用解热拔毒，去瘀长肉，熬膏必用之。士材曰：镇心安魂，然过服损阳气。《汇言》曰：治吐衄不止。《雷公》曰：治火吐狂等症。唐慎微曰：治溢血。《肘后方》：客忤中恶之类，多于道间门外得之。令人心肠疼痛胀满，气冲心胸，不治杀人。用真丹方寸匕，蜜三合，和服。口噤者，折齿灌之。用黑铅，加硝矾、盐，炼成水，漂去盐、硝矾，微火炒紫色，摊地候冷用。

紫石英

甘，温。重去怯，湿去枯。入冲任血分，冲为血海，任主胞胎。《经》曰：女子系胞于肾及心包络，虚则厥寒乘之，故不孕。石英入二经，散风寒，镇下焦，为温暖子宫之要药。故心

---

① 寒：《本草备要·金石水土部·密陀僧》《本草纲目·石部·密陀僧》均作"咸"。

② 黡（yǎn 演）：黑痣。《广韵·琰韵》："黡，面有黑子。"

类经证治本草

六八

神不安，肝血不足，女人血海虚寒者宜之。士材曰：火热者，当忌。时珍曰：能治肺寒咳嗽上气。唐慎微曰：主女子风寒在子宫，绝孕十年无子者。《张仲景方》治风热瘼疭惊痫风引汤，紫石英、白石英、寒水石、石膏、干姜、大黄、龙齿、牡蛎、甘草、滑石等分混㕮咀。以水一升，煎去三分，食后量多少分呷，不用渣。服之无不效。以明彻如水晶，紫色达头，五棱如削者良。火煅醋淬七次，研末水飞过用。五色石英，各入五脏俱。长石为之使，畏扁豆、附子，不欲鮀甲、黄连、麦句、姜。

手阳明大肠腑药类

本经共计三十一品（今增六品，又增附入二十七品）

补六品（今增上一品，又附二品）

石榴皮

酸、涩，温。涩肠，止泻痢下血，崩带脱肛。士材曰：久痢肠虚，崩带欲脱，宜之。下蛔虫，止目泪。多食，损肺及齿。时珍曰：治赤白痢腹痛，血崩，血痢五色，风痫，疔肿。有苦、酸、甜三种，取酸者用。勿犯铁器。

东行根皮，时珍曰：治脚肚生疮，初如粟，搔之淫痒溃烂，绕胫①而成痼疾，煎水候冷，日日扫之，取愈止。《肘后方》：凡中金蚕蛊，吮白矾味甘，嚼黑豆不腥，取东行根一尺，水一升半，煮取八合服之，取吐，出活蚕，立愈。《千金方》：患寸白虫，取根皮一升，水二升，煎取一升二合，五更温服六合，当下虫，未愈尽服之。《肘后方》：女人经闭，取根捣汁，和酒服，立通。

花，取阴干为末，和铁粉服，一年白发黑如漆。

海松子

辛、甘，温。益血润燥，和气补大肠，主风虚，兼理肺胃，散水，除风，治咳嗽。大肠虚秘者，同柏子仁服愈。士材曰：主头眩，骨节风。《圣惠方》：松实捣为膏，酒调三钱，日三，

---

① 胫：原作"肿"，据《本草纲目·果部·酸榴皮》改。

则不饥渴饮水，勿食他物，百日身轻，日行五百里。诚斋曰：松子专治血虚之风。出辽东、新罗，与中国①松树相同，惟五叶一丛，毬内结子，大如巴豆而有三棱，一头尖，食之香美。今云南、中国亦有之。

橄 榄

甘、涩，温。肺胃之果，清咽生津，除烦醒酒，解河豚鱼毒及鱼骨鲠②。士材曰：厚肠胃而止泻，消酒称奇，解毒更异。煮河豚鱼，放一二枚佳。丹溪曰：略与诃黎勒同功。时珍曰：解一切鱼、鳖毒。《千金方》：泻痢气促，青果切去两尖，捣水服，立愈。《飞霞医案》③：一人食鳜鱼被鲠在胸，不上不下，痛声动人，半月余几死。渔人张九教令用橄榄与食，时无此果，以核研末，急流水调服，骨自下而愈。诚斋曰：初生小儿胎毒，青果汁以软棉蘸，时时揩其唇口。下部疳疮，捣汁擦之。

余 粮

甘，平，性涩。胃、大肠之重剂。治咳逆而下利，血崩血闭，固下，又能催生。仲景曰④：大肠咳者，咳而遗屎，赤石脂、禹余粮主之。时珍曰：治大风疠疾。《经验方》治产后烦躁，余粮一枚如鹅者，入地中埋一半，四面用炭一秤⑤发煅，耗二分为度。用湿纸、土罨一宿方取，打去外面一重不用，中

---

① 中国：意指中原。如《本草纲目·果部·海松子》："松岁久则实繁。中原虽有，小而不及塞上者佳好也。
② 鲠：原作"硬"，据《本草纲目·果部·橄榄实》改。下一"鲠"字同。
③ 飞霞医案：《本草纲目·果部·橄榄实》作"《名医录》"。
④ 仲景曰：《本草纲目·石部·禹余粮》作"《洁古家珍》"。
⑤ 秤：《本草纲目·石部·禹余粮》作"斤"。

研水淘澄五七度，将纸衬干，再研一万遍，患者用甘草煎汤，调二钱匕，立瘥。《胜金方》治妇人带下。白，用余粮一两，干姜等分；赤，用余粮一两，干姜五钱；上件禹余粮用醋淬捣，研细末，空心，温酒调下二钱匕。《药性论》治崩中，禹余粮醋淬一两，酒调服，瘥。《日华子》曰：治邪气骨节痛，四肢不仁，余粮捣末，酒调一两服。出会稽山中。地多蓼者必有余粮。外壳若瓷，初出壳未凝结者，犹是黄水，故名石中黄水。其久凝坚，色或青或白黄，皆名禹余粮。其多年渐赤而变紫者，俱名大乙余粮。丹皮为使。

稷

甘，平。益气和中，涩肠，止泻痢，兼利脾胃。便向秘结者，不宜食之。士材曰：辟瘟疫，解暑毒。时珍曰：研粉水调，治卒碗①不止。生祠、冢之稷，啖儿令不思母。诚斋曰：芦，稷也，止霍乱，利小便。

金 鱼

甘，温。时珍曰：取大者，用盐、酱、葱、胡椒煮食，疗久痢噤口。《疑信方》：解吃胡□毒，取活吞，头向下，尾向上，愈。

橡斗子

苦，微温。止痢，厚肠胃，肥健人，涂石痈坚硬。如荔枝核而有尖，其蒂有斗，包其半截，其仁如老莲肉，山人俭岁采以为饭。诚斋曰：此栎树子也，俗呼欂②子。一种大如李者呼

---

① 碗（yuē 约）：干呕。
② 欂（shì 市）：黑枣。

檞螺，用略同。

泻九品（又附十四品）

香椿　臭樗皮〔批〕此亦补大肠之品，误入此。

苦、涩，寒。燥湿，清热，收敛。入血分而涩血，去肺胃之陈痰。治湿热为病，泄泻久痢，崩带肠风，涩遗便数，有断下之功。士材曰：椿皮入血分而性涩，凡血病不足者宜之。樗皮入气分而性利，凡气病有郁者宜樗皮。但疾滞气未脱尽，勿勉强遽用，必变生他症。时珍曰：治产后肠脱，去口鼻①疳虫，杀蛔虫疥蟗，鬼疰传尸，蛊毒下血，赤白久痢。丹溪曰：治小儿疳痢，女人血崩，产后血不止，赤带，肠风泻血不住，小便不禁，以樗皮、椿皮、地榆同煎服。陈藏器曰：樗皮炙用，皆能去肺胃之陈痰。同豉煎，入童便少许服，去鬼气。《千金方》②治耽饮无度，或多食鱼蟹，畜毒在脏，作泻日夜二三十度，脓血杂下，久药不愈。以椿樗皮③、人参各一两，水三升，煮取一升半，分温三服。《食疗④》云：椿芽多食动风，薰十二经脉、五脏六腑，令人神昏血气微弱。和猪肉、热面频食，则致中满。《衍义⑤》曰：椿、樗、栲，一木也。椿树皮细肌实而赤，嫩叶香甘可茹，古人以八千岁为春，指椿树也。樗树皮粗肌虚而白，叶臭恶不可食。栲树即樗之在山中者，《尔雅》

① 鼻：原作"臭"，据《本草纲目·木部·椿樗》改。
② 千金方：《本草纲目·木部·椿樗》作"宗奭曰"。
③ 椿樗皮：《本草纲目·木部·椿樗》作"樗根白皮"。
④ 疗：原作"料"，据《本草纲目·木部·椿樗》改。
⑤ 衍义：《本草纲目·木部·椿樗》作"时珍曰"。

"栲，山樗"是也，树亦虚大，梓人①或用之。然爪之如朽腐，故古人以②为不才之木。取东行引之去粗皮，或醋炙、蜜炙，忌肉面。樗根，制硫黄、砒石毒。

榆 皮

甘，寒。下降，入大、小肠，膀胱。行经络，利窍，通二便，去湿热，滑胎产，下有形留着之物。治五淋肿痛，喘嗽不眠，疗疥癣秃疮，消赤肿妒乳。时珍曰：治久嗽欲死，下胎死腹中。疗丹毒，治渴而尿多，身体暴肿。《千金方》治五色丹毒遍身，捣汁涂之。内用冲酒服。有赤、白二种，取白者，去粗皮用。米、皮为面，荒年当谷，可食。合香料，极黏滑胜于胶漆，香肆中用之。

巴 豆

辛，热，大毒。生猛而熟缓③。可升可降，能止能行，开窍宣滞，斩关夺门，去脏腑沉寒④。破积痰血癖，气痞食积，生冷硬物所伤，大腹水肿，泻痢惊痫，耳聋，牙痛喉痹。虽毒而能解毒杀虫，疗疮疡、蛇蝎之毒。峻用大可劫病，微用亦可和中。通经烂胎。王好古曰：生用，去心、皮膜、油，治水谷道路之剂。炒去烟，令紫黑，治消坚磨积之剂。世人但知可以通肠，而不知又可止泻也。士材曰：大黄、巴豆，同为峻下之剂。然大黄性寒，腑病多热者宜之；巴豆性热，脏病多寒者宜

---

① 梓人：木工。《考工记·总序》载：木工有七，其一为梓人，专造饮器、箭靶和钟磬的架子。后世亦称建筑工人为梓人。
② 以：原脱，据《本草纲目·木部·椿樗》补。
③ 猛而熟缓：原脱，据《本草备要·木部·巴豆》补。
④ 腑沉寒：原脱，据《本草备要·木部·巴豆》补。

之。故仲景治伤寒传里多热者，用大黄；东垣治五积属脏多寒者，用巴豆。然与大黄同服，反不泻人。时珍曰：治飞尸鬼击。取油纸燃点火吹息，或薰鼻，或刺喉，能出恶涎恶血，治中风，中痰，中恶，痰厥气厥，喉痹不通，一切急病。紧小色黄为雌，有棱及两头尖者乃是雄，力更峻，俗称刚子，能杀人。殊不然，用之得宜，皆有功效。一妇年六十余，溏泄五载，犯生冷油腻肉食，即作痛。服升涩药，泻反甚，脉沉而滑，此脾胃久伤，积冷凝滞。法当以热下之。用蜡匮巴豆①凡五十粒，服二日，不利而愈。自后每用治泻痢，愈者近百人。《肘后方》治干霍乱，以一粒，去心、皮，热水调服，得吐利即愈。《千金方》②治舌上无故出血，取巴豆油纸，燃吹息，薰舌上下，立止。华元化曰：缠喉急痹，缓治则死，用解毒丸。雄黄一两，郁金一钱，巴豆十四粒，去皮、油，为丸，每服五分，津咽下，立吐恶痰。雷敩曰：巴豆禀火烈之气，烂人肌肉。试以少许擦皮肤，即发一泡。况肠胃耶？不可轻用。《外台秘要》：主腹大动摇作水声，皮肤黑，名曰水蛊。巴豆九③十枚，去心、皮，熬令黄，杏仁六十枚，去皮、尖，熬黄，二味捣丸小豆大，水下二丸，以利为度。《千金翼》治喉痹已死，有余气者，巴豆去皮，针线穿，灌入喉，牵出。《贾相公牛经》治牛卒疫，动头打肋者，以

---

① 蜡匮巴豆：用蜂蜡作皮，把巴豆封住，到达胃中，因有蜡皮封裹而不刺激胃，直到肠中才完全化开。《危氏得效方》治夏天水泻，用巴豆一粒，去壳，插在针上，在植物油灯上烧存性，再把蜡化开，包在巴豆外面，冷却后就是一丸。

② 千金方：《本草纲目·木部·巴豆》作"时珍"。

③ 九：原脱，据《本草纲目·木部·巴豆》补。

巴豆二个，去皮捣末，生麻①油三两，浆②水半升，灌之瘥。诚斋曰：巴豆专下太阴沉寒痼积，寒痰积聚。虽将军之药，能将之，立见大功。若误用，则见祸不旋踵。若冬月喉痹，寒郁火凝，痰结咽间，闭塞不通，当用之。肠胃寒实，大便不通者，可用之。不可执定雷敩之言，致遗大材；又不可拘泥□□之说，以为常行之物。神而明之，慎而用之，可也。或去心皮得火良生用，或麸炒③用，或醋煮，或烧灰，或取油用。芫花为使，畏大黄、黄连、芦笋、藜芦、豆豉、凉水、冷粥、黑豆、绿豆，恶蘘草及牵牛。中其毒者，取所畏者，除大黄外，皆可以一物御之。

根，时珍曰：捣汁，涂痈疽发背，脑疽鬓疽。

壳，烧灰存性，能止泻痢。

消 石

辛、苦、咸，大寒，有毒。润肠燥，软坚，泻实热，荡涤三焦，推陈致新。治阳强之病，伤寒疫痢，积聚结癖，留血停痰，黄疸淋闭，瘰疬疮肿，目赤障翳。通经堕胎，下猫犬羊牛死胎不下。时珍曰：治豌豆疮，死胎不下。治大小便闭，胀痛欲死，两三日则杀人，以三两，泡汤一升服，取吐即通。又方治食蟹齿④肿，取硝揩齿上。又方治灸疮飞蝶怪症，硝五钱，大黄五钱，水调下。又涂火焰丹，浸代指，洗漆疮作痒。《圣惠方》治时气头痛不止，用硝细研，生油调涂项上。又方治乳石

---

① 麻：原脱，据《本草纲目·木部·巴豆》补。
② 浆：此前原衍"炎"字，据《本草纲目·木部·巴豆》删。
③ 用或麸炒：原脱，据《本草纲目·木部·巴豆》补。
④ 齿：《本草纲目·石部·朴硝》作"龈"。

发动、烦闷及诸风热，朴硝五钱，研如粉，每服以蜜水调下一钱匕，日三服。《简要济众》治小便不通，以酒煎茴香，调硝服。以硖州色青白者佳，黄者伤人，赤者杀人。能化七十二种丹石，伏雄黄、大黄。石韦为之使，畏苦参，恶麦句姜①。煎炼过用。

芒硝，功用性味相同朴硝而力缓。《梅师方》治伤寒发𧏾豆疮未成脓，研芒硝和猪胆汁涂，立瘥。《子母秘录》治小儿赤游，行于体上，至心即死。以芒硝内汤中，取浓汁以拭丹上。畏恶同，出宁州。黄白粒大，味极辛苦，研细，水飞用。今时所用者，生于卤地，刮取煎炼在底者，为朴硝；在上有芒而全白者，为芒硝；入萝菔煮，起如牙者，为马牙硝；置风日中，消尽水气，轻白如粉者，为风化硝，大失前人之指物矣。

玄明粉，力更薄于芒硝。时珍曰②：治鼻血不止，玄明粉水煎二钱，服之立止。唐慎微曰：辛、甘，性冷。治膈热，消肿毒。若胃虚无实热者，当禁之。以硝石粉再炼煅用。今时以硝煎化，同莱菔煮，再用甘草煎，入罐炼用。但制法虽多，而其真则全失矣。

王不留

甘、苦，平。通行血以属阳③明、冲任之药，除风痹，止血痛，通经利便，下乳催生。治金疮痈④疮，出竹木刺。孕妇

---

① 麦句姜：即瞿麦。
② 时珍曰：《本草纲目·石部·玄明粉》作"《圣济》"。
③ 阳：原脱，据《本草备要·草部·王不留行》补。
④ 金疮痈：原脱，据《本草备要·草部·王不留行》补。

忌之。士材曰：止衄。同蟾酥丸，散疔毒初起。然失血后①、崩漏家皆不可用。时珍曰：入大肠经，治头风白屑。同黄柏、青黛，治误吞铁石。取子，浆水浸，蒸用。

桃 仁

苦、甘。入肝、大肠，专治血燥，血积，通大肠血秘，损伤，经闭，热入血室，蓄血如狂，皮肤血热。杀小虫，止咳逆，心腹痛。主②肝疟，鬼疰作痛。凡血不足者，禁用之。士材曰：肌有血凝而燥痒，然与血瘀相宜，若用之不当，大伤阴气。时珍曰：治传尸，尸疰，魇寐。产后阴痛③敷之，妇④人阴痒塞之。《肘后方》治五尸疰，以五十枚研煮，作一服，服之取吐。吐之不尽，更作服。又方治卒心痛，桃仁七枚，去皮尖熟研，水服立瘥，并能治二三十年不愈者。取山中小者，多毛而味恶，肉粘于核，其仁充满多脂入药，盖外不足而内⑤有余也，余者不入药用。润燥去皮、尖，炒研用；行血晕，皮、尖生研用或烧存性。双仁者有毒，食之杀人。香附为使。

桃，肺之果也，肺病宜食之。又能发丹石毒，生者尤损人。饱食入水浴，令人成淋及寒热病。多食令人膨胀及生痈疖，有损无益。五果列桃为下。凡患心痛及食术人，皆忌之。桃树生虫，煮猪头汁浇之即无。

桃花，苦，平。下宿水，除痰饮，消聚结，利二便，疗风

---

① 后：原脱，据《本草从新·草部·王不留行》补。
② 主：原脱，据《本草纲目·果部·桃仁》补。
③ 痛：《本草纲目·果部·桃仁》作"肿"。
④ 妇：原作"阴"，据《本草纲目·果部·桃仁》改。
⑤ 内：原作"肉"，据《本草纲目·果部·桃》改。

狂。时珍曰：治妇人思欲成狂，杀恶鬼，敷肥疮。疟疾久作不已者，水研服①方寸匕，立已。唐慎微曰：悦颜色。

叶，治伤寒，风痹，止霍乱，杀尸虫，出疮中小虫。治伤寒发汗不出，以火煅地，用水洒之，置桃叶其上，厚二寸，席卧，温覆取大汗，即瘥。

茎及根白皮，苦，平。杀邪鬼，中恶及诸疮虫，妇人经闭。取东南②枝。《肘后方》治心痛，取东引桃枝，酒煮服。《圣惠方》：补心虚健忘，令耳目聪明，用戊子日取东引桃枝二寸枕之。《千金翼方》同。《伤寒类要》：东引桃根，细切如钗，忌妇人、鸡、犬见，煮服，治黄疸眼目如金，百日平复③。黄散后，可时时饮清酒一盏，则目黄易退。

毛，时珍曰：微毒，破血辟邪。

枭，此着树桃经冬不落者。时珍曰：破伏梁结气，杀百精鬼魅。治食桃成病，烧灰，服二钱，立效。敷小儿头上肥疮软疖。

树中虫，辛，温，无毒。杀鬼邪、鬼疰。虫屎，辟瘟疫不染，水服方寸匕④。出《肘后方》。

槐 米

苦，凉。入肝、大肠血分而凉血，治风热目赤，赤白泄痢，五痔肠风，吐崩诸血。掺舌上无故出血如线，研敷之即止⑤。士材曰：纯阴之品，虚寒虚热，咸当禁之。时珍曰：治五内邪

---

① 水研服：《本草纲目·果部·桃花》作"水研酒服"。
② 南：《本草纲目·果部·桃茎及白皮》作"行"。
③ 复：原作"服"，据《本草纲目·果部·桃茎及白皮》改。
④ 方寸匕：原脱，据《本草纲目·虫部·桃蠹虫》补。
⑤ 苦……即止：此42字出自《本草备要·木部·槐花》。

气，止唾涎，杀虫去风，除热泪，头脑心胸间热风烦闷，风眩欲倒。凡人中热毒，眼花头晕，口干舌苦，心惊背热，四肢麻木，觉有红晕在背后者，即取槐花子一大抄，铁杓炒褐色，以好酒一碗，汗之，乘热饮酒，一汗即愈。如未退，再抄一服，极效。纵成脓者，亦无不愈，屡效。又方治外痔，长寸许，槐花①煎汤频洗，并服之数日，自缩。又方治白带不止，炒槐花、煅牡蛎等分为末，酒服三钱。含蕊而陈久者良。

花，时珍曰：同山栀，治酒毒下血。

枝，时珍曰：治阴囊湿痒。

叶，时珍曰：治小儿惊痫壮热，疥癣，疔疮。

根白皮，时珍曰：治喉痹，皮肤不仁，破伤风症，妇人产门痒痛。肝经凉品内有注，参看。

鹤　虱天名精子

苦、辛，有小毒。杀五脏虫。治蛔咬腹痛，肥肉汁调服，当从大便出。唐慎微曰：治心痛，取鹤虱研，以淡醋汤和半钱匕，服之立瘥。又方治十年不已，蛔咬心痛，蜜鹤虱丸梧子大，每下四十丸，日一服愈。时珍曰：蛔咬心痛，取十两为丸，空腹服，忌猪②肉。有十年心痛不瘥者，服之立愈。此皆有虫也。又方，大肠虫出不断，断之复生，行坐不得，以鹤虱末③，水调半两服，自愈。奇病之方也。出波斯者为胜，中国产者不堪。炒用。

---

① 花：原作"子"，据《本草纲目·木部·槐花》改。
② 猪：《本草纲目·草部·鹤虱》作"酒"。
③ 末：原脱，据《本草纲目·草部·鹤虱》补。

温二品

薤

辛、苦，温。调中助阳，散风，散血生肌。泄下焦大肠气滞，治泄痢下重，胸痹刺痛，肺气喘急。安胎利产，涂汤火伤诸症。时珍曰：治误吞钗环，产后痢疾。同当归，治胎动，腹中冷痛。涂手指赤色。八月栽根，正月分莳，宜肥。数枝一本，则茂而根大。叶状如韭。韭叶中实而扁，有剑脊；薤叶中空，似细葱叶而有棱，气亦如葱。二月开细[1]花，紫白色。根如小蒜，一本数颗，相依而生。五月叶青则掘之。诚斋曰：想是今之虎爪葱也，其叶光滑，露亦难贮，故谓之薤露耳。

辣椒

大辛，气温。调中，色赤入心，理寒结，助阳，最能通大肠气秘，功同薤而力峻。以大而赤者良，去子，烧灰用。青者不堪。

凉十五品（今增上四品，又附十一品）

白头翁

苦，寒。入阳明血分，走肾经。治热毒血痢，温疟寒热，齿痛骨痛，鼻衄秃疮，瘰疬疝瘕。血痔偏坠，捣敷之。时珍曰：治癥瘕，咽痛。《外台秘要》治阴癞[2]，白头翁根生者，不限多少，捣敷，一宿当作疮，二十日愈。在处有之。正月生苗，作

---

① 二月开细：原脱，据《本草纲目·菜部·薤》补。
② 癞：原作"癞"，据《本草纲目·草部·白头翁》改。

丛状，似白微而柔软。叶生茎头，如杏叶，上有细白毛而不光滑，根有白茸，紫色，形①如蔓青。得酒良。

蔷薇根 子名营实

苦、涩而冷。入胃、大肠，除风热、湿热，生肌杀虫，泄痢消渴。治牙痛口糜②，含漱之。疮疽疥癣，捣涂之。孙真人曰：治遗尿好眠，为口疮之神药。花有黄、白、红、紫数色，以黄心、白色、粉红者入药良。

角 蒿

辛、苦，小毒。入胃、大肠，除湿热，疗泄痢，治恶疮有虫及口齿疮。孙真人曰：角蒿、蔷薇根，并为口疮之圣药。似白蒿，花淡红紫，结荚，角微弯，黑色，长二寸，如蔓菁荚，内子似王不留行。

白菊根

甘，寒。主下部风热。捣汁，和酒服之，大治癃闭。时珍曰：疗毒初起，捣汁酒和服，瘥。

地 榆

苦、酸、涩，微寒。沉阴下焦，除风血热。治吐衄崩中，肠风血利。诚斋曰：专治血热为病，利血症。凡血鲜者为肠风，血瘀者为脏毒。粪前血为肠胃血，药内可加之；粪后血者出肺肝，宜斟酌用之。士材曰：入肝，除带下五漏，善主下焦血病，兼去湿热。然寒而下用，凡虚寒作泻，气虚下陷而崩带者，法

---

① 形：《本草纲目·草部·白头翁》作"深"。
② 糜：《本草备要·草部·蔷薇根》作"糜"。

当禁之。时珍曰：消酒，治月经不止，胆气不足，代指，小儿湿①疮。凡腹痛下血，此结阴也，地榆四两，炙草三两，每服五钱匕，水三盏，入②缩砂七枚，煎一盏半，分二服，效。孙真人曰：疗虎犬蛇虫伤，□□□二两煎服，渣敷患处瘥。叶似榆而狭长，有锯齿。七月开花，如椹③子，紫黑色。根外黑里红，似柳根。取上截炒黑用，稍反行血。得发良，恶麦冬。

鸡冠花

甘，凉。泻血热，治痔漏下血，赤白痢，赤白带，崩中，粪后血，煎服之。花、子、根通用，白者良，赤者次之。

木槿皮

苦，凉。活血润燥，治④肠风泻血，痢后热渴。作饮服，令人得睡。士材曰：止肠风与久痢，不宜多服。时珍曰：活血，明目，治赤白带下，肿毒痔疮。治头面钱癣、牛皮癣，川槿皮研末，以肥皂水调，擦之愈。川产者良，肉厚而色红者真。

花，时珍曰：治噤口痢，反胃，肠风，痢症，风痰拥逆。消热，利小便。

子，时珍曰：治偏正头风，烧烟熏之。又方治黄水疮，取子烧存性，猪髓调涂之。

葵花子

甘，寒。利水，治疮，催生，润肠。时珍曰：治肠胃间生

---

① 湿：原脱，据《本草纲目·草部·地榆》补。
② 水三盏入：原脱，据《本草纲目·草部·地榆》补。
③ 椹：原脱，据《本草纲目·草部·地榆》补。
④ 治：《本草纲目·木部·木槿皮》作"止"。

疮，取红葵根、白葵根各一两，枯矾、白芍药各五钱，为末，蜡丸小豆大，酒下五十丸，空心服，立愈①。诚斋曰：花、子、根通用。取子研末，麻油调，敷汤火灼伤，大效。或取花、子浸麻油中，涂之亦佳。即人家所种，如丝瓜叶之葵花也。有五色，川产者良。不向日，下膀胱，泻品内冬葵子。是向日葵也。

郁李仁

辛、苦、甘。入脾、大肠，下气行水，破血润燥。治水肿癃急，大肠气滞，关格不通。用酒制能入胆经，治大恐后目张不瞑。然治标之药，多服渗②人津液。士材曰：治幽门关格，利周身水肿。若津液不足者，勿用之。时珍曰：治小儿多热，闭结，脚气浮肿。《千金方》治卒心痛，取郁李仁二十一枚，细嚼涎，乃咽之。诚斋曰：治痈肿，小儿遍体生疖。唐慎微曰：主大腹水肿，面目四肢浮肿，去白虫，利大小便。棠棣子也，去皮、尖，蜜浸研用。

麻 仁

甘，平，滑利，有毒。脾、胃、大肠之药，缓脾润燥。治阳明病，胃热汗多而便难。破积血，利二便，通乳催生。又木谷也，亦能治风。士材曰：生者，摩疮肿，生秃发，发冷利，脾虚作泻者忌之。熟者，利大肠，下胞衣。熬熟不可经宿，经宿即动气也。时珍曰：止呕逆，通经，治瘟疫，瘰疬，湿癣，解射罔毒。治大肠出寸余而断，断之又出，名为截肠

---

① 时珍曰……立愈：此44字出《本草纲目·草部·蜀葵根茎》。
② 渗：原作"掺"，据《本草备要·木部·郁李仁》改。

怪病。初觉截时①，盛麻油坐浸之，饮大麻仁汁数升即愈。又方治倒产，吞麻子二七枚即止。同草乌，治麻木。患疔疮人，见之即死②。

子，《千金方》治风癫百病。麻仁四升，水六升，猛火煮令牙生，去滓，煎取七升，且空心服。或发，或不发，或多言语，勿怪之，但令人摩手足，顷定，凡进三剂，愈。《外台秘要》：麻仁疗呕，大效。又《千金方》主产后血不去，麻子五升，酒二升，渍一宿，明旦去渣，温服一升。先食不瘥，夜再服一升。不吐不下，不得与男子通，一月将养如初。诚斋曰：此即大叶麻，人家种之剥取麻皮者。连壳用，有毒。去壳微炒，杀毒气。今市人皆连壳取用，不堪之极。麻仁兼疗大麻风癫。畏茯苓、白微、牡蛎，去壳用。

根，《新续十全方》：下胞胎，取麻根三茎，水一升，煎半升，顿服。

仁中油，时珍曰：治硫黄毒发身热，涂发落不生。以麻仁熬黑，压取油用。

花，辛，温，无毒。时珍曰：治一百二十种风③，恶风黑色，遍身苦痒。《千金方》以一升，同人参二两，为末，蒸令气遍，每卧时服一刀圭，能尽知四方之事。五、六月开细花，就时取之。

叶，有毒。时珍曰：下蛔虫，敷蝎毒。孙真人曰：疗疟发不止者，取叶入锅，文武火慢炒香揭起，以纸盖之，令出汗，

---

① 截时：原脱，据《本草纲目·谷部·大麻麻仁》补。
② 患疔疮人见之即死：此8字出《本草纲目·谷部·大麻麻勃》。
③ 风：《本草纲目·谷部·大麻麻勃》无此字。

为末，临发时前用茶或酒下方寸匕，移病人原睡处，其状如醉，醒即愈。经外麻麦稻类又见大麻子。

丝　瓜

甘，凉。解毒凉血，除风化痰，通经络，行血脉，消浮肿，稀痘疮①。治肠风崩漏，疝痔痈疽，滑肠下乳。时珍曰：治玉茎疮溃，疮口不敛，头疮生蛆，腰痛不歇，预解痘毒。《药性论》治痘疮出不快，烧存性，入朱砂，蜜水调服，立起。诚斋曰：取经霜近蒂各三寸烧灰，水调服，预解痘毒。又能杀虫，解胎毒，治腹胀。

苋　菜

甘，冷利。除热，利窍，滑胎，治初痢、血痢。忌与鳖同食。时珍曰：杀虫。白者能补气除热，赤者能②杀射工、沙虱毒。

子，甘，寒。祛肝风客热，益气，利二便，杀蛔虫。疗一切目疾，翳膜，眼见黑花，青盲，雀目。

白　苣

苦，寒。利脏，通经，解热。诚斋曰：此白莴苣也，折之有白汁，又名生菜。

恭　菜 音甜

甘、苦，凉，滑，微毒。利脏腑，通肠，解热毒痢，敷禽兽伤。叶青白如茄叶，小③短茎亦类菘菜。

---

① 疮：原作"痘"，据《本草备要·菜部·丝瓜》改。
② 赤者能：原脱，据《本草纲目·菜部·苋菜》补。
③ 叶小：原脱，据《本草纲目·菜部·恭菜》补。

黄花菜

甘，微寒，有毒。通结气，利肠胃，散热，治脱肛，敷恶疮白秃，解硇砂①毒。生田泽，似油菜，二月生苗，四、五月开黄花，茎叶状类地丁而差小。

猬 皮

苦，平。治肠风泻血，五痔阴肿。士材曰：治患杨梅毒，生子无皮，不育。时珍曰：能解一切药力，治鼻生息肉。景岳曰：治鼠伤，辟邪魅。似鼠而圆，火褐色，攒毛，外刺如粟房，煅黑存性用。

脂，滴耳中，治耳聋。

胆，点痘后风眼。

蜗 牛

咸，寒，小毒。治大肠脱肛，贼风㖞僻，筋急，惊痫。研汁饮，止消渴。治②小儿脐风撮口，利小便，消喉痹，止鼻衄，通耳聋，封诸大毒，痔漏。制蜈蚣蛇蝎毒，研涂之。贴瘰疬，面上毒疮，乍腮。《肘后方》治消渴引饮，取蜗牛同蜜③浸水服，立瘥。诚斋曰：此负壳蜒蚰也，生池泽草树间，形似小螺，白色，头有四黑角，行则头出，惊则首尾俱缩入壳中。

自死壳，时珍曰：烧灰服，治一切疳疾，牙蜃，面上赤疮，鼻𪖶，牙齿疼痛，久痢脱肛。

蛞 蝓

咸，寒，无毒。治脱肛，贼风，挛缩惊痫，肿毒焮痛，热

---

① 硇（nǐ鲁）砂：即硇砂。
② 治：原脱，据《本草纲目·虫部·蜗牛》改。
③ 蜜：《本草纲目·虫部·蜗牛》作"密器"。

疮肿痛。研末油调，敷脚胫烂疮。余略同蜗牛。蜈蚣不敢过所行之[①]路，触即死。凡蜈蚣咬者，捣敷之，立时止痛而愈，此相制之义也。峤南多大蜈蚣，长二三尺，螫人至死，惟见托胎虫即蛞蝓则局促不行，虫乃登其首，陷其脑，立死也。又疗蝎毒。诚斋曰：此即两角无壳蜗牛也，俗名蜒蚰，在湿土墙壁上。

桑　牛

辛，寒。治大肠脱肛，烧研和猪脂涂之，立缩。小儿惊风，用七枚焙，研末饮服，去其风，立愈。诚斋曰：此桑树上蜗牛也，黄色而小，雨后好援桑叶上，故别名缘桑嬴。他树皆有，不入药用。

---

① 之：此后原衍"处"字，据《本草纲目·虫部·蛞蝓》删。

手太阳小肠腑药类

本经共计二十五品（今删去六品，又增附入十三品）

补四品（又附二品）

益 智

辛，热。入心、脾、肾。补君相二火、命门、三焦，涩精固气，缩小便，开郁结，温中进食，摄胃冷涎上多唾，治呕吐泄泻，客寒犯胃，冷气腹痛，崩带，遗精，止小便多。士材曰：专能补火，如血燥有热，因热而遗浊者，不可用。时珍曰：治多唾吐。浓煎汁服，治泄泻不止，诸药不效。同砂仁治漏胎下血。用仁，盐制则入肾。

营 实蔷薇花子

酸、涩。入胃、大肠。解热，疗口疮，骨鲠，眼热昏暗，睡中遗尿。

芡 实鸡头子

甘、涩。固肾益精，补脾去湿。治泄泻，带浊，梦遗，滑精，腰膝瘀痛，缩小便。士材曰：小儿不宜多食，难消化。时珍曰：治湿痹，蒸熟，烈日晒干取仁用。涩精药，或连壳用。

茎，生、熟皆宜食，止烦渴，除虚热。

根，治小腹结气痛，偏坠气块，可煮食之，自愈也。

白　果

甘、苦，温而收涩。生食①，降痰，消毒，引疳，杀虫，解酒。熟用，温肺益气，定痰哮，敛喘，缩小便，止带②浊。多食则收令③太过，令人气壅膈胀，小儿发惊动疳；食太饱则死。浆水，泽手面，浣油腻。时珍曰：去痰浊甚效。治咳嗽失声，阴虱作痒，狗咬成疮，水疔暗疔。孙真人曰④：治乳疮溃烂，诸药不效，白果四两，捣和酒服，更以四两捣敷之。丹溪曰：性属阴，二更开花，人不得见，不可食之。小儿尤当痛戒。诚斋曰：其心有毒，用须去心。

泻 十三品（今删去一品，又附九品）

木　通

甘、淡。降心、脾火，化津液，下通大小肠、膀胱，导诸湿热由小便出。利九窍关节，治胸中烦热，遍身拘痛，大渴引饮，淋漓不通，水肿浮大，耳聋目眩，口燥舌干，喉痹咽痛，鼻齆⑤失音，胆疸好眠，除烦退热，止痛排脓，破血催生，行经下乳。汗多者，禁之。士材曰：杀二虫，通关格，堕胎。若内无湿热及妊娠，均忌之。时珍曰：治人多睡，利经络寒热不通之气。诚斋曰：今用是通脱木，黄色中空，非木通也。

---

① 食：原脱，据《本草纲目·果部·银杏》补。

② 带：《本草纲目·果部·银杏》作"白"。

③ 令：原作"食"，据《本草纲目·果部·银杏》改。

④ 孙真人曰：《本草纲目·果部·银杏》作"《救急易方》"。

⑤ 鼻齆（wèng 瓮）：指鼻塞、嗅觉失灵的病证，又名齆鼻。齆，鼻道阻塞。

根，时珍曰①：治项下瘿瘤。

子，甘，寒，厚②肠胃，下三焦恶气，续五脏断绝气，通十二经脉，使语气足③。

通 草

色白，气寒，轻虚，味淡。是能降肺气，引热下行而利小便；入胃，下乳汁。治五淋，水肿，目昏，耳聋，失声，鼻窒，退热，催生下胎。士材曰：通九窍，调月经。诚斋曰：色白中空，古之木通，今之通草也，但专入肺、入胃，其甘淡者耳。是肺经有湿热者宜通草，心脾有热者当用木通。通草专利小便，木通兼利大便也。

车 前

甘，寒。清肺肝风热，渗膀胱湿热，利小便而不走气。与茯苓同强阴益精，令人有子。治湿痹，五淋，暑湿，目赤障翳，催下胞胎。士材曰：止泄泻。若常服固精药多，一服便能有子。但阳气下陷，肾气虚脱，勿入车前。时珍曰：明目，补虚滑胎。治石淋，血淋，老人淋，孕妇淋，横产不出，瘾疹入腹，阴下痒痛。单服，治暴下不止。诚斋曰：虾蟆草也。六月采子，酒蒸捣饼，焙研用。张藉诗云：开州午月车前子，作药人皆道有神。惭愧文君怜病眼，三千里外寄闲人。可见治目病有功。开州者大而良，但阴虚水亏而目不明者，勿用。

草，甘，寒。凉血去热，止吐衄，消痕瘀，明目通淋，孕妇忌之。

---

① 时珍曰：《本草纲目·草部·通草》作"甄权"。
② 厚：《本草纲目·草部·通草》作"浓"。
③ 使语气足：《本草纲目·草部·通草》作"使语声足气"。

根，士材曰：用略同。时珍曰：治小便不通，喉蛾，目翳。同蜜，治热痢不止。诚斋曰：治干湿诸癣不愈，以穿山甲刮破，捣根取汁，擦之二三次，自愈。

瞿 麦

苦，寒。降心火，利小便，逐膀胱邪热，为治淋要药。破血利窍，决痈消肿，明目去翳，通经，堕胎。性利善下，虚者慎用。士材曰：若心虽热而小肠虚者，忌服。恐心热未除而小肠复病矣，当求其属以衰之可也。时珍曰：治小儿蛔虫，小便不利，产后淋，妇人阴疮，石淋，又治目疾九窍出血，喉哽，鱼脐疮，出竹刺。治刀箭在肉不出，瞿麦一两，酒煮服，立出。唐慎微曰：治痔，浸淫疮。《外台秘要》治髓，以瞿麦为末，水服方寸匕。又方治石淋，瞿麦为末，酒服方寸匕，日三服，当下石。《千金方》治产经数日不出，或子死腹中，母欲死，浓①煮汁服之。用蕊壳。丹皮为使，恶螵蛸。

楝 实

苦，寒，小毒。入肝舒筋，导小肠、膀胱之邪热，引心包相火下行，利小便、疝气要药。治伤寒热狂热厥，腹疼心痛，杀三虫，疗疮疥及消渴症属有虫为患。但脾胃虚寒者，忌之。时珍曰：治上下部腹痛，腹内长虫，小儿五疳。《经验方》治五种虫，以楝子研末，米饮下一钱匕愈。《荆楚岁时记》：蛟龙畏楝，患蛟龙瘕②者，煮汁服之，立瘥。以川产者良，大如枣。

---

① 浓：原作"脓"，据《本草纲目·草部·瞿麦》改。
② 蛟龙瘕：春、秋二时，蛟龙、虺蛇、蜥蜴之类遗精入芹菜中，人偶食之得病，发则似痫，面色青黄，肚腹胀满，痛不可忍。用糯米糖时时服之，服至数斤后，吐出小虫即愈。

土生者小，不堪用。一种楝树不结子，可毒，服之能杀人。酒蒸去皮，取肉去核，用浆水煮一日夜。茴香为使。

根皮，微寒，杀诸虫，通大便，治小儿蛔虫，消渴有虫。《肘后方》治五种虫，以楝皮去其苍者，烘干为末，米饮下二钱匕。又方瘾疹不瘥者，树皮煮汁，洗之。

叶，治疝气入囊痛，临发时，酒煮服，立瘥。

花，治热痱，焙楝花为末，掺之。又方患蚤虱，取楝花铺席下。

乌臼木

苦，凉，沉而降。利水通肠，功胜大戟。疗疔肿，解砒石毒。若挟虚者，不可沾唇。时珍曰：解蛇毒、鼠莽毒，治暗疔，关格，胎疮，大小便不通。树高数仞，叶似梨杏。五月开黄白细花，子黑色，叶可染皂，子可压油，作烛点灯。

油，涂头变白。

叶，解食牛马六畜肉毒。生疗肿欲死者，捣自然汁一二碗，顿服，得大利即愈，未利再作服。冬用根。经外乔木类下又有注，参看。

海金沙

甘，寒，淡渗。除小肠、膀胱血分湿热，治肿满，五淋，茎痛。得栀子、牙硝、蓬砂，治伤寒热狂。士材曰：性不狠戾，惟热在太阳经血分者，宜之。时珍曰：治小便不通，脾湿肿满；敷痘疮变黑。景岳曰：专治小便癃闭，五淋。川产良。茎细如线，引竹木上。叶如芫荽而薄，背面皆青，有皱文，文内有砂，暴干以杖击之，取砂用，茎叶同。

蕨

甘，寒，滑。入小肠、膀胱，除暴热，利水道。处处山中有之，有六种皆可用。

五铢　开元钱

辛，寒。《汇言》曰：能通经，去闭，消瘀，治石淋。苏学士曰：唐开元钱，烧之有水银出，能治小儿急惊。王好古曰：古铜钱，须五百年前者可用。诚斋曰：半两钱更古。

急流水

甘，平。性速而趋下，通二便，宜煎风痹之药。张子和曰：治小便闭，诸药不愈者，取急湍水三升，冷服，一气饮下，立通。

温一品（又附二品）

覆　盆

甘、酸，微温。益肾藏而固精，补肝虚而明目。起阳痿，缩小便，泽肌肤，乌髭发，女子多孕。同蜜为膏，治肺气虚寒。士材曰：强肾无燥热之偏，固精无凝涩之害，金玉之品也。然小便不利者，又当禁之。去蒂，淘净，酒拌蒸。

叶，治目疾，研敷臁疮。

根，捣淘澄粉，蜜和，点痘后目翳，日三当散也。百日以外，难治。

凉二品

茭　白

甘，冷。利脏，通小便，清烦热，解蛇毒，酒毒。

田 螺螺师

甘，大寒。利湿热，止消渴，醒酒，利二便。盐捣敷脐，治二①便不通，腹胀如鼓。敷两股，治脚气攻注，痛不可忍。捣和麝少许，贴脐下，治噤口毒痢及黄疸。点目热赤痛，搽痔疮、狐臭。

---

① 二：《本草纲目·介部·田螺》作"小"。

足阳明胃腑药类

本经共计六十四品（今删去十品，又增附入二十五品）

补十品（又附四品）

谷 芽

甘，温。开胃快脾，下气和中，消食化积。士材曰：温中乃和脾胃之药。

干 柿

甘，平，涩。脾肺胃血分之药。健脾胃，润肠，宁嗽，消宿血。治肺痿，热血咯血，反胃，肠风痔漏。士材曰：厚肠胃而止泄，兼主下血。时珍曰：治嗽血，产后呃逆，鼻塞不通。解桐油毒，忌蟹。诚斋曰：最能清胃脘之血，胃经吐血者必需之。

鲜柿，甘，寒。色赤入心，清心，润脾肺而止咳，清胃，理焦烦。士材曰：性寒，肺经无火及风寒作嗽，冷痢，滑泄者并忌之。与蟹同食令人腹痛作泻。

蒂，苦，温。降气，止呃逆。肺经补品柿霜下有注可参看。

甘 蔗

甘，寒。和中，助脾胃除热，润燥止渴。治消渴，消痰，解酒毒，利二便，治呕哕反胃，大便燥结。士材曰：治噎嗝，惟胃寒呕吐，中满滑泄者，忌之。时珍曰：治眼暴赤，凡小儿患头疮，白秃，以蔗渣烧灰，油调涂之。《梅师方》治胃吐不止，用蔗汁七升，姜汁一升，和为三服瘥。以大而圆数寸，长六七尺者佳。

牛 乳

甘，微寒。润肠胃，解热毒及反胃噎嗝。诚斋曰：牛乳补虚劳，功过人乳，以牛无七情内火之故。久服润脾肺，泽肌肤，助精神，添血脉，疗肺痿吐血，皮聚而毛落。

喉，治反胃吐食，肠结不通。

羊 乳

甘，温。补肺肾虚，润胃脘大肠之燥。治反胃噎嗝，漱口疮舌肿。凡受蜘蛛咬伤浑身生丝者，饮羊乳立瘥。

鲫 鱼

甘，温。属土故和胃实肠，土制水又能治上气脚气。以大者为佳。忌麦冬、芥菜、砂糖、猪肝。诚斋曰：熬膏贴疮疖。

胆，《圣惠方》治小儿脑疳，鼻痒，毛发作德，面黄瘦，用鲫鱼胆滴鼻中，连三五日，甚效。经外鱼类下又有注。

鲞 鱼

甘，平。开胃消食，治暴痢腹胀。经外鱼类下又有注。

草 鱼

甘，温。暖胃和中，能发疮。经外鱼类下复见。

勒 鱼

甘，平。开胃暖中，作鲞尤良。经外鱼类下复出。

银 鱼

甘，平。健胃。经外鱼类下参。

泻十四品（又附十一品）

大麦芽

咸，温。助胃气上行而资健运，宽肠和中下气，消食除积，散结祛痰，化一切米面果食积。单用通乳，消乳。同蜜服，下胎。久服，消肾气。士材曰：疗腹中雷鸣，用之立效。时珍曰：宽肠下气，腹中虚冷，食辄不消。《圣惠方》治妊娠欲去胎，以麦芽二两，水一盏半，煎至一盏，分温再服。不下，再作和蜜服之。《肘后方》治产后腹胀不通，气急，坐卧不安，麦芽一两为末，煮酒服之。《千金方》治断乳乳不消，令人发热恶寒，麦芽五钱炒为末，白汤下。《千金翼》治四肢烦重，嘿嘿欲卧，食后更甚，此名谷劳。以麦芽一升，椒一两，并炒，干姜三两捣，和白汤下。诚斋曰：治子断乳，下母乳辄胀痛者，麦芽一两，山楂七枚，蝉壳五个，煎服。不消，更作一服。炒用。豆蔻、砂仁、乌梅、木瓜、芍药五味为使。去齿。

大麦，咸，温，微寒。治消渴，壮血脉，益颜色，实五脏，化谷食。止泄不动风气，久食令人肥白无燥热，胜于小麦。面疗胀满更佳。

神曲

辛、甘。散气调中，温胃，化水谷，消积滞。治痰逆胀满，泻痢。酒煎服能回乳汁，下胎，治目疾。士材曰：治有积翻胃，产后运绝，但脾阴虚胃火盛者勿用。妊妇忌之。《百一方》治闪挫腰痛不歇，取神曲三钱匕，煅过淬酒，温服立愈。《圣惠方》治暴泻不止，取神曲以吴萸拌炒，酒下立愈。唐慎微曰：六畜食米胀欲死，煮曲汁灌之，立消。《千金方》治产后运绝，曲末水服方寸匕。《千金翼》治小腹坠大如磐，胸满，能食而不消，曲末水服方寸匕。贾相公治牛生衣不下，取曲末三合，酒一升，灌之便下。以配六神而造，作神久者良，炒用。诚斋曰：神曲乃消积之药，凡脾胃虚弱，饮食易于停滞者，当补脾元，少佐资健之品。挟寒者温之，挟热者清之。又有火不生土，食易停者，又当壮下焦之火，釜底加薪，皆非神曲所宜。而小儿脾元未固，饮食不节，更易积滞，当以四君为主，佐以陈皮、五谷虫、麦芽。寒则温之以木香，热则清之以连翘，无不愈者。譬如物之初生嫩质小芽，不兢兢培埴，安能望其长成？譬之小儿元气未长，凡有诸病当以根本为要，或病实未可补，又当于病去后急调之，此时若亏其真元，则长大必有一脏之不足。虽补之亦难一十。今之粗医不识此理，以曲为常行无关要之物，一遇小儿食滞者辄用之，不愈，加而用之，复佐以山楂、肶皮等物，消食丸、保和丸继而用之，此等药皆为小儿大忌。服之不可救药者，不但积滞不行，而脾肾衰败，五疳泄泻之症作，不旋踵而告变。间有过良医而救愈者，十中不过三四，则有暗损其纪算矣！如此等类，医杀之也。作酒曲专治糯米之积如神，尤不可为用消食。峡水曲性微寒，福建曲疗瘴气，百草曲解风寒滞气也。

红 曲

甘，温。破血燥胃，消食。治赤白痢，跌伤，产后恶露不净。士材曰：孕妇忌之。时珍曰：行药势，杀山岚瘴气。治女人血气痛，湿热泻痢，小儿吐逆。《千金方》治心腹作痛，红曲、香附等分捣为末，酒下立瘥。丹溪曰：研末调涂小儿头疮。以陈久红过心良。

瓜 蒂

苦，寒。胃经吐药，吐上膈风热，宿食，痰涎，治风眩头痛，懊恼不眠，癫痫，喉痹，头目湿气水肿、黄疸湿热诸病。若上部无实邪及胃虚者，不可用。士材曰：水泛皮中，吐之可愈。湿家头痛，嗜鼻自痊。但最能损胃伤血，耗气夺神，用者慎之。时珍曰：治身面四肢浮肿，食果不化，疟疾，可吐之。《外台秘要》治鼻不闻臭，瓜蒂、细辛研末，加麝香少许，棉裹住塞鼻中。《肘后方》治咳逆遍身风疹，名风痫。可煎瓜蒂吐之愈。《千金方》治黄疸遍身如金，以瓜蒂四十九枚，丁香四十九枚，锅内烧存性为末，每用一字，吹鼻揩牙，取出黄水痰涎，立愈。《鬼遗方》治发狂欲走，大便不通，瓜蒂捣末，棉裹塞下部，大便利即瘥。《圣惠方》治时气，三日外忽觉心满坚硬，手心热变黄，不治杀人。取瓜蒂七枚末之，吹两鼻，令黄水出，余调服之，得吐黄水一二升瘥。《食疗》云：疗急黄取瓜蒂、丁香各七枚，小豆七粒，为末，吹鼻中，少时黄水出瘥。此苦瓜蒂也，吐不止者，泡麝香五厘解之。

藤，治女人月经断绝，苦瓜藤、使君子各五钱，甘草六钱，为末，每用酒下二钱。

叶，消瘀血，治跌打，酒研服。又治小儿疳，涂发不生。

花，治心痛咳逆，烧灰酒服。

瓜子仁，甘，寒。能止女人月经太过。

漏 芦

苦，寒，咸。入胃大肠，通肺小肠。软坚，泄热解毒，通乳通经，生肌生脓，止血杀虫。治遗精尿血，疮疽发背，预解时行痘疹毒。时珍曰：治乳汁不下，无辜疳，白秃，单服治腹中蛔虫。出闽中，茎如油麻，枯黑如漆者真。甘草拌蒸。连翘为使。

土苓

甘、淡，平。阳明主药，健脾胃，祛风湿，利小便，止泄泻。治筋骨拘挛，瘰疬疮肿，杨梅疮毒。

时珍曰：健行不睡，解轻粉、银朱毒。杨梅疮，古方不载，明正德间起于岭表，其症多属阳明厥阴而及他经，盖相火寄肝，肌肉属阳明也。医用轻粉劫剂燥烈，入阳明劫去痰涎，从口齿出疮即干，愈。然毒挥入经络筋骨，血液枯槁，筋失所养，变为拘挛疮漏，竟致痼痼。土茯苓能制轻粉之去阳明湿热，用一两，苡仁、银花、防风、木通、木瓜、白藓各五分，皂角子四分，气虚加人参七分，血虚加当归七分，名搜风解毒汤。大如鸭子，有赤白二种，白者良。可代茶煮食，生啖忌茗。

儿肿消<small>救命王草药</small>

酸、苦、涩，微毒。消疮肿，治跌伤金疮大效。外敷用盐捣，内服用酒冲。方茎紫青色，二月生苗，四叶相对，尖而有锯齿，八、九月开水红细花，霜后乃枯，采根用。

豌豆

甘，平。治吐逆泻痢，消渴腹胀。时珍曰：治寒热热中，利小便，调营卫，杀鬼毒心病，解乳石毒发。《千金方》治霍乱吐利，豌豆一两，香薷一钱，水煎服。《杨氏方》治痘中有疔，或紫黑而大，或黑坏而臭，或中有黑线，十死八九。用豌豆四十九粒，烧存性，头发灰三分，珍珠十四粒，炒研为末，以油胭脂同杵成膏。以簪挑疔破，令人咂去恶血，以少许点之，即时变红活也。去壳用。

驴 尿

辛，寒。专治反胃噎嗝，又能杀虫。须乘热饮之取吐，未愈再吐。能食而不吐者，停服。

肉，补虚治劳损。经外畜类又见。

碱①

辛、苦，温，涩。消食磨积，去垢除痰。治反胃噎嗝，点痣，发面，浣衣。取蓼蒿浸晒烧灰，以原水淋汁，每百斤入粉面二三斤，则凝淀如石，为石碱②。

逆流水

甘，平。性逆而倒上，中风卒厥，宜吐痰饮之药宜之。诚斋曰：此西流水也。

阴阳水

治霍乱吐泻有神功。诚斋曰：甘，平。此生熟水也，取沸汤一半和冷水一半服。

山泉水

甘，寒。治霍乱呕吐，入火上，烧温服之。

黄齑水

酸，寒，咸。专吐痰饮、宿食，酸苦涌泄为阴也。

---

① 碱：原作"酸"，据《本草备要·土部·碱》改。
② 碱：原作"醶"，据《寿世传真·修养宜饮食调理第六》"碱水"条改。

温十五品（又附四品）

白附子

辛、甘，大温，有毒。阳明经药，引药势上行，治面上百病，补肝虚，祛风痰。治心痛血痹，诸风冷气，中风失音，阴下湿痒。士材曰：似中风症虽有痰亦禁用之，小儿慢惊勿用。时珍曰：治风痰眩运，小儿吐逆，小儿暑毒入心，痰塞心窍，搐搦，宜三生饮治之。陶弘景曰：此药久绝无复真者。本出高丽，今出凉州，岭南皆有之。

干黑姜

辛、苦，大温。除胃冷而守中，温经止血，定呕消痰，去脏腑沉寒痼冷，去瘀血生新血。阳生阴长，故吐衄下血有阴无阳者宜之。又引血药入气分而生血，故血虚发热，产后大热宜之。引以黑附入肾，祛寒湿，回脉绝之无阳。引以五味，利肺气而治寒嗽。引以茯苓，通心气，助心阳。君以术，燥脾湿而补脾，但多用消阴，孕妇忌之。东垣曰：开五脏六腑，通四肢关节，宣诸络脉。治冷脾寒痞，冷气反胃，下痢，宜甘草以缓之。王好古曰：用之宜辅大枣。时珍曰：治霍乱冻疮，产后肉线，毛孔出血，目忽不见，解竹鸡、鹧鸪、猘犬、蜘蛛、蝮蛇毒。《肘后方》治虎犬咬人，干姜末以内疮中立瘥。孙真人治水泻无度，干姜末粥饮服一钱立效。《集验方》治血痢久不瘥，以干姜烧存性退火，每服一钱，米饮下。《伤寒类要》治男妇患病后，未满百日交合，即成阴阳易病，满四日不可疗。宜用干姜四两为末，汤调顿服，覆衣被取汗即解，手足伸遂愈。诚斋曰：干姜温气，烧黑温血。取母姜晒干为干姜，烧黑为黑姜。今用炮姜，锅内炒不过皮上微黑，大失前人之制。

良 姜

辛，温。暖胃散寒，消食醒酒。治胃脘冷痛，心口一点痛，霍乱泻痢，吐恶噎嗝，瘴疟冷癖。但胃热者忌之。士材曰：虚人须与参、术同行，若单用、独用犯冲和之气。时珍曰：治脚气欲吐，脾虚寒疟。嗜鼻中治头痛，同草豆蔻治口臭。出岭南高良郡，东壁土炒用。

子，名红豆蔻。辛，温。温肺散寒，醒脾燥湿，消食解酒。东垣曰：治脾胃药可加用之。时珍曰：治吐酸反胃，噎嗝，解酒，霍乱，绞肠痧痛。

荜 拨

辛，热。除胃冷，温中下气，消食祛痰。治水泻气痢，虚冷肠鸣，冷痰，恶心吐酸，疝癖阴疝。亦走大肠，散阳明之浮热，治头痛牙痛，鼻渊。多服走真气，动脾肺火，损目。士材曰：理心疼，古方罕用之。《千金方》治气痢久不愈，乳煎荜拨服之瘥。唐慎微曰：主老冷心痛，水泻虚痢，呕逆醋心，温中下气之药。《经验后方》治偏头痛绝妙。荜拨为末，令患者口含温水一字，吹鼻中，左痛吹左、右痛吹右效。以青色去梗用头。醋浸一宿，刮去皮粟，免伤人肺。

胡 椒

辛，温。纯阳暖胃，快膈下气，消痰。治寒痰食积，肠滑冷痢，阴毒腹痛，胃寒吐水，牙齿浮热作痛，杀一切鱼肉鳖蕈毒。食料宜之，食之者众。多食损肺走气，动火发疮及痔、脏毒。士材曰：能去风，多服致齿痛目昏。时珍曰：治宿食不消，霍乱气逆，心腹卒痛，冷气上冲，壮胃气，除胃寒吐水，大肠寒滑虚胀。《百一方》治蜈蚣咬伤，嚼胡椒封之即不痛。《千金方》治反胃，小便闭，胡椒一撮，葱白五茎，麝香少许，入黄腊造作挺子，插入阴户，汗出愈。

荜澄茄，与胡椒一类二种，大于胡椒。辛，温。治略同胡椒。塞鼻，治鼻不通。《圣惠方》：凡吐出黑汁治不愈者，研炒澄茄为末，米糊丸梧子大，每姜汤下四十丸，日二，当愈。

山胡椒，所在青之似胡椒，色黑颗粒大如黑豆，味辛，大热，无毒。主心腹冷痛，破滞气，俗用有效。

丁　香

辛，温。纯阳泄肺，温胃火，能疗肾，壮阳事，暖阴户。治胃冷壅胀，呕哕呃脱，疝癖奔豚，腹痛口臭，脑疳齿墨，痘症。胃虚灰白不发热症忌用。士材曰：疗胀满。时珍曰：温脾胃，止汗，霍乱，杀虫辟恶，止五色痢。敷乳头破裂，名奶头花症。解酒毒，暴心痛，小儿吐泻，婴儿吐乳，婴儿冷疳致面黄腹大，反胃吐食，朝食暮吐，毒肿入腹。敷痈疽恶肉，桑蝎螫人。《外台秘要》治食蟹致伤，取丁香七个末之，煎生姜汤下。《肘后方》治妇人阴冷，丁香为末，棉裹纳阴中自热。《百一方》：以一两为研末，川椒六十粒亦研之，合榆树皮末装绢袋，盛佩辟邪，绝无汗气。士材曰：吹鼻中杀脑疳，治关格，伤寒呃逆，崩中产难，去鼻瘜。入润剂中加之更妙。《千金方》治干霍乱，不吐不下，丁香十四枚末之，以沸汤一升，和之顿服，不瘥更再服。《梅师方》治妒乳，乳痈，取丁香捣末，水调服方寸匕。又方，治崩中昼夜不止，取丁香二两，以酒二升，取半分服。《衍义》曰：含之去口气。丁香末缝纱囊如指样，寒便热，妇人阴户极佳。《肘后方》同。以大如山萸、巴豆者为母丁香良，畏火及郁金，用去丁盖。

肉 蔻

辛，温。理脾胃，下气，逐冷痰，消食解酒。治积冷心腹胀痛，痰食作痛，中恶吐沫食不下，小儿吐逆，涩大便，止虚泄冷痢。凡痢症初起者忌之。士材曰：辟鬼杀虫，治心腹虫痛。病人有火者勿服。时珍曰：治火泻不止，老人虚泻。糯米粉裹煨熟，去油用。忌铁。

檀 香

辛，温。调肺脾胃，利胸膈，去邪恶，引胃气上行，进饮食，为理气要药。士材曰：杀鬼辟虫，止心疼，调气在咽胸之间有奇功。按痈疽溃后及脓多者不宜服。时珍曰：去恶气，面黑斑，消风热肿毒，杀蛊毒，霍乱，吐食，涂外肾及腰肾痛。白而润者良。

升 麻

辛、苦、甘。脾胃引经，走肺大肠，表风邪，发火郁，升阳于至阴之下，引甘温上行，补卫而实表。治时气毒厉头痛，寒热，肺痿，下痢后重，久泄脱肛，崩中带下，足寒阴痿，目赤口疮，痘疹痈疮，解百药毒，吐蛊，杀精鬼。凡阴虚火动者忌用。士材曰：避瘟瘴，但性升。凡吐血衄血，咳嗽多痰，气逆呕吐，怔忡癫狂，切勿误投。景岳曰：引石膏除齿痛、牙肿、臭烂，引葱头去阳明表症头痛，引当归、苁蓉通大便结燥。时珍曰：解百毒，杀百精老物殃鬼，安魂魄鬼附啼泣，吐蛊毒，挑生蛊入口皆吐出，解莨菪、射工、溪毒，又治游风肿痛肿毒，惊痫，豌豆疮，小儿尿血，消斑疹。诚斋曰：升麻乃胃经引经药，宜少用不宜多，专主脾阳下陷，九窍不通，头目四肢无力，此补中益气之方加而用以发脾胃升腾之气。如中蛊毒及食毒煎服之，取吐不过应一时之急用。若头目面齿之病用之，不但不效而且引火上行。如胸中有湿邪因热而上攻头面作肿用之，反助湿火上行，则轻病变重，倍加肿痛矣！复有肾气虚者切不可用，倘误用之，升提真阳而上越，则必有暴止之戒矣！复有脾阳虚而不胜湿，头目四肢浮肿，此但健脾补火除湿而自愈，若错认为补中益气症而用之，则水气泛滥而上行，攻胸腹而致肿满矣！以青绿而极坚实者良。去须芦，蜜炒用，吐毒生用。忌火。

大风子

辛，热，有毒。取油，治癣疮、疥癞有奇功，杀虫，劫毒，内用者稀。丹溪曰：粗工疗大麻病，佐以大黄，殊不知此物性热燥痰而伤血，至有病将愈而先失明者。时珍曰：治杨梅毒疮，涂手足破裂。出南番，子中有仁白色，陈则油黄不堪用，入丸药压去油用。

花　红

酸、涩、甘，温。生津，多食发热，闭百脉。

杨　梅

酸、甘，温。祛痰止呕，除恶止痢。多食损齿，衄血，先食饮酒则不吐。忌与生葱同食，发疮动痰。

叶、皮，解服砒毒。树生癞以甘草钉钉之。

炉甘石

甘，温。胃经药，平肝胜湿，止血消肿，收湿除烂，退目翳，为目疾要药。士材曰：祛痰散风热。时珍曰：治漏疮不合，甘石、牡蛎煅研末敷之。《千金方》治下疳阴疮及阴下湿痒，甘石一两火煅醋淬五次，儿茶三钱捣末，麻油调涂。《肘后方》：

同蛤粉研，扑。壮如羊脑，松似石脂，点赤铜为黄者真。烧红，
童便淬七次，水飞用。

鲂鱼

甘，温。补中益气，能除胃风之症。一名鳊鱼，劳则尾赤。
《诗》曰鲂鱼，赪尾是也。经外鱼类有注。

凉十一品（今删去一品，又附六品）

芦根

甘，寒。益胃降火，治呕哕反胃，消渴客热，伤寒内热，
止小便数，解鱼蟹河豚毒。士材曰：疗噎膈，但霍乱因于寒者
勿服。时珍曰：治呃逆，解诸肉毒。取逆水生者，在水底肥厚
者佳，去须节用。浮出水者不堪。

笋，时珍曰：功力更胜芦根，疗食狗毒、药箭毒连呃不止。

花，时珍曰：治干霍乱，煮芦花浓汁，服一升立愈。

芦茎内虫，甘，寒，无毒。治小儿饮乳后吐逆不入腹，取
二枚煮汁服。

石斛

甘、淡，微寒，涩。清胃经虚热，涩元气，益肾精，强阴，
暖水脏，平胃气，补虚劳，壮筋骨。治风痹脚弱，发热自汗，
梦遗滑精，囊涩余沥。士材曰：清胃生肌，逐皮肤虚热，厚肠
止泻，安神定惊，宜于汤液，不宜入丸。时珍曰：治骨中久痛，
飞虫入耳。同川芎口内含水嗜鼻，治睫毛倒入。生六安始与庐
江、温台处，荆州、蜀中者俱好，而不及广南所产为更佳。以
光泽如金钗，股短而中实，生水边石上者良，味甘而不苦者真。

酒浸用汁少①须熬膏为妙。恶巴豆，畏姜虫。细剉，水浸六七日熬之。

木斛，甘、苦，寒。时珍曰：可补虚，疗脚弱膝痛。出宣州，似石斛而虚粗。

石 膏

辛、甘，寒。入胃兼清肺热三焦之火，发汗解肌，止渴；伤寒阳明症大渴引饮，中暑自汗，舌焦牙疼；消斑疹，但用之须倍他药；然胃弱血虚及病未入阳明者禁之。时珍曰：立夏前宜慎用，治夜昏雀目。涂小儿丹毒，油火灼伤。又治夜昏雀目。《圣惠方》治伤寒发狂，逾垣上屋，石膏二钱，黄连一钱为末，煎甘草汤待冷，入药末调服。《外台秘要》治内蒸，必外寒内热，把手附骨而热也，其根在五脏六腑之中，必因患后得之，骨肉自消，饮食无味或皮燥而无光，蒸盛之时四肢渐细，足胕肿起。石膏十两研如乳粉，水和服方寸匕，日再，以体凉为度。《肘后方》：小便卒数非②淋，令人瘦，以石膏半斤捣碎，水一斗，煮取五升，稍饮五合。《梅师方》治汤火灼痛不可忍，取石膏细末敷疮愈。《子母秘录》治乳不下，石膏三两，水二升，煮二沸，三日饮，尽妙。生齐、汾、孟诸州，色至莹白，黄者不堪用。而钱塘出一种在地中，雨后时时自出，如棋子白彻最佳。今之用者乃方解石，虽白不透彻而性燥，与石膏大不相同，用者试之烧。研甘草，水飞用。忌巴豆、铁器。

西 瓜

甘，寒。解暑除烦，大清胃热，利便醒酒。多食伤脾胃，

---

① 少：稍微。
② 卒数非：原漫漶不清，据《证类本草·卷四》石膏条补入。

助湿，秋深作疟痢。凡黄疸及反胃，脚气，癥瘕人皆不可食，令终身不瘥。食瓜作胀者，食盐花即化。或饮酒及水，或服麝香，尤胜于诸物。时珍曰：中伏食之，永不中暑。

梓白皮

苦，寒。主吐逆反胃，时气瘟病，目疾，洗皮肤作痒。近道有之。木似桐而叶小，花紫有三种，木理白者为梓，赤者为楸，美文者为椅①，小者为榎。

叶，饲猪，令肥大三倍，杀猪身生疮癞。

慈菇

甘、辛，小毒。清热散结，治痈疮疔肿，瘰疬结核，解诸毒，蛊毒，虫，狂犬伤。士材曰：寒凉之品，不得温服，涂粉斑酒刺。时珍曰：治风痫。景岳曰：治风痰痫疾，以茶清研服，取吐效。

生处州遂昌县良。四月初旬采之如小蒜，过此则苗枯难寻矣。

蒿笋

苦，冷，微毒。通乳，解蛇毒，百虫不敢近。蛇虺触之，则目暝不见物。中其毒者，以生姜捣自然汁饮之。

万年青

甘、苦，寒。治咽喉急闭，同米醋灌，吐之愈。时珍曰：治小便不通，小便尿血，乳汁不通。

---

① 木理白者……椅：《本草纲目·木部·梓》"时珍曰：梓木处处有之。有三种，木理白者为梓，赤者为楸，梓之美纹者为椅。楸之诸家疏注，殊欠分明。桐亦名椅，与此不同。此椅即尸子所谓荆有长松、文椅者也。"

子，治略同。尤能催生，治阴囊痈肿，闪损腰痛。《千金方》治小儿疖疮愈后，疤上不生毛发。先以竹刀括损，取万年青子、胡狲姜各等分，研末擦之。

雪里青过冬青

苦，大寒。治咽喉急闭。如天名精而小叶，布地生无枝干，四时不凋，雪天开小白花。

田　鸡

甘，寒。解劳热，热毒，利水消肿。《馔食》治痔瘦，补虚损，尤宜产妇。生捣取汁服，治虾蟆瘟病。

散四品（今删去一品）

葛　根

辛、甘，性平。鼓动胃气上行，生津止渴，开腠发汗，解肌退热。治胆胃泄泻，伤寒中风，阳明头痛如破，血痢温疟，肠风痘疹，起阴气，散郁火，解酒毒，利二便，杀百药毒。多用伤胃。生汁大寒，解温病，火热，吐衄诸血。士材曰：主消渴，大呕吐，大热。生用堕胎，熟用止血痢。然上盛下虚人，虽有脾胃症，亦不宜服。时珍曰：破血排脓，吐血下血，辟瘟不染。捣汁杀野葛、巴豆、百药毒、猘犬伤，敷蛇蛊毒。《外台秘要》：解诸药中毒发狂热闷，饮汁三合。

《梅师方》：中鸩毒气欲绝者，葛粉三合，水三盏，调服。口噤者，折齿灌之。《百一方》：取葛花，同小豆花捣末，酒服方寸匕，饮酒不醉。《千金方》治酒醉不醒，取葛汁一二升，灌之立醒。《千金翼方》治虎伤疮，收生葛煮浓汁洗疮，兼捣葛末，日五六服。《广利方》治心热吐血不止，生葛根汁半大升，频服立瘥。《伤寒类要》专治伤寒天行，若初觉头痛内热，脉洪起，至二日。取葛根四两，水三升，内豉一升，煮取半升服。诚斋曰：无鲜者，以葛粉代之。

花，专能解酒。

白　芷

辛，温。散风湿表汗，通窍，为胃经主药，兼走肺大肠。治阳明头痛目昏，眉棱骨痛，牙痛，鼻渊，皮肤燥痒，三经风热之病；活血排脓，产后伤风，血虚头痛。然升发，凡血热有火者忌之。士材曰：治目泪，赤白带。痈疽已溃，宜渐减去。景岳曰：炒黑，能提血崩，漏下赤白。时珍曰：治反胃吐食，盗汗不止，难产，乳痈，一切目疾，肿毒，疔毒，丹毒，刀箭金创，砒毒。《外台秘要》治风热痰火，眉棱骨痛，白芷、片芩等分为末，茶清调服。《千金方》治腹蛇伤死，遍身皮胀黄黑色，取白芷一斤捣末，麦门冬煎服，调药末下。《肘后方》治蛇伤溃烂见筋，先用温水洗净，取白芷、胆矾、麝香为末，调涂或掺之，拔出恶水自愈。以太平色白气香者佳。或微炒。当归为使，恶旋覆花。

白　微

苦、寒，咸。温阳明冲任之药，利阴气，下水气，主中风身热支满，忽忽不知人，血厥，热淋，温疟洗洗寒热酸痛，妇人伤中淋露，产后烦呕等症。《外台秘要》治鼻塞不闻香臭，白微一两，百部二两，贝母、款冬各五钱，为末，每服一钱末饮下。《千金方》治妇人遗尿，白微、芍药各等分捣末，米饮调下。时珍曰：凡人平居无疾，忽如死人，身不动摇，目闭口噤或微知人，眩冒，移时方寤，此名郁冒，亦名血厥。此由汗多血少，阳气独上，气塞不行，故身如死；气过血还，阴阳复通，故移时方瘥。妇人尤多，宜服白微汤。白微、当归一两，人参五钱，甘草一钱五分，每服五钱，水二盏，煎一盏，温服。丹溪曰：治鼻塞，疗百邪鬼魅。黄白色，类牛膝而短小。恶大黄、大戟、山茱萸、姜、枣。

虫三品（今删去一品）

胡桐泪

苦、咸，大寒。入胃，清热杀虫，软坚，治咽喉热痛，齿䘌风疳，瘰疬结核。苏颂曰：古方稀用，今口齿家为上品。时珍曰：治大热毒，心腹烦满，水煎胡桐泪，吐之愈。唐慎微曰：主风虫，牙齿痛，瘰疬症，非此不能除，以其能软一切物也。杀火毒、热毒、砒毒。《百一方》治湿热牙痛喜吸风，取胡桐律为末，加麝香，掺之。《鬼遗方》治走马牙疳，胡桐泪、黄丹等分，研末掺之。《千金方》治牙齿蠹黑，乃肾虚也。胡桐泪一两，丹砂五钱，麝香一分，为末，敷之愈。华元化曰：主牛马急黄黑汗，水研胡桐泪三两，灌之立瘥。出凉肃，胡桐树脂入土，与土石相染，状如姜石，极咸苦，得水便消者真。

雷　丸

苦，寒，小毒。入胃、大肠，杀虫积，治应声虫。士材曰：专于疏利，清胃热。时珍曰：治阴痿，癫痫狂走，筋肉化虫，杀三虫，利丈夫不利女子。竹之苓也，得雷而生，故名。无苗蔓，大小如粟，状如猪苓而圆，皮黑肉白甚坚实。竹刀刮去黑皮，甘草水浸一宿，酒拌蒸或炮用。荔枝、芫元、厚朴、蓄根为使，恶葛根。

足少阳胆腑药类

本经共计九品（又增附入四品）

补一品

枣 仁

甘、酸。补肝、胆，炒香醒脾。助阴气，坚筋骨，除烦止渴，敛汗宁心。疗胆虚不眠，酸痹久泻。生用，又能治胆热好眠。士材曰：胆有实邪热者勿用，收敛太过故也。时珍曰：治胆风沉睡，睡中汗出，烦心不得眠，脐上下痛。诚斋曰：敛神气之药。同五味子治心肾不交，睡卧烦燥，满腔心事，自汗欲起，立效。又曰：睡中彻夜不寐，汗出但不烦躁，枣仁一两炒香，人参五钱，茯苓五钱，为末，蜜水调服一钱，临卧下，立瘥。《千金方》治刺入肉，不出作痛，烧枣仁水服，立出。炒研用，恶防己。

泻二品（又附一品）

柴 胡

苦、辛，微寒，专入胆经。清热，引肝胆阳气上升，宣气血，散结。调经表伤寒邪热，痰热结实，虚劳，肌热，呕吐心烦，诸疟寒热，头眩目赤，胸痞胁痛，口苦耳聋，妇人热入血室，胎前产后诸热，小儿痘疹，五疳羸热。散十二经疮疽血凝气聚，功同连翘。尤阴虚火痰气升者禁用。士材曰：治痰实结胸，饮食积聚，心中烦热，目赤头痛，湿痹，水胀，肝劳，骨蒸。时珍曰：平肝、胆、三焦、包络相火，障翳，黄疸湿热，眼目昏暗，经水不调。《千金方》^①：治小儿十五岁以下，遍身如火，日渐黄瘦，盗汗，咳嗽烦渴，名为骨热。用银州柴胡四两，丹砂三两，为末，猪胆汁拌和，饭上蒸熟，丸如绿豆大。每服十^②丸，桃仁乌梅汤下，日三服。出银州为上，即今延安府。根如鼠尾，长一二尺，软而微白，甚芳香。四^③畔生处，多有白鹤、绿鹤于此飞翔，是柴胡香直上云间，若有过往闻者，皆气爽也，今皆用之于劳及痄症。北产者或襄州者，亦如前胡而软不甚白，亦良，今用之于伤寒杂病。近来肆中皆用南产，如蒿细而强硬，不堪之极。医家不细辨之，且银州柴胡极香而今又不香，致使要药无从备用，惜哉！外感生用；内伤升气，酒炒或蜜炒。前胡、半夏为使，恶皂角。

川芎

辛，温。专入胆旁及肝、心包，血中气药，升腾肝胆阳气上行头目，能补，能润，行血海之风，散瘀止痛调经。治风湿在头，血虚头痛，腹胁腰痛，气郁血郁，湿泻血痢，寒痹筋挛，目泪鼻涕，风木为病，一切血症，痈疽疮疡。然走泄真气，单服、久服，令人暴亡。士材曰：主面风，调经，种子，长肉，排脓。凡虚火上炎，呕吐，咳逆，皆忌。时珍曰：治中风入脑，妇人血闭，气虚头痛，气厥头痛，风热头痛，崩中，产后乳悬。《外台秘要》^④ 治齿根长出血，浓煮川芎末，含之瘥。《千金方》治一切心痛，取川芎末，烧酒调服一钱匕，立瘥。《肘后方》治

---

① 千金方：《本草纲目·草部·柴胡》作"《圣济总录》"。
② 十：《本草纲目·草部·柴胡》作"一"。
③ 四：《本草纲目·草部·柴胡》作"西"。
④ 外台秘要：《本草纲目·草部·川芎》作"弘景"。

小儿脑热好闭目，及大人太阳痛，目赤肿，取川芎、薄荷、朴硝等分，吹鼻中。取川产大块，里白不油，辛甘者胜。江南所产者小，名抚芎，止能开郁而已。白芷为使，畏黄连、硝石、滑石，恶黄芪、山茱。

苗，名蘼芜。辛，香。治头风眩晕，定惊，除鬼症，蛊毒。作饮服，止泄。

凉六品（又附三品）

龙 胆

大苦，寒。入胆。泻肝、胆火及膀胱、肾经之湿热，与防已同功。治骨间之寒热，惊痫，邪气，时气，瘟病，湿热，热痢，脚气，喉风，赤眼努肉，痈疽疮疥。酒浸亦能上行、外行，然过服损胃气。士材曰：治肠中小虫，小儿客忤，惊痫。若其人气弱或非实热者，立见杀人。时珍曰：去目中努肉，痛不可忍及卒然尿血，小儿大热、盗汗。《肘后方》治卒心痛，龙胆四两，酒煮顿服。《圣惠方》治蛔虫攻心如刺，口吐清水，龙胆一两去头，剉，水二盏，煮取一盏，露一宿，平旦服之。《千金方》治眼中漏脓，取当归、龙胆各一两，为末，温水下二钱，日一服。出吴兴者佳，甘草水浸一宿，曝用。小豆、贯众为使，忌地黄。

胆 矾

辛、涩，有毒，入胆。吐痰涎喉痹，发散风木相火，杀虫，治崩淋，疮毒，阴蚀，牙虫。时珍曰：治牙疳风，犬咬，痔疮，杨梅疮。《百一方》① 治桃生蛊毒，胸口痛。胆矾二钱，茶清泡服，即吐出。《千金方》② 治甲疽，或因割甲伤肉，或因靴夹，致肿毒延烂。胆矾一两，烧烟尽，研末，掺之立瘥。《圣惠方》③ 治肿毒不破，取胆矾、雄雀屎为末，敷之自穿。是铜精，形如空青，以蒲州鸭喙色为上，羌里色少黑次之，信州又次之。市人多以醋揉青矾伪之，但有醋气。以磨铁作铜者真。畏芫花、辛夷、白微、桂。经外石类又见。

熊胆

苦，寒。入胆，兼清心、肝。明目，杀虫。惊痫、五痔，涂之瘥。时珍曰：清心退热，去心涎，洗初生目闭，十年久痔。《外台秘要》治时气热盛，变为黄疸，取熊胆，水服方寸匕，立瘥。《圣惠方》④ 蛔虫攻心刺痛，熊胆末服一刀圭，立愈。《食医心镜》⑤ 疗水努射人如伤寒状，下身发疮，熊胆研涂，立愈。通明者佳，善辟尘。扑尘水上，投胆少许，则豁⑥然自开而运转水面如飞者良，余胆虽亦转但缓且不开尘。经外兽类细注。

蚺蛇胆

苦、甘，寒，小毒。禀己土气而制胆木，凉血明目，疗疳杀虫，主肝、胆、脾之病，治惊痫。时珍曰：治飞尸，游蛊，喉中有物，吞吐不出，心腹蛊痛。灌鼻中，杀小儿脑疳。黑色而狭长，皮膜极薄，舐之苦而甜。取粟许，着净水中浮游，水

---

① 百一方：《本草纲目·石部·石胆》作"《岭南卫生方》"。
② 千金方：《本草纲目·石部·石胆》作"《梅师方》"。
③ 圣惠方：《本草纲目·石部·石胆》作"《直指方》"。
④ 圣惠方：《本草纲目·兽部·熊胆》作"《外台》"。
⑤ 食医心镜：《本草纲目·兽部·熊胆》作"《斗门方》"。
⑥ 豁：原作"割"，据《本草纲目·兽部·熊胆》改。

上回旋，行走极速者真。其胆上旬在头，中旬远心，下旬近尾，能护心止痛。受仗时噙之，杖多不死。

肉，极肥美，无毒。

诚斋曰：有小毒，四月勿食。治手足风，杀三虫，去死肌，皮肤风毒，疥癣恶疮，辟瘟疫瘴气。出岭南，大者五六围，小者三四，斑文如锦，行地不举头者真。捕人插花头上，即注视不动，乃杀之。皮可冒鼓及刀剑药器。度岭南，食其肉不染瘴气。传云柳子厚《捕蛇说》即此者，非也。

牙，佩之，辟不祥，利远行。

乌鱼胆

甘，寒，入肝、胆、胃经。清热，治喉痹将死者，点入即瘥。病深者水调灌之，兼疗目疾。

肉，治十种水气垂死，七日生，义鱼也。《医方摘要》：除夕黄昏时，取大者一尾，煮汤浴儿，遍身七窍俱洗到，能免出痘，不可嫌腥而以清水洗去也。如不信留一手或一足不洗，遇出痘时，不洗处痘偏①多。此乃异人所传，不可轻视。

青鱼胆

苦，寒，入胆及肝经。疗目疾，点目消赤翳，咽汁吐喉痹，涂火热疮，疗鱼骨硬。腊月收，阴干。经外青鱼下又有注。

---

① 偏：原作"不必"，据《本草纲目·鳞部·鳢鱼肉》改。

足太阳膀胱腑药类

本经共计十二品（今删去一品，又增附入五品）

补一品（又附一品）

猪脬

甘、咸，寒。治遗尿、疝气引经药。妇人生产，子户破伤，水滴不绝者，用之极效。

羊脬，治同，性温。

泻六品（今删去一品，又附三品）

防己

辛、苦，寒，太阳经药。行十二经，通腠，利窍，泻下焦血分湿热，风水。治肺气喘息，诸痫，湿疟，风水，脚气，痈肿恶疮或湿热流入十二经致二便闭，用之极效但性险健。凡阴虚及湿热在上气分者大忌。东垣曰：瞙①眩之药，服之使人心烦乱，食减。惟于湿热壅遏及脚气者宜之。若挟虚者，切勿用之。士材曰：分二种，木防己专治风，汉防己专利水。时珍曰：解雄黄毒。《肘后方》② 治鼻衄不止，生防己捣碎末之，新汲水③服二钱匕，仍以少许嗜鼻，立愈。

---

① 瞙（mò 莫）：目不明。《字统》："目不明也。俗谓目翳曰瞙。"
② 肘后方：《本草纲目·草部·防己》作"《圣惠方》"。
③ 水：原脱，据《本草纲目·草部·防己》补。

《千金方》①治霍乱吐利，防己、白芷等分，水调服一钱匕，立瘥。生汉中，今出宣都、建平、黔中。外白内黄而有黑纹如车辐解，黄实而香，名汉防己；其青白虚软，腥气皮皱，上有丁足子，名木防己。酒洗用。恶细辛，畏草薢、女菀、咸卤。

茵 陈

苦，寒，入膀胱。发汗利水，泄脾胃之湿热，治黄疸君药。又治伤寒时疾狂热，瘴疟，头目旋痛，女子瘕疝。士材曰：中病即止，勿过用。时珍曰：治瘄黄，酒瘄，遍身风痒。唐慎微②曰：治遍身生疮疥，煮茵陈汁洗之，立瘥。《伤寒类要》治伤寒发汗不彻，有留热，身面皆黄，以茵陈、栀子各三分，秦艽、升麻各四分，末之。每用三钱，水四合，煎二合，日二服，以知为度。以西产如淡色青蒿而背白者良。

萹 蓄

苦，平。杀虫，利小便。治黄疸，热淋，蛔咬腹痛，虫食下部。士材曰：理疗疮疾，不宜恒用。景岳曰：治心腹作痛。时珍曰：治小儿魅病。同豉汁，治霍乱吐利。单服，治热淋涩痛。《外台秘要》③：治痔发疼痛，捣萹竹汁一两，服立瘥，不瘥更服。叶困菴曰：萹竹清膀胱之热。叶细如竹，弱茎引蔓④促节如钗，有粉，三月开红花。

---

① 千金方：《本草纲目·草部·防己》作"《圣惠方》"。
② 唐慎微：《本草纲目·草部·茵陈蒿》作"《千金方》"。
③ 外台秘要：《本草纲目·草部·萹蓄》作"《药性论》"。
④ 弱茎引蔓：原作"茎弱蔓引"，据《本草纲目·草部·萹蓄》乙正。

冬葵子

甘，寒，滑。润燥利窍，通营卫二便，滋气脉，行津液，消水肿，通关格，下乳，滑胎。士材曰：催生，疏便闭，多服损真。景岳曰：出痈疽头，下丹石毒。时珍曰：以其行津液，故又入膀胱。治难产困倒或倒生，胞衣不下，便毒初起，解闭口椒毒。诚斋曰：即人家可种向日葵花，以八、九月复种，经年采之为冬葵，余时不入药。

菜，治人手足之忽长倒生肉刺，痛不可忍，名曰肉锥怪病，即食葵菜即愈。

花，赤者疗血燥，治赤带。白者治气热，疗白带，亦能通血淋、关格。

根，捣汁用。治小儿误吞钱，解闭口椒毒，疮肿，烧灰敷口吻疮。

猪　苓

甘、苦、淡。泄滞，利窍，助阳入膀胱、肾经，能升能降，开腠发汗，利便行水，功过茯苓。治伤寒温疫大热，懊恼，消渴，肿胀，淋浊，泻利，疾疟。然耗精液，多服损肾昏目。士材曰：枫树苓也，生土底，感枫根之气，治湿痰、利水甚妙，无湿者勿服。时珍曰：治壮年遗溺，解蛊毒尸疰不祥，满腹急痛，妊娠子肿，白浊。《肘后方》①：治小儿秘结，猪苓一两，鸡屎白一钱匕，同煮服，立通。唐慎微曰：治冬时寒嗽，如疟状。肉白而实者良，去皮用。

---

① 肘后方：《本草纲目·木部·猪苓》作"《外台秘要》"。

滑 石

甘、淡，寒，滑。已入肺经散品内，不复再注。

温—品

葫芦巴

苦，温，入膀胱、命门。暖丹田，壮元阳。治肾脏虚冷，阳气不能归元，又治瘕疝，冷气，寒湿，脚气。士材曰：治膀胱疝气，即海南所产萝菔子也，功同肉桂。按相火炽甚，阴血亏少者，禁之。时珍曰：同茴香，治小肠气痛。酒浸、曝，或蒸、或炒用。

凉—品

黄 柏

辛、苦，寒。泻膀胱相火，除湿热在下焦，骨蒸，劳热，痿痹，目赤耳鸣，消渴，便闭，疸肿，湿热泻痢赤白，漏下，诸疮痛痒，口疮，痔血，杀虫，安蛔。但伤胃，尺脉弱者，禁用。士材曰：不利于虚热之人。凡脾虚呕泻，好热恶冷，五更泄，小便多，小腹冷，阳虚发热及瘀血产后，金疮痈疽溃后，伤食阴虚等症，发热痘后小水不利，阴虚小水不利，血虚烦躁不眠，皆不可服也。东垣曰：王善夫病，小便不通，渐成中满，腹坚如石，腿脚裂水，睛努，食不下，痛苦不胜，利小便之药遍用而愈盛，此膏粱积热伤其肾水，以致膀胱干涸，小便不化，火又逆上而为呕哕。《难经》曰：关则不得小便，格则吐逆。洁古老人言：热在下焦，但治下焦，其病必愈。遂处以苦寒北方之药黄柏、知母各一两，酒洗焙研，入桂一钱为引，熟水丸芡实大，以二百丸作一服，沸汤下，少时前阴如刀刺火烧之状，溺如暴泉涌出，床下成流，一瞬而肿胀消散矣。时珍曰：治五脏肠胃中结热，黄疸，女子漏下赤白，阴伤蚀疮，又惊气在皮间，肌肤热赤，目赤肿痛，口疮、热疮泡起，虫疮，杀疰虫，蛔虫心痛，诸疮痛不可忍，上盛下虚，小儿热泻，头疮，脏毒，消渴，尿多，喉咽痛痹，敛口生肌，茎疮下血如鸡肝片。《是斋方》治小儿囟肿，捣黄柏末擦之。《小品方》治小儿下血及血利，黄柏、赤芍等分，饭丸梧子大，汤酒任下。《闻人方》治热极呕血，黄柏蜜炙，麦冬汤下。诚斋曰：黄柏得细辛，泻膀胱火，治口舌生疮极效。治下血数升，黄柏一两，蛋白一个，取炙黄柏尽为末，水丸绿豆大，每服七丸，温水下，日三服，名金虎丸。小儿囟肿，黄柏末不可敷脑，须贴足心，引火下行妙。以川产肉厚色深者良。肉薄色黄者，出邵陵。治里治下用川产，治表治上用邵产，俱佳。生用降实火，蜜炙治中，盐制治下，酒浸上行，炒黑止崩带，乳调敷冻疮。恶干漆，伏硫黄，解自死肉毒。

散 三品（又附一品）

羌活

辛、苦，温。理游风，入膀胱，走肝肾，搜肝风。治风湿相搏，太阳头痛，督脉为病脊强，刚、柔痉，中风不语，头眩目赤，散肌表八风之邪，利周身各处之痛，为却乱反正之药。如不因风寒而因于血虚，头痛、遍身痛者，大忌。时珍曰：治产后中风，产肠脱出。景岳曰：善排太阳之痈疽。《肘后方》①

---

① 肘后方：《本草纲目·草部·独活》作"《外台秘要》"。

治白虎历节风，独活、羌活、松节各一两捣末，每日空腹，酒调一钱匕。《千金方》① 治睛垂至鼻，如黑角塞，痛不可忍，或时时大便出血作痛，名肝胀，取羌活一两煮服，不愈更服。

藁 本

辛，温，太阳风药。寒郁头痛连脑，督脉脊强而厥，又下行去湿。治妇人疝瘕，阴寒肿痛，腹中急病，胃气泄泻，粉刺，酒齇。士材曰：头痛挟内热，春夏伤寒，阳症头痛，皆不可用。时珍曰：治一百二②十种恶风鬼疰，痈疽内塞用以穿孔排脓，小儿疥癣。《千金方》③：治大实心痛，已用过利药，藁本半两，苍术一两，水一升半，煎取一升，温服五合，得效止后服。紫色者良，似川芎而轻虚气香。恶蔄茹。

桂 枝牡桂

辛、甘，温，入肺、膀胱。温经通脉，发汗解肌。治伤风头痛，中风自汗，和营卫。亦治手足胁风。士材曰：理心腹疼，散皮肤风，行手臂，治奔豚，凡阴虚血症及有热者，均忌之。时珍曰：解钩吻、芫青毒。叶长如枇杷叶，坚硬有毛及锯齿。花白，皮多脂。一种叶如柿叶而尖狭光净，有二④纵文，无锯齿，花有黄有白，皮薄而卷，名菌桂。商人所货，皆此二桂。但以卷者为菌桂，半卷及板者为牡桂。产岭以南桂岭、桂林，柳、象州等处。酒炒用。

树中虫，辛，温，无毒。去冷痛，寒痰，癖饮。

---

① 千金方：《本草纲目·草部·独活》作"夏子益《奇疾方》"。
② 二：《本草纲目·草部·藁本》作"六"。
③ 千金方：《本草纲目·草部·藁本》作"《活法机要》"。
④ 二：《本草纲目·木部·桂》作"三"。

手厥阴心包药类

本经共计十一品（又增附入一品）

补二品

血竭

甘、咸。色赤，入血，补心包、肝血不足。除血痛，散瘀和血，金疮折伤，疮口不合，止痛生肌。引脓，性急不可多使。士材：镇东南遂作阴经之主。时珍曰：补肝血不足，臁疮不合，恶疮久不合，小儿瘰疬，产后血风①、血晕。《华佗方》治白虎风痛，两膝热肿血结，硫黄等分，温酒下，立瘥。出南番及广州。树脂入地，坚凝如血，体轻味咸而甘，作栀子气。染甲透赤②，烧灰不变色者真。一种海母血，真相似，味大咸而作腥气，不用。凡单研，若与他药同捣，则化为飞尘而无有矣。

赭石

苦，寒。平心包、肝之血热，养血气。治吐衄，崩带，胎动，产难，小儿慢惊，金疮长肉，透噎膈。时珍曰：杀精鬼，蛊毒，泻痢脱精，遗尿，堕胎孕，女人月经不止，赤沃漏下，小儿惊气入腹。吕真人曰：治小儿疟疾，取五枚烧红，醋浸。丹砂半钱，砒霜一豆大，湿纸包煨干，又打湿煨干，加麝少许，

---

① 风：《本草纲目·木部·麒竭》作"冲"。
② 染甲透赤：《雷公炮炙药性解》："敲断有光彩，磨指甲红透者佳"。《大明一统志》云："血竭树……多出大食诸国，今人试之，以透指甲者为真。"

共捣筛。以一字香油调涂鼻尖上及眉心、四肢，立瘥。唐慎微①曰：主鬼疰、贼风，杀恶鬼，老精，腹中毒邪气，女子带下百病，产难，胎衣②不出，血痹血瘀，大人惊气入腹，止吐血。《斗门方》治肠风，用代赭一两，米醋一升，火烧，淬尽醋为度，捣罗如面，汤调下一大钱，立瘥。《御药院方》治风疹疼痒不可忍，代赭研碎，空心温酒下一钱。《贾相公牛经》治牛马时气，取代赭磨涂牛角、马耳，可辟邪恶。出代郡雁门③。《别录》云：虒④州岁贡之。今灵州河北，平地掘深四五尺得者，皮上赤滑，文头如浮沤丁，中紫如鸡肝，谓之丁头代赭。大块胜似齐州、雁门多矣！以染甲不渝者真。今皆用兖州赤土，不堪矣。取腊水细研，重重飞过，水面上有赤色如薄云者去之，然后用细茶脚汤煮一伏时，取出研用，煎剂不用煮。干姜为使，畏附子、天雄。

泻四品

丹 参

苦，平，下降入心包。破宿血，生新血，安生胎，堕死胎，调经消热，功专四物，女科要药。治冷热劳痛，骨节风痛，风痹，肠鸣腹痛，崩带，癥瘕，血虚，血瘀；又治目赤，疝痛，疮疥肿毒，排脓生肌。士材曰：安神益阴，然长于行血，妊娠

---

① 唐慎微：《本草纲目·石部·代赭石》作"大明"。
② 衣：《本草纲目·石部·代赭石》无。
③ 出代郡雁门：《别录》曰："出姑幕者，名须丸；出代郡者，名代赭"。时珍曰："赭，赤色也。代，即雁门也"。
④ 虒：原作"处"，据《本草纲目·石部·代赭石》改。

无故勿服。时珍曰：辟百邪鬼①魅，中恶，恶疮疥癣，肿毒丹毒，止痛，生肌，治疝。景岳：疗目赤痛，利关节，治脚痹。《女贞方》② 治乳痈，丹参、白芷、芍药各等分，煮服立消。《肘后方》③ 治小腹阴中相引痛，作寒疝，白汗出，欲死。用丹参一两为末，酒调服二钱匕，不愈更服。张子和治同。畏咸水，忌醋，反藜芦。

益 母

辛、微苦，寒，入心包、肝。消水行血，调经，解毒。治血风，血晕，血痛，血淋，胎痛，产难，崩带，为经产良药。消疔肿、乳痈，通二便。然辛散之药，瞳子散大及胎孕皆忌之。时珍曰：治疔毒已破，喉闭，马咬疮。浴新生小儿，不生疮疥。《华佗方》治女人小便尿血，益母酒煎服，立止。《扁鹊方》④：醋煮益母，捣涂马咬成疮，立瘥。唐慎微⑤曰：辛、甘、微苦。主瘾疹作痒，煎汤浴之。《圣惠方》⑥ 治妇人勒乳成痈，益母为末，水调涂乳上一宿，自瘥。《外台秘要》治同。《外台秘要》治折伤内损有瘀血，每天阴则痛，益母末酒调，服方寸匕，至愈乃止。孙真人：治马咬，蛇咬，疔肿，用益母末醋调立效。子即茺蔚也，忌铁。方茎，叶如⑦艾，有节，花生节间，子黑似鸡冠。

---

① 鬼：原作"恶"，据《本草纲目·草部·丹参》改。
② 女贞方：《本草纲目·草部·丹参》作"孟诜《必效方》"。
③ 肘后方：《本草纲目·草部·丹参》作"《圣惠方》"。
④ 扁鹊方：作"《孙真人方》"。
⑤ 唐慎微：《本草纲目·草部·茺蔚》作"《本经》"。
⑥ 圣惠方：《本草纲目·草部·茺蔚》作"《近效方》"。
⑦ 如：原脱，据《本草纲目·草部·茺蔚》补。

茺蔚子 益母子

性同益母而善补，益精，调经，明目，活血顺气，逐风。治心烦头痛，胎产，崩带，令人有子。妊妇勿服。微炒用，忌铁。

延　胡

辛、苦，温，入心包、肝、脾、肺。行血中气滞，气中血滞，通小便，除风痹。治气凝血结上下内外诸痛，癥癖，崩淋，妇人月经不调，产后血晕，血冲，折伤，疝危。然辛温走而不守，堕胎孕，气血虚者禁之。须与补药同行，不可单用。士材曰：走散之药，若经事先期，虚而崩漏，产后血虚而晕，切不可服。时珍曰：治老小咳嗽，衄①血，尿血，小便不通，膜外气痛，坠落车马。同茴香，治小儿盘肠气。《圣惠方》治堕落车马，筋骨疼痛不止，延胡一两，捣为末，不计时候，以豆淋酒调，下二钱匕。《胜金方》②治膜外气、气块，延胡不限多少为末，猪胰一具，切块炙热，蘸药末食之。《产书》③治产后心④闷，手脚烦热，气力欲绝，血晕，连心头硬及寒热不禁，延胡捣药末，酒服一钱匕。《拾遗·序》⑤治心痛不可忍，酒煮延胡，服一钱匕，立瘥。如半夏，肉黄，小而坚者良。酒炒行血，醋炒止血，盐炒走下部，各从其治而制之。

---

① 衄：原作"肉"，据《本草纲目·草部·延胡索》改。
② 胜金方：《本草纲目·草部·延胡索》作"《圣惠方》"。
③ 产书：《本草纲目·草部·延胡索》作"《圣惠方》"。
④ 心：原脱，据《本草纲目·草部·延胡索》补。
⑤ 拾遗序：《本草纲目·草部·延胡索》作"时珍曰"。

温 一品

茜 草

酸，温，入心包、肝。调营血，行而能止，通经消瘀。治风痹，黄疸，崩带，折伤，痔瘘，疮疖。血少者勿用。时珍曰：治尿血，产后血晕，月经不止，吐衄不止，女子经闭。《肘后方》治五十行经，茜根、黄芩、阿胶、侧柏、生地、胎发各一钱，捣筛酒调一钱匕，日早服。《梅师方》① 治中蛊下血如鸡肝。取茜根、蘘荷叶各等分，水煮服，当呼蛊主姓名而愈。孙真人②乌须黑发方：茜草一斤，生地一③斤取汁，以水五大碗，煎茜绞汁，渣再煎三度，以汁同地黄汁，微火煎如膏，以瓶盛之。每日空心温酒服半匙，一月髭须、头发黑如漆也。忌莱菔、五辛。《外台秘要》治螻蛄漏疮久不愈，茜根、千年石灰等分为末，芝麻油调敷。《百一方》治脱肛不收，茜根、石榴皮各等分，水煎服立收。《杨氏方》④ 治天行疮疹不染，酒煮茜草服一钱匕。诚斋曰：为咽喉疼肿之要药，凡喉痹极重，鲜取茜根绞汁一小杯，温服细呷立效，不愈更作服。即染绛茜草也，处处有之。十二月生苗，蔓延草木数尺。方茎中空有筋，外有细刺，一二寸一节，每节五叶，亦有四叶者。叶如乌药叶，又如枣叶，头尖下阔，对生节间，面青背绿，茎、叶俱糙涩。七、八月开花，结实如小椒大，中有细子，根紫赤色。忌铁。

---

① 梅师方：《本草纲目·草部·茜草》作"陈延之《短剧方》"。
② 孙真人：《本草纲目·草部·茜草》作"《圣济录》"。
③ 一：《本草纲目·草部·茜草》作"三"。
④ 杨氏方：《本草纲目·草部·茜草》作"《奇效良方》"。

凉 四品（又附一品）

连 翘

苦，寒。入心包、气分而泻火，兼除三焦胆经、大肠之湿热。散诸经血凝气聚，通经利水，杀虫，排脓，消肿①，止痛，十二经疮家皆需之。士材曰：除心经客热，散诸经血结。然苦寒伤胃，多服减食，谨之。景岳曰②：杀寸白虫。时珍曰：治瘰疬结核，马刀，痔疮。

茎、叶，治心肺积热。

根，寒，平，有小③毒。治伤寒欲发斑，并治痈疽疮肿。

郁 金

辛、苦，微寒。上行心包，走肺，清心，散肝，调肺。解郁结，下气，破血。治吐衄，尿血，妇人逆经，血气诸痛，产后败血攻心，癫狂失心，痘毒入心。士材曰：治癫痫白金丸，白矾三两，郁金七两，米涎丸。又能生肌止痛，开肺郁。如真阴虚极，火亢吐血，不关肝肺气逆，不宜用，用亦无功。时珍④曰：治马胀，挑生蛊，痔疮，砒毒。《胜金方》⑤治自汗不止，郁金为末，涂乳上立愈。唐慎微曰：用染妇人衣，色最鲜明可爱。《孙用和方》治阳毒入胃，下血疼痛不可忍。郁金五个，牛⑥黄一皂子大，别研二味，同与为散。每服用醋浆水一

---

① 肿：原作"脓"，据《本草纲目·草部·连翘》改。
② 景岳曰：《本草纲目·草部·连翘》作"《别录》"。
③ 小：原脱，据《本草纲目·草部·连翘》补。
④ 时珍：原作"时时"，据文义改。
⑤ 胜金方：《本草纲目·草部·郁金》作"《集简方》"。
⑥ 牛：原作"生"，据《本草纲目·草部·郁金》改。

盏，同煎三沸，温服。出川中，体锐圆如蝉肚，外黄内赤色鲜，微味苦而带甘者真，又须光明脆彻。今市中皆以姜黄伪之。

紫　草

甘、咸，寒，入心包、肝。凉血活血，利九窍，通二便。治心腹邪气，水肿，五疸，瘑①癣恶疮。痘症血热毒盛，二②便闭涩者，须取茸，乃得阳气之初③者妙。士材曰：通大便，小儿脾虚服之作泻。

唐慎微曰：主心腹邪气痛，消胀满。《是斋方》治痈疽便闭，花粉一两，紫草三钱，锉。水一升，煮六合，温服三合，不知尽服之。丹溪曰④：凡大热午后却凉，身有赤点或黑点，名火黄，身热不可治。宜烙手足心⑤、背心、百会、下廉，内服紫草汤：紫草、吴兰各一两，木香、黄连各一⑥两，水煎服。去头、芦，酒洗用。

紫葳花

甘、酸，寒，入心包、肝。去血中伏火，破瘀血。主妇人产乳余疾，崩带，癥瘕，肠结，不大便，血闭，淋闭，风热作痒，肺痈，酒齇。女科多用，孕妇忌之。士材曰：治三焦血瘀，

---

① 瘑（guō 锅）：生于手足间的疽疮。《医宗金鉴·外科心法要诀·瘑疮》："瘑疮每发指掌中，两手对生茱萸形，风湿痒痛津汁水，时好时发，久生虫。"

② 二：《本草纲目·草部·紫草》作"大"。

③ 初：原作"全"，据《本草纲目·草部·紫草》改。曾世荣《活幼心书》云："古方惟用茸，取其初得阳气，以类触类，所以用发痘疮。今人不达此理，一概用之，非矣。"

④ 丹溪曰：《本草纲目·草部·紫草》作"《三十六黄方》"。

⑤ 心：原脱，据《本草纲目·草部·紫草》改。

⑥ 一：《本草纲目·草部·紫草》作"半"。

二便燥干。然酸寒走而不守，虚人不可服之。时珍曰：治消渴，大风疠疾，妇人阴疮，耳卒聋闭，女经不行。丹溪曰：治粪后下血，消渴，凌霄花①干末，水服一钱。东垣曰②：治小儿百日内，无故口青不饮乳危急之症。若属火者，凌霄花、大蓝叶、芒硝、大黄等分，羊髓和丸梧子大，每研一丸，以乳送下，便可愈。《肘后方》治久近风痫。以凌霄花或根、叶为末，温酒调下三钱，服毕，解发不住手梳，口噙冷水，温则吐去，再噙再梳，至二十口乃止。如此四十九日绝根，百无所忌。《千金方》③治通身风痒。凌霄花末酒服一钱匕，不知更服。《胜金方》④治满面生疮，痒发不已，名走皮趋疮⑤。取紫葳花煎水，洗之立愈。孙尚药治女经不行。取紫葳花干者为末，好酒糊丸大豆大。每空腹酒下二十丸，得效停后服。诚斋曰：此非木本，紫葳花是藤生，花开五瓣，黄赤有点。不可近鼻闻，伤脑。

---

① 凌霄花：《本草纲目·草部·紫葳花》"时珍曰：俗谓赤艳曰紫葳葳，此花赤艳，故名。附木而上，高数丈，故曰凌霄。"
② 东垣曰：《本草纲目·草部·紫葳花》作"《普济方》"。
③ 千金方：《本草纲目·草部·紫葳花》作"《医学正传》"。
④ 胜金方：《本草纲目·草部·紫葳花》作"杨仁斋《直指方》"。
⑤ 走皮趋疮：头部脂溢性湿疮，田野名悲羊疮。发时满脸满头，温烂成疮，延及两耳，痒而出水。

手少阳三焦药类

本经共计二十品（今删去三品又增附入二十三品）

补七品（今删去一品，又附十一品）

黄 芪

甘，温。固表，发汗止汗，温血肉，实腠理，泻阴火，解肌热湿热，生血肉，排脓。内托痈疽痘症，虚寒不起。炙用补气，温三焦脾胃。士材曰：补肺解渴，定喘益胃，治劳与风癞。但有表邪勿用，气实勿用，肝气不和勿用。景岳曰：止血崩。丹溪曰：大补。阳虚自汗，若表虚有邪，发汗不出者，服之又能发汗。东垣曰：黄芪，肥白而多汗之人宜与。若黑瘦而形实者，服之则多胸闷，宜以三拗汤泻之。同陈皮、白蜜能通虚人肠闭，得防风其功愈大。制之以酒，行滞而走表；若补肾及崩漏、带下、淋浊药中，又须盐制。时珍曰：治小便不通。同黄连、绿豆，治肠风，泻血，尿血，吐血，肺痈，甲疽。王好古曰：阴虚者不宜用。寇宗奭曰：黄芪嫩绿色者佳。主太阴疟疾，阳维为病苦寒热，冲脉为病气逆里急。唐慎微曰：治小儿百病，疗大风癞疾。《圣惠方》治缓疽，以一两杵成散，不计时候，温水调服二钱匕。《外台秘要》主甲疽疮肿烂，生脚指甲边，赤肉出，时瘥时发者。以黄芪二两，蔄茹二两，苦酒浸一宿，以猪脂五合，微火上煎取三合，去滓，封疮上，日二度，其肉自消。《肘后方》治酒疸心懊痛，足胫满，小便黄，发赤黑黄斑，由大醉当风入水所致。黄芪二两，木兰一两，为末。酒服方寸匕，

手少阳三焦药类

一三三

日三服。席延赏治虚中有热，咳嗽脓血，口干舌燥又不可服凉药，白水芪四两，甘草一两为末，每服三①钱，或茶点、或粥中俱可。生蜀郡、白水、汉中。第一出陇西洮阳，色黄白，甜美，今亦难得。次则黑水宕昌者，色白，肌理粗，新亦甘而温。又有蚕陵白水者，色理胜蜀中而冷补。今出原州、华原者最良，蜀汉不复采矣！绵②上在山西沁州，白水在陕西同州。其软如绵者为之绵芪，最上，能令人肥，原州、华原亦出。山、陕地界，今宪州者宜与绵上相邻。此第一取山西产者，第二则陕西产者，皆为上河东者次也。以皮黄肉白，坚实而润，味甘美，盘曲不折者真。入补药蜜炙，达表生用。茯苓为使，恶龟甲、白鲜，畏防风。

甘 草

甘，平。补脾胃，泻心火，生肌止痛，通行十二经，解百药毒。须冷饮协和诸药，使之不争，随诸药升降补泻温凉。炙用温三焦元气脾胃而散表寒，中满症忌用。士材曰：润肺而疗痿，止泻而退热，坚筋长肌。凡呕家、酒家及下焦药勿用。景岳曰：使助熟地疗阴虚之危。㕮葍曰：甘令人满，亦有生用为泻者，以其能引诸药达满所。《经》曰：以甘补之，以甘泻之。胡洽治痰癖，十枣汤加甘草。东垣治结核，与海藻同用。丹溪治劳瘵，莲心饮与芫花同行，虽相畏相反自有妙义耳！甄权曰：甘草，得茯苓则泄满。唐慎微曰：为九土之精，安和七十二种石、一千二百种草。时珍曰：治小儿尿血。《外台秘要》治初生便秘，甘草、枳壳煨，各一钱，煎浓汁，棉浸，与小儿呷之。

---

① 三：《本草纲目·草部·黄芪》作"二"。
② 绵：原作"棉"，据《本草纲目·草部·黄芪》改。

《葛氏方》：阴头生疮及阴下湿痒，甘草研末，急流水调服二钱匕，亦可油调涂，亦可煎水洗，并瘥。《肘后方》：汤火伤极重者，甘草二两，水二升，煎取半升去渣，入白蜜半升，调和相得，擦之即瘥。《梅师方》治舌肿满口，浓煎甘草汤含漱之，月瘥。《杨氏方》：痘疮烦渴，甘草、花粉各一钱，煎服。《刘从周方》治阴下悬痈生于谷道前后，初如松子，渐肿如桃李，溃则难愈，用横文甘草一两，四寸截断，以溪涧急流水一碗，文武火渐渐蘸水炙之，自早至午，令水尽为度，劈开视之，中心水润乃止，细到，用无灰好酒二小盏，煎一盏，温服，次日再服，可保无虞。此药不能急消，过二十日方得消尽。兴化守康朝病已破，众医拱手，服此二剂，即合口而愈。孙真人论大豆、甘草等，服解一切毒及乌头、巴豆毒。《备急方》：岭南俚人云三百头牛药，秘其名，畏人知，久与亲狎，乃得其实，是都淋藤耳。藤生岭南，高三尺余，甚细长。凡欲食，先取甘草一寸，炙熟咽汁。若中毒，随即吐出；若不吐，则未中毒也。《百一方》：甘草解胎毒，小儿初生，先以甘草一指节长炙碎，水煮，以棉点口中，约得一蚬壳止，俟吐去胸中恶汁，此后待儿饥饿，更与之，不吐为止，儿智慧①无病。《金匮玉函》：解菜中水莨菪，叶圆而光，误食之令人狂乱如中风，浓煮甘草饮之。又解牛马肉毒，食馔中毒，未知何毒，只煎甘草荠苨汤，服即解。出河西川谷，不复采。今出蜀汉，悉从汶山诸遂②来。坚实而皮赤，上有横梁，梁下皆细根。陕西河东所产亦良，余不佳。今市中有数种，以坚理横文，实重大者佳；其轻虚纵理及细韧

---

① 慧：原作“惠”，据《本草纲目·草部·甘草》改。
② 遂：《本草纲目·草部·甘草》作“地中”。

一三五

者不堪用。生用泻火，蜜炙补中。白术、苦参、干漆为使，恶远志，反大戟、芫花、甘遂、海藻。

头，甘，平。治厥阴、阳明二经污浊之血，消肿导毒，治小儿遗尿。煎服之，又疗舌肿满口。

节，疗肿毒诸疮。

稍，入阴茎而止痛。

黄　精

甘，平。补中益气，安五脏，益脾胃，润心肺，填骨髓，助筋骨，除风湿，下三虫。得土之精，久服不饥，长生。士材曰：益脾阴。时珍曰：治大风癞疾。《圣惠方》：黄精久服成地仙。《博物志》：黄帝问天老曰：天地所生，有食之令人不死乎？天老曰：太阳之草名黄精，饵之可以长生。太阴之草名钩吻，不可食之，入口即死。《灵芝瑞草经》：黄精，黄芝也。雷公曰：钩吻类黄精，只是叶有毛钩子二个。《图经》曰：黄精类钩吻，但钩吻叶极尖而根细。生嵩山为上，次则茅山亦佳。三月生苗，高一二尺。叶如竹叶而短，不尖，或两叶、三叶、四五叶，俱对节生。茎梗柔脆，颇似桃枝，本黄末赤。四月开青白细花，如小豆花状。子白如黍，亦有无子者。根如嫩生姜黄色，二月采根，蒸过焙干用。细述注《图经》，九蒸九晒更佳。

糯　米稬稻

甘，温。补脾肺虚寒，缩坚大小便，收自汗，发痘疮，补三焦之药。性黏滞，病人及小儿忌之。时珍曰：治蛇丹，解芫青、斑蝥毒。孟诜云：服之使人多睡，行营卫中死血，解蛊毒。治霍乱后吐逆不止，清水研一碗，饮之即止。《简要济众》治鼻衄不止，服药不应，用独圣散，糯米炒黄为末，新汲水下二钱。

《外台秘要》治霍乱后烦渴不止及消渴饮水，糯米三合，蜜一合，以米用水五升煮，米熟汤成去渣，入蜜和服。孙真人曰：下痢噤口极重，用糯谷一升，炒出白花，去壳，用生姜自然拌湿，再炒干捣末。每服一匙，白汤下，日三，细呷，即止。《辟谷方》：糯米一斗，淘汰，百蒸百晒，捣末。日食一飧，水调。服至三十日止，可一年不食。诚斋曰：以十月后收者良。凡食糯米成积者，以作酒曲一钱，炒焦用，好酒一小盏淬之，温服立愈。

稻穰①，辛、甘，热。治黄病通身如金，浓煎草汁渍之，仍以谷芒炒黄为末，酒调服，立瘥。《伤寒类要》治天行热病，手肿欲脱，以糯稻粮灰汁渍之佳。诚斋曰：治食牛肉发痛或瘤疾食牛肉而发，糯稻草一两，浓煎汁，饮之立瘥。

泔，治食鸭肉不消，顿饮一盏良。

胡　麻

甘，平，润。补五脏三焦，助精髓，筋骨，耳目，髭发，利二便，逐风湿，凉血解毒。生嚼，敷小儿头疮。士材曰：养血，止心烦，醋心，风淫，瘫痪，辟谷。李廷飞曰：风病人久服，步履端正，语言不謇。同术用，不滑肠。时珍曰：催生堕胎，解胎毒，软疖，蜘蛛咬疮，中暑毒，坐板疮，乳少尿血，疮口不合。治妇人阴疮，大效。乳母常服，令儿永不生病。《外台秘要》治蜒蚰入耳，无施计处，以胡麻作枕，自出。或用麻油作煎饼枕卧，须臾自出。《修真秘旨》：神仙服胡麻法能除一切痼疾，至一年面光泽不饥，三年水火不能害，行及奔马，久服长生。上党者尤佳。胡麻三斗，净淘入甑，蒸令气遍出，日

---

①　稻穰：《本草纲目·谷部·稻穰》："即稻秆"。

干，以水淘去沫，却蒸晒，如此九度。以汤脱去皮，簸令净，炒令香，杵为末，蜜丸如弹子大，每温酒化下十丸。忌毒鱼、生菜等。《荆楚诗集》：胡麻须夫妇同种则茂盛。诗云：胡麻好种无人种，正好归时又不归。《广雅》疏：胡麻，芝麻也，因汉张骞自胡地大宛得来之种，故名。生上党，黑而有光彩者佳，或如栗色名鳖虱胡麻亦好。须里外通黑者可用，白色不入药。

苗，时珍曰：治飞丝入眼，洗之，入咽服之，皆愈。

叶，唐慎微曰：作浴汤洗浴，润皮肤，永无风疾。《贾相公牛经》治牛伤，捣汁灌之，立瘥。

花，七月采之最上标头者，涂身上肉疗，眉毛不生。

枯麻饼，研末作饼，贴疮疽有虫。

麻油，甘，微寒。凉血解毒，止痛生肌，疗疮毒，利大肠。士材曰：生用摩疮肿，生秃发。熬膏药过食发冷利，脾虚作泻者忌之。熟者利大便，下胎衣。熬熟不可经宿，经宿即助热动气也。东垣曰：治胸喉间如有瘀虫上下，常闻葱豉气香，此乃发瘀虫也。病发瘀者，欲得饮油，甚则腰痛牵心，发则气绝，以油灌之或以油煎葱豉令香，置口边，虫当出，长者二三尺如蛇，能动摇，但悬之滴尽汁，惟一发耳，乃误食发而然也。唐慎微曰：杀虫，治初生便闭，热心痛，虎咬伤人，先饮而后洗疮口。又中河豚鱼毒，饮油吐之愈。扁鹊油剂法，预解痘毒不染，以生油一盏，水一盏旋旋倾入油内，柳枝搅稠如蜜，每服二三蚬壳，大人二合。

鳝鱼

甘，温。补五脏，除风湿，疗经络间风湿水气。时珍曰：大能益助气力。研末，敷臁疮蛀烂。大者良。

血，和麝疗口眼㖞邪，左㖞涂右，右㖞涂左。滴耳治聋，滴鼻治衄，点目疗痘后翳。时珍曰：善穿，与蛇同性，故走经络，祛风通窍。风中血脉，用血主之，从其类也。取尾上血有力。

泻六品（今删去二品，又附四品）

槟 榔

苦、辛，温。散邪破滞，泻胸中至高之气，使之下行，坠诸药至于极底，攻痰胀积聚，风水虫症，瘴疟痢疾，水肿脚气冲心，二便气秘，里急后重，损真气。士材曰：胃、大肠之药，气虚下陷大忌。程星海曰：治阴毛生虱①。时珍曰：杀三虫，伏尸，治痰涎为害，呕水，醋心，干霍乱，冲脉为病，气逆里急，蛔厥，心痛，诸虫在脏。生交、广地，味甘而微涩。圆小如鸡心样尖长，白色锦纹者真。市中无真，皆大腹子也。

枳 实

苦、酸，寒。破痰气，食积，水气，癥瘕，定喘，宽痞胀，刺痛，胸痹结胸，五膈，呕逆，咳嗽，胁胀，水肿，泻痢，淋闭，痔肿，肠风，健脾胃，除风痹。东垣曰：走下焦。海藏曰：入血分。士材曰：凡脾胃虚而致痞积，不可用。时珍曰：治妇人阴肿，大便不通。疗大风在皮肤中，如麻豆苦痒。除寒热结，止痢，长肌肉，阴痿属气病。《千金方》治皮肤风痒，枳实烧灰酒服，或用枳实醋浸火炙熨之。《圣惠方》治小儿头疮，枳壳烧炭研末，猪脂调涂。商州者佳。以七、八月采皮厚而小为枳实，九、十月采虚大者为枳壳。陈者良，面炒用。

---

① 虱：原作"风"，据清·汪昂《本草备要·槟榔》改。

枳壳，功同枳实而力薄缓，尤能消大肠气结。洁古曰：枳壳泻肺，走大肠，多用损胸中之气。东垣曰：治上实。好古曰：治气分。时珍曰：疗遍身风疹，肌中如麻豆，恶疮，牙痛，软疖。瘦胎饮，枳壳四两，甘草二两，治妇人身肥，难于胎产。治产后肠出，煎水浸之，托入。唐慎微曰：主风痒麻痹，通利关节，大便，风气痛，凡皮痒及疹，枳壳炒黄研为末，每服二钱，酒下自愈。《千金方》：因惊伤肝，胁骨疼痛，面炒枳壳一两，生桂枝半两为末。每服二钱，姜枣汤下。亦以陈者良，面炒用。

树皮，治中风身直，不得屈伸反复及口僻眼邪，枳树皮一两，炒研末，好酒调下。

根白皮，鲜绞汁服，治大便下血，野鸡病有血。

乌 药

辛，温。宣通五脏气急，调膀胱冷气，小便频数，胃寒吐食宿食，霍乱泻痢，消风，男子中气中风，女人血凝气滞，小儿蛔虫，猫犬百病，涂疮疥。凡虚而气热者禁用。士材曰：主膀胱冷气攻冲，疗胸腹积停为痛，天行疫瘴。宜投鬼，犯蛊伤莫缺。时珍曰：治尸疰疥瘰，咽痛喉闭，除一切冷，小儿腹中诸虫。同牛皮胶，治孕中有痛。天台者良。根有车毂纹，形如连珠者良。酒浸一宿用，亦有煅研用。

子，治阴毒伤寒，腹痛欲死。取子一合炒起黑烟，投水中，煎三五沸，服一大盏，汗出阳回即瘥。

香 附

辛、苦、甘，平。血中气药，行十二经八脉。主一切气郁气痛，七情内结，痰痞食积，腹胀跗肿，霍乱吐泻，肾气脚气，痛疮。同姜汁，治乳间痃疮。丹溪曰：治吐衄崩带，月经不调，胎产百病，推陈致新，故益气能引血药至气分而生血。士材曰：发表消痰，治胸间热痛。然独用、多用反能耗血。时珍曰：治产后狂言，临产顺胎，气郁，吐血，尿血，脱肛，头风头痛，睛痛，耳聋，牙痛。嚼涂蜈蚣咬伤，效验。海藏曰：治累年消渴，诸药不愈。香附一两，茯苓半两，为末，陈粟米饮服效。诚斋曰：随诸药为能。同茯苓则交济水火，同茴香、故纸则引气归元，同艾叶暖妇人子宫。唐慎微曰：主男女心肺中虚风客热，膀胱间连胁下时有气妨，皮肤瘙痒瘾疹，饮食不多，日渐瘦损，常有忧愁、心忪、少气等症。以春采苗、花，冬采根，贮风阴干。取苗煎水浸身，浴之令汗出五六度，其肺中风、皮肤瘙痒即止；其心中客热、膀胱连胁下气、常日忧愁不乐兼心忪者，取根二大斤切，熬令香，以生绢袋盛，贮于三大斗无灰酒内浸之。春三日，冬浸七日，放近暖处乃佳，每空腹及食后，日夜四五服，以和知为度。如不饮酒，即取根十两，加桂心五两，芜荑三两，和捣为散，蜜丸，捣一千杵，梧子大，空腹以酒及姜蜜汤饮汁等，下二十丸，日再，渐加至三十丸，以瘥为度。去外毛，生用能上行胸膈达皮肤，熟用下走肝肾，旁彻腰膝。童便浸入血而补虚，盐制入血分而润燥，青盐炒则补肾气，酒炒行络脉，醋炒消积聚，姜汁炒化痰饮，炒黑又能止血。诚斋曰：当归水炒，治妇人百病。忌铁。

温六品（又附八品）

附　子

辛、甘，大热，有毒。通行三焦五脏，皮毛筋骨，走而不守，引补气药以复失散之元阳，引补血药以滋不足之真阴，引发散逐表之风寒，引温暖祛里之寒湿。治三阴伤寒，中风中寒，气厥痰厥，咳逆呕哕，膈噎脾泄，冷痢寒泻，霍乱转筋，风痹拘挛，癥瘕积聚，督脉为病脊强而厥，小儿慢惊，痘疮灰白，疮疽不敛，一切沉寒痼冷。助阳退阴，杀邪辟鬼，通经堕胎。洁古曰：益火之源以消阴翳，则便溺有节。丹溪曰：气虚热盛稍加附子，以行参芪之功。肥人多湿亦可用。吴绶曰：伤寒传变三阴及中寒夹阴，身虽大热而脉沉细或沉者，必用之。厥冷腹痛，脉沉而细，唇青囊缩者，急用之。近世往往不敢用，直至阴极阳竭而后议用，晚矣！士材曰：冬采为附子，春采为乌头。附子主寒，乌头主风。但附子退阴抑寒，祛寒湿，于阳虚发热者宜之，若施于阴虚内热之人，祸不旋踵矣。能引火下行，亦有津调贴足心者。东垣曰：伤寒面赤目赤，烦渴引饮，脉七八至，但按之则散，此为阴盛格阳，用姜、附加人参冷服之，得汗便愈耳。王好古①曰：用附子以补火必防涸水。如阴虚之人，久服补阳之药则虚阳易炽，真阴愈耗，精血日枯，气无所附，遂成不救者多矣。赵嗣真曰：仲景麻黄附子细辛汤，熟附配麻黄，发中有补。四逆汤，生附配干姜，补中有发。其旨微矣！丹溪又曰：乌、附行经，仲景八物丸用为少阴之向导，后世因以补药名之，误矣！附子走而不守，取其健悍走下以行地黄之滞耳。相习以为风，又误矣！切菴曰：附子味甘气热，峻补元阳。阳微欲绝者，回生起死，非此不能。仲景四逆、真武、白通诸汤多用之，其有功于生民甚大。况古人常方用之最多，本非禁剂。丹溪仅以为行经之药，乃偏于阴寒而訾于热药也。王节

---

① 古：原作"藏"，据《本草从新·草部·附子》改。

斋曰：气虚四君，血虚四物。虚甚者，俱宜加熟附。盖四君、四物，和平之品，须得附子健悍之性以行之，方能成功。附子热药，本不可轻用，但当病则虽暑月用之，亦无害也。诚斋曰：诸家纷纷而论，各有己见不同，学者当识其理，不可泥其偏。附子元不能补人，又不可畏之如蝎。能用之者，必得大功。如阳气大亏，阴寒极盛，此人所知用；而有阳气虚寒，补而不应，必加用附子以行参、芪之力，极效而远。阴血虚寒，补而不应，必加附子、童便制过以行归、地之力，亦即取效。又脾虚溏泻，火不生土之症，必须扶脾补土之中加以附子，方能见功。此非附子能补气血，是借其流行三焦营卫，则补之能无所不至矣！惟小儿阴气未全，不可轻用附子以夭折婴孩性命也。时珍曰：治耳鸣，耳聋，休息痢，断产，足疔，痈疽不敛。孙用和曰：治大寒霍乱，大泻不止。用附子一枚重七钱，炮去皮、脐为末，每服四钱，水二盏，盐半钱，煎取一盏，温服立止。《外台秘要》治肠风脏毒，下血不止，取附子一枚，炮去皮、脐，破八片，童便浸一宿，入火上炒干为末，空腹用急流水煎服，即以膳食下之。《肘后方》治小儿项软，附子、南星等分捣末，姜汁调涂天柱骨效。唐慎微曰：脚气久肿不消者，捣附子末，敷之即消。《千金方》治十指麻木疼痛，取附子、木香、生姜各一钱，水一升，煮取四合，温服二合，不愈尽服之。《千金翼》治疟疾单寒不热，大附子一枚，炮七次，去皮、脐，盐汤浸七次。分二服，立瘥。《梅师方》治小便虚闭，利水不效，附子二个去皮、脐，盐汤浸之，泽泻一两，共锉之。每用四钱，水一盏半，灯芯七茎，煎服即愈。《大全方》：凡男女因积得肿，取积后肿，再作小便秘，切不可用通利药。此中、下二焦气不升降，为寒痞膈，水凝不通。用附子一个去皮、脐切片，生姜十片，沉香一钱，磨水同煎，食前冷饮。附子虽三五十枚亦无害。《食医心镜》治霍乱吐泻久不止，以附子重七钱者，去皮、脐为末，盐煎汤温服。并治水泻、久痢、咳逆。《百一方》治阳虚吐血，用生地一斤捣汁，入附子一两半，山药二两，煎膏服之。

母为乌头，附生为附子，连生为侧子，细长为天雄，两歧为乌喙，皆一本所生。以绵州赤水乡白花者为最，皮黑体圆，底平八角，重一两以上者良，二两者难得。一云矮而孔节稀者良。水浸面里煨，令发拆，乘热切片，炒黄去火毒用。或用甘草二钱，盐水、姜汁、童便各半盏，煮熟用。或用黑豆煮汁，入附子煮干用。畏人参、黄芪、甘草、防风、犀角、绿豆、童便，反贝母、栝楼、白及、白蔹。中其毒者，黄连、犀角、甘草、绿豆、黄土水皆可解之。

乌头，功力缓于附子，主逐风。

乌附尖，吐风痰，治癫痫。取其锋锐，直达病所。时珍曰：治脐风，木舌①，牙痛，割甲成疮。诚斋曰：吐中风痰涎。

侧子，发散四肢达皮肤，治手足风湿诸痹。时珍曰：昔时不用，比来②医家治脚气多验，又治鼠瘘，大风痹挛，遍身风疹，堕胎。

漏篮子，乃附子琐③细未成，小而漏篮。味苦、辛。治厉风，冷痢，恶疮。多服令人盲目。诚斋曰：不宜入汤服，止可

---

① 木舌：又名死舌。《景岳全书》卷二十六："忽肿木而硬者，谓之木舌。"
② 比来：近来。
③ 琐：原作"锁"。据《本草纲目·草部·漏篮子》改。

外敷肿毒，此乃由跋，非附子之未成者。

天　雄

辛，温，有毒。性略同附子而补下焦命门阳虚。洁古曰：能补上焦。丹溪曰：可为下部之佐。士材曰：入肾，除寒湿痿癖，强阴器，壮筋骨，风寒湿痹，为风家主药，发汗又能止阴汗。乌、附、天雄皆补下焦阳虚，若是上焦，当用参、芪矣。乌、附、天雄之尖皆向下，其脐乃向上，生苗之处，其性如是，又何疑焉？诚斋曰：水冷金寒并为主药，何必均均于分上下之孰乎？蜀地绵州者佳，余皆不好。有二种，须种附子而生出或变出，形长而尖，重一两半，有象眼者佳。制治同附子。远志为使，恶干姜，畏参、芪、甘草、防风、犀角、绿豆、童便，反贝母、栝楼、白及、白蔹。中其毒者，取其所畏者解之。

川　椒

辛，热，微毒。入肺、脾、肾、三焦之药。发汗散寒，燥湿，却痰消水，破血消癥，通月闭①。杀蛔虫，鬼疰，鱼毒。暖脾胃，消食胀，助命火，坚齿明目。治风寒咳嗽，心腹冷痛，吐泻澼痢，肾气上逆，阳衰溲数，阴汗泄精。但肺胃毒热者，忌服之。唐慎微曰：主大风汗不出，水肿，黄疸，石水，好食生茶，洗漆疮，御瘟疫。孙真人曰：治冷气入阴囊，研末敷之，好得热气即通矣。士材曰：通理三焦六腑之沉寒冷滞，通血脉，健机关，塞耳聋。凡阴虚火旺之人，在所大忌。时珍曰：治手足心肿，月闭不通，历节风痛。凡至漆所，嚼川椒涂鼻上，不生漆疮。又蛇入口中，破其尾，纳椒数粒，即退出。东垣曰：

---

① 闭：原脱，据下文"时珍曰：治手足心肿，月闭不通，历节风痛"补。

虫咬腹痛，其症面白唇红，时发时止，仲景乌梅丸治之，虫见椒则伏也。《鬼遗方》：凡呕吐服药不纳，食入即出，必有蛔在膈间，药中加炒川椒十粒。诚斋曰：川椒能下行，导火归元。下焦阳虚阴痿，每日空腹吞二十粒。凡肾气上逆，须用之以引火归经。《荆楚岁时记》：花椒、柏叶浸酒中，元旦饮之，一年不染瘟疫时气。《万育仙书》：椒为玉衡星之精，服之能辟鬼邪。秦产名秦椒，即俗用花椒，实稍大皮薄。蜀产肉厚皮皱，为川椒，良。闭口者杀人，宜拣去。微炒去汁，捣去里面黄壳取红，名椒红。得盐则入肾，杏仁为使，畏款冬、防风、附子、雄黄、麻仁、凉水。中其毒者，冷水、麻仁浆解之。

目，花椒子也。苦，平。专行水道，不行谷道，能治水蛊，除胀，定喘及肾虚耳鸣。

胡　桃

甘，温，润。入肾命门，利三焦，温肺润肠，补气血。原三焦药，故上而虚寒咳嗽，下而腰脚虚痛，内而心腹邪痛，外而疮肿诸毒，皆可除也。然动风痰，助肾火，凡有痰火积热者，少服之。多食动痰火积饮，令人恶心口吐食。又动风脱人眉，同酒食令人咯血。时珍曰：润肌肤细腻，发痘疮，哑铜制铜毒。凡误吞钱者，多食胡桃自化出。又治食物醋心，鱼口毒疮，痘疮倒陷。乌髭须，黑发，拨其白者，内孔中自生黑者。诚斋曰：胡桃肉二两，破故纸一两，捣末，青盐汤丸梧子大。每日空心，盐汤送下五六十丸，大治阴痿不起。又方治痰嗽，胡桃三枚炮去皮，生姜一钱，卧时嚼服，或用人参胡桃汤服之，皆愈。又方，胡桃肉三两，不去衣，烧酒捣为丸，小豆大，空心盐汤下二三十丸，便以美膳压之。能助阳气，入房久战不泄。此等方原为下部阳虚茎痿不起而无嗣者设，若常人用为房室取淫，鲜有不丧其身者矣。润燥养血去皮用，敛涩连皮用。

皮，敛肺定喘，固肾涩精，胜似金樱、莲须，时医不识用耳。

油，胡桃有毒，外用杀虫治疮而已。

壳，烧存性，治妇人血崩。

木　香

辛、苦，温，专理三焦气分之药。升降诸气，泄肺疏肝，和脾胃。治一切气病，呕逆，反胃，霍乱，泻痢后重，癃闭，痰块，疬癖，肿毒，蛊毒，杀鬼御瘴，去腋①臭，实大肠，消食安胎，冲脉为病气逆里急。然过服损真气。丹溪曰：气升若阴火上冲，当用知、柏，少以木香佐之。汪机曰：与补药同施则补，泻药同施则泻。士材曰：止气痢。若肺虚有热，血枯而燥者，戒之。时珍曰：治小肠疝气，气滞腰痛，卒耳聋，肠风，天行发斑，恶蛇伤，牙痛。同冬瓜子，治中气不省。《崔氏方》治小儿无故阴肿或痛缩，木香半钱，枳壳面炒半钱，炙草二钱，水煎服。《千金方》治恶虺蛇伤，浓煎木香汤服之，渣敷伤处，立愈。东垣曰：木香用黄连水制之，能祛郁火，极效。孙尚药治丈夫、妇人、小儿痢，木香一块，方圆一寸，黄连半两，二味同水半煮干，去黄连以木香焙干为末，为三服。第一橘皮汤，第二陈米饮，第三甘草汤，调下此方。以一妇患久痢将死，梦中观音菩萨授此方，服之遂愈。《百一方》治水泻，取开州车前子研末，木香汤调下一钱匕，立愈。生永昌山谷，今惟广州舶上有来者，他无所出。根窠大，类茄子。叶似羊蹄而长大。花如菊实，黄黑色。亦有叶如山芋而开紫花者，根如枯骨，大块

---

① 腋：原作"液"，据《本草纲目·草部·木香》改。

青黄色，味苦粘舌者，此海外大秦国真青木香也。永昌不复贡产，广州者是木类不佳。今花圃种之，花黄，苗高三四尺，叶八九寸，软而有毛，此土青木香也，不入药用。诚斋曰：如茄子者是海外所产青木香，今不复有之。市人所用，如枯骨、味苦粘舌者，即广州所产木类也。入理气药生用，实大肠面裹煨用，亦可蒸熟用之。畏火。

白 蔻

辛，热。流行三焦，温暖脾、胃、肺气，散滞气，消酒积，除寒湿，化食宽胀。治脾虚疟疾，感寒腹痛，吐逆反胃，白睛翳膜，太阳经目眦红筋。士材曰：火升作呕，因热腹痛者，忌之。时珍曰：理元气，收脱气，透噎膈，解酒。胃冷恶心，小儿吐乳，嚼咽止恶心。《大全方》治脾虚反胃，白蔻、砂仁、丁香、陈米、黄土各等分，煎服。《产书》治产后呃逆不止，白豆蔻、丁香各五钱研细，桃仁汤服一钱，立止。番舶者者良。今用皆宣州、广州所产，而以广州肉满者良。研细用。

凉 一品

栀 子

苦，寒，轻飘。通泻三焦之火而行小便，吐衄，心痛，血痢，血淋，心烦懊恼不眠，五疸，五淋，口渴，目赤，紫癜，白癞、皰疱疮疡。然最能寒脾胃，减食，若中州稍稍挟虚者，服之必死。士材曰：治卧不宁，清胃脘之血，疏脐下血滞。然大苦寒虚者，忌之。若心腹痛不因火者，尤为大戒！时珍曰：治小便不通，霍乱，五尸，鼻衄，火丹。《食疗》曰：主暗哑，紫癜风，心燥。又治下鲜血，酒毒下血，热毒血痢，临产下痢。

栀仁烧灰水和，服一钱匕，量其大小多少服。唐慎微曰：治热水肿，干霍乱，胃脘火痛，小儿狂燥。丹溪曰：治心痛当分新久，若初起因寒因食，宜温散；久则郁而为热，须用栀子为君，热药为之向导，则邪易伏。此病虽久不食不死，若痛止思食，病必再作也。《本草汇》曰：治实火之血，顺气为先，气行而血自归经。治虚火之血，养正为本，气壮而能摄血矣。丹溪曰：治血不可单行单止，亦不可纯用寒凉。海藏曰：治吃饭直出，以栀子二十一个，微炒去皮，水煎服效。又方治鼻衄，研末吹鼻中。诚斋曰：栀子大泻火，寒胃伐气，施之女人有郁热者宜之。若本人脾胃向虚者，亦不可用。小儿尤不宜服，损伐生生之气不可挽回矣！又曰：生者更不宜用，除伤寒阳明实热之外，皆当禁之。且幸今市中皆炒焦用，犹稍可耳。《千金方》治火疮未起，栀子仁灰、麻油和涂，厚封。若已成疮，炒烧白糖灰粉之，燥即瘥。《肘后方》治霍乱心腹胀痛，烦满短气，未得吐下。若转筋，烧栀子二十枚末之，熟水服。《梅师方》治伤寒后交接发动欲死，眼闭不语，栀子三十枚，水三升，煎一升服。《胜金方》治妇人临产下痢，栀子不限多少，烧灰细末，空心熟水调一匙，甚者不过五服。生用泻实火，疗猘犬伤，炒黑止血，内热用仁，表热用皮。又曰：治上中二焦连壳用，下焦炒去壳用，治血炒黑用。诚斋曰：常用皮、仁，俱宜炒焦用，或生姜捣自然汁拌炒用，不但止烦呕，且尤为稳当。川产者良。

　　叶，悦颜色，面膏用之，解羊踯躅毒，无叶取栀子捣汁服。

足太阴脾脏药类

本经共计七十品（今增上一品，又增附入五十四品）

补二十四品（今删去四品，又附二十七品）

白 术

苦、甘，温。在血补血，在气补气，无汗能发，有汗能止。消痰，水肿，黄疸，湿痹。进饮食，祛劳倦，止肌热。同枳实消癥痞，已呕，定痛，安胎。凡血燥、胀满、奔豚等症，皆忌用。士材曰：理心胸之急满，利腰脐之血结。但阴虚燥渴，便闭滞下，脐下有筑筑动气者，勿服。东垣曰：治肚脐突出数寸，敷之愈。孙真人治牙齿长出口，艰于饮食，名髓溢，单用愈。时珍曰：治自汗不止。同牡蛎、石斛，治脾虚盗汗。同面炒枳壳等分，烧饭丸梧子大，每食前温水下三十丸，治孕妇束胎①则易产。景岳曰：乳制以润其燥，蜜炙则去烈性。冬采甘而柔润，夏采苦而燥烈。诚斋曰：叶有毛者是白术，无毛者是苍术。今用皆是种术，不堪。防风、地榆为使，忌桃、李、青鱼。

北 枣

甘，温。补脾血，益气，润心肺，调营卫，缓阴血，生津，悦颜，通九窍，助十二经脉，和百药。伤寒及补剂加而用之，以发脾胃升腾之气。多食损齿，中满症忌之。士材曰：止泻。

---

① 束胎：《女科指掌》："束胎者，谓约束其胎，而不能纵横，使易产也，古方束胎丸（白术、云苓、黄芩、陈皮）主之。"

凡齿病，痰热，小儿疳病，虫𧏾皆不可食。小儿尤不宜食，令人五脏不和。与鱼食，令人腹胀痛。时珍曰：治走马牙疳。咒枣治疟法咒曰：吾有枣一枚，一心归大道，忧他或忧降。或劈火烧之，念七遍，吹枣上，与病人食之即愈。治卒心痛诀云：一个乌梅二个枣，七枚杏仁一处捣，男酒女醋送下之，不害心疼直到老。洗诸疮久坏不愈。杀乌头、附子毒，忌葱、鱼。

陈枣核中仁，陈孜道士谓袁仲阳曰：今春当有疾，可服枣核中仁廿七枚。后果大病，服之而愈。又云：常服枣核仁，百邪不复干也。常含枣核，治气。含行津液，咽之佳。① 则枣之治邪鬼也，信矣！

根皮，治小儿赤丹从脚跌起，煎汤频浴之。

树虫屎，治停耳水脓，同麝吹之。

南枣，力不及也。

红枣，煎能利湿，通小便，脾虚有湿者宜之。

扁豆

甘，微温。暖脾胃，行三焦，升清降浊，消暑湿，止泻渴，专治中州之病。多食壅气。士材曰：疗霍乱，清湿热，解诸毒。若伤寒邪炽者，禁用。时珍曰：女人服②草药堕胎腹痛，若胎气已伤未堕者，其症甚则口噤，手强，自汗，头低若作中风，治必死。用白扁豆去皮为末，米饮服方寸匕，浓煎汁饮亦可。解酒、河豚、草木、六畜肉、诸鸟、砒霜毒。此人家所种白花扁荚豆也，以粗圆色白者入药，去皮炒用。其皮如粟色者，不可入药。

花，治赤白带，崩漏，泄痢，解一切药毒垂死。余同扁豆。

---

① 今春当有疾……咽之佳：此48字出《本草纲目·果部·三岁陈枣核中仁》。今，原作"含"，据《本草纲目·果部·三岁陈枣核中仁》改。

② 服：原作"腹"，据《本草纲目·谷部·白扁豆》改。

叶，治霍乱吐下不止，吐利后转筋。生捣一把，入醋少许，绞汁服，立瘥。并治㿗疾。

蚕 豆

甘，温，涩。补中益气，涩精实肠，治泻痢。炒香大能实脾。时珍曰：煮食。同韭菜治误食吞针，当从大便出。

苗，治酒醉不醒，油盐炒熟，煮汤灌之，愈。

山 药

甘，平。补脾肺，清虚热，固肠润肤，化痰，止泻①痢，益肾强阴，调劳损，助心，疗遗精健忘。生捣，消痈疽。时珍曰：治头风眼泪眩晕，止腰痛，开心孔，多记事。半生半炒治心腹虚胀，下痢禁口。同蓖麻仁少许，敷项后结核或赤肿。以野生色白而坚者入药。

饴 糖

甘，温。止脾虚腹痛，疗嗽，化痰。瘀血，熬焦，和酒服。肠鸣，须用水煎尝。士材曰：虽补脾润肺，然过用之动火生痰。凡中满吐逆，酒病牙疳，咸忌之。肾病尤不可服。时珍曰：凡食芹误食蛟龙精者，化为蛟龙，发则似痫，面色青黄，每服寒食饴五合，日三服，吐出蛟龙有两头，可验。吐蛔者勿用。治鱼脐疔，解草乌头毒，出箭镞。以麦芽、谷芽煎成。

寒食饴，治同。

白沙糖

甘，微寒。补中生津，解渴，除痰嗽。多食损齿生虫，中满症及酒客勿用，亦不可作汤下小儿丸散。

---

① 泻：《本草纲目·菜部·薯蓣》作"泄"。

紫沙糖，兼入血。时珍曰：疗天行热狂，腹中紧胀，痘不落痂，上气喘嗽，食韭口臭，并服之。

红、白沙糖皆蔗汁煎成。

玉 竹

甘，微寒。补中气，润心肺，悦颜，除烦渴。治风淫湿毒，目痛眦烂，寒热诸疟，中风暴热不能动摇，腰痛头痛，茎寒自汗。虚人挟风湿皆宜，然力缓弱，久服方能见功。时珍曰：治眼见黑花。小便卒淋，同芭蕉根服。同葵子、龙胆、茯苓、前胡等分，每服一钱，治小儿痫病，愈后虚肿，热在皮肤。或蜜炒、酒蒸皆可。畏碱卤。

龙 眼

甘，微温。益心脾血分，治思虑劳伤心脾及肠风下血。时珍曰：去三虫，蛊毒。

花 生

甘、辛，香。补润脾肺。不可与海蜇同食。

银 花

甘，寒。入脾肺，散热解毒，补虚疗风，养血止渴。杨梅恶疮，肠癖血痢，五种尸疰。飞尸者，游走皮肤，洞穿脏腑，每发刺痛，变动不常也。遁尸者，附骨入肉，攻凿血脉，每发不可见死尸，闻哀哭便作也①。沉尸者，缠结脏腑，冲引心胁，每发绞切，遇发寒冷便作也。尸疰者，举身沉重，精神错杂，常觉昏废，每节气至则大作也。风尸者，淫跃四末不作痛，每

---

① 遁尸者……闻哀哭便作也：此24字原脱，据《本草纲目·草部·忍冬》补。

发恍惚，得风雪便作也。此五者，是身中尸鬼，接引外邪。宜用忍冬酿酒久服。入外科。陈藏器曰：为末糖调能稀痘。大能宽膨胀。时珍曰：治痈疽久成漏，鬼击身青，脚气作痛，中野菌毒，喉痹乳娥，皆可服之。

叶，治同。

藤，冬不凋。治鬼气附人，说神鬼可征者。以藤一两，浓煎汁，饮之愈。

苏合香

甘，温。和脾，解郁，通窍，辟一切不正之气，杀精鬼，妖邪，鬼魅，梦魇。时珍曰：去三虫，温疟，痫痉。油如黐①胶，挑起悬丝不断者真。

枳 椇

甘，平。润脾肺，解酒毒。凡房室、酒劳、病热者，加入补药中效。又治嗜酒生渴。揭颍臣病消渴，日饮水数斗，饭亦倍进，小便频数，服消渴药益甚。张肱诊之曰：消渴消中皆脾弱肾败，土不制水而成。今脾脉极热，肾脉不衰，当因酒果过度，积热在脾，所以多食多饮，饮多溲亦多，非消非渴也。取麝香当门子，以酒濡作十许丸，以枳椇子煎汤，吞之遂愈。

猪 肉②

咸，寒。补脾肉，润肠胃，生润津肤。多食助热生痰，动

---

① 黐（chī 尺）：木胶，用细叶冬青茎部的内皮捣碎制成，可以粘住鸟毛，用以捕鸟。《六书故·植物二》："黐，黏之甚者也。苦木皮捣取胶液，可以黏取羽物者。今人亦谓之黐。"

② 猪肉：《本草纲目·兽部》作"豭猪肉"。

风湿。凡外感及病初起、新愈，不可食。反黄连、乌梅、桔梗，犯之泻痢①。

心，补心药中用以引导。但不益人。

肝，与补血药入肝明目，雄者良。同夜明砂作丸，治青盲雀目，湿痰痰火，夜不能视。亦不益人。

肺，补肺气。治久嗽，虚劳，同黄芪、人参煮食。肺脏有虫，同百部煮食。

肚，健脾胃。仲景曰：以一具入黄连末五两，栝楼根、白粱米各四两，知母三两，麦冬二两，缝定蒸熟，丸梧子大。每服三十丸，米饮下，名黄连猪肚丸，治消渴。《直指方》治小儿疳，黄连五两，入雄猪肚一具，蒸烂，饭丸，米饮下，名肚连丸。

肾，咸，冷。通肾，治腰痛耳聋。以一对，入童便二分②，酒一分，瓦罐煅，五更食之，已劳瘵，一月可愈。同枸杞叶、豉汁、葱③、椒、盐作羹，治阴痿羸瘦。诚斋曰：多食损肾气，令人少子，止可用之为引。

胆汁，苦，寒。清心、肝、胆之火，明目，杀疳。沐发令光。醋和灌谷道，治大便不通。浴初生小儿，永无疮疥。

脂，甘，寒。凉血润燥，行水解毒。以一斤服之，能解中恶、牛肉毒，百兽肝毒。杀虫利肠，退诸黄，干嗽，滑产。熬膏，主诸疮。

蹄，煮汤加通草，通乳汁。洗溃疮，去瘀生新。

悬蹄甲，治寒热嗽喘，痘疮入目，五痔，肠痈。

---

① 痢：《本草纲目·兽部·豭猪肉》作"利"。
② 分：《本草纲目·兽部·豭猪肉》作"盏"。
③ 葱：《本草纲目·兽部·豭猪肉》无。

又猪蹄，《日华子》云：主肠痈。

又肚，唐慎微曰：专能止渴利。

乳汁，唐慎微曰：主小儿惊痫，天吊，吐痢，大人猪鸡痫病。

又猪脂，《肘后方》治五疸，猪脂一斤，尽服，当下。又方女人阴中苦痒痛，以猪脂熬香，入黄蜡、黄柏、白矾等分，末之，入白杵匀，搓如指，纳入阴中当愈。《伤寒类要》疗男妇黄疸病，医不愈面目悉黄，食饮不消，胃中胀热，生黄衣。盖胃中有干屎使病也。煎猪脂一小升，温热顿服之，日三，燥屎下，乃愈。

又肾，《经验方》疗男子水脏虚，遗精，夜梦鬼交。用猪肾一枚，以刀切①开去筋膜，入附子末一钱匕，以湿纸裹煨熟，空心稍热服之，便饮酒一盏，多亦甚妙，三五服效。

又胆，《梅师方》治狐惑，以猪胆一枚，苦酒一合，同煎三两沸。满口饮之，蛊立死，即愈。经外畜类复见细注。

野猪脂，《食疗》云：主妇人无乳者，服之能有乳。青蹄者不可食。经外兽类又见。

牛　肉

甘，温。补脾益气，止渴。行倒仓法：长流水煮浓汁，入密室服之，取吐。须五年忌牛肉。

胆，时珍曰：纳石灰，悬风处百日，治金疮神效。纳南星末入汁中，阴干，为牛胆南星。入贝母末，则易黑。经外畜类复见细注。

---

① 切：原脱，据《本草纲目·兽部·豭猪肉》补。

蜂 蜜

甘，平。生清熟补，解毒润燥。止心腹、肌肉、疮疡诸痛，调营卫，通三焦。除病和药，与甘草同功。止嗽、痢，明目悦颜。同薤白，涂汤火伤。炼膏，纳谷道，通大便秘。然滑肠寒泻与中满忌用。士材曰：除心烦。同姜汁，治痢初起，误吞铜钱。汪颖①曰：蜜以花为主，黄者入脾，白者兼能补肺，白者良。一种白而带绿色者，名石蜜，更佳。时珍曰：多食生湿热虫䘌，小儿尤忌。不炼过则有毒，多食又能生风。西北高燥，食之有益；东南卑湿，食则无益。七月勿食生蜜，令人暴下霍乱。青赤色味酸者，食之心烦。同姜汁，滚水服，令人面如花红。疗天行斑②疮，头面及身③，须臾周匝，状如火燎④，皆戴白浆，随决随生，不即疗，数日即⑤死。瘥后疮痕黯黑⑥，一岁方灭。此恶毒之气，建武中，南阳击虏所得，呼为虏疮⑦。取上⑧好蜜通摩疮上，以蜜煎升麻数匕，拭之⑨。涂痘疮作痒，抓成疮泡，欲落不落。同好酒调服，治瘾疹瘙痒。涂烧油泡痛。

---

① 汪颖：《本草纲目·历代诸家本草》："《食物本草》……正德时，九江知府江陵汪颖撰。东阳卢和，字廉夫，尝取本草之系于食品者编次此书。颖得其稿，厘为二卷，分为水、谷、菜、果、禽、兽、鱼、味八类云。"

② 斑：《本草纲目·虫部·蜂蜜》作"虏"。

③ 及身：原脱，据《本草纲目·虫部·蜂蜜》补。

④ 燎：《本草纲目·虫部·蜂蜜》作"疮"。

⑤ 即：《本草纲目·虫部·蜂蜜》作"必"。

⑥ 疮痕黯黑：《本草纲目·虫部·蜂蜜》作"疮瘢黯色"。

⑦ 虏疮：天花。出晋·葛洪《肘后备急方》："建武中于南阳击虏所得，乃呼为虏疮"。

⑧ 上：《本草纲目·虫部·蜂蜜》无此字。

⑨ 以蜜煎升麻数匕拭之：《肘后备急方·卷二》治伤寒时气温病方第十三作"亦可以蜜煎升麻，并数数食"。《本草纲目·虫部·蜂蜜》作"以蜜煎升麻，数数拭之"。

同甘草煎，涂阴头生疮。《梅师方》治年少发白，拔去白发，涂蜜毛孔中，即生黑发①。若不生，取梧桐子捣汁涂上，必生黑者。孙真人治面䵟，取白蜜和茯苓末涂之，七日便瘥。《产书》治产后渴②，炼蜜，温服，即止。用银石器，每一斤入水四两，桑火慢熬，掠去浮沫，至滴水成珠用。同葱食，杀人。同莴苣食，令人利下。食蜜饱后，不可食鲊③，令人暴亡。

蜂黄蜡④，甘，温。止痛生肌，疗下利，续绝伤。士材曰：性涩味淡，止血，清大热。暴痢者禁用。时珍曰：治肝虚雀目，狐尿刺，冻疮，臁疮，霍乱吐利。烧烟，熏吸呃逆不止。此黄蜜蜡也。

蜂白蜡，甘，平。时珍曰：小儿久服轻身。治孕妇胎动，下血不绝，欲死。以鸡子大，煎三五沸，投美酒半升服，立瘥。又方，少年蒜发，拔去白者，填蜡孔中，即生黑者。又方，治老少痢，食入即吐，用白蜡方寸匕，鸡子黄一个，石蜜、苦酒、发灰、黄连末⑤各半鸡子壳，先煮白蜜蜡、苦酒、蛋黄令匀，纳连、发熬至可丸乃止。二日服尽，神效无比，华佗方也。

虫白蜡，甘，温。入肺、脾。生肌止血定痛，补虚续筋接

---

① 发：原脱，据《本草纲目·虫部·蜂蜜》补。

② 渴：《本草纲目·虫部·蜂蜜》作"口㖞"。

③ 鲊：以鱼加盐等调料腌渍之，使久藏不坏，为古人防止鲜鱼变质的一种方法。糟鱼、腌肉也可称为"鲊"。

④ 蜂黄蜡：《本草纲目·虫部》作"蜜蜡"。《本草纲目·虫部·蜜蜡》："弘景曰：生于蜜中，故谓蜜蜡。"时珍曰："蜡犹䇞也。造蜜蜡而皆成䇞也。""蜡乃蜜脾底也。取蜜后炼过，滤入水中，候凝取之，色黄者俗名黄蜡，煎炼极净色白者为白蜡，非新则白而久则黄也。与今时所用虫造白蜡不同。"

⑤ 末：原脱，据《本草纲目·虫部·蜜蜡》补。

骨，外科要药①。时珍曰：加入滋肾理血药中，治尿血。虫食冬青汁久，化为白脂，秋后剥取之。以水煮溶，滤，置冷水中则凝聚成块。和油浇烛，胜蜜蜡。诚斋曰：蜡字当从虫字边。

北　瓜②

甘，温。补中益气。多食发脚气、黄疸。不可同羊肉食，令人气壅。

番　芋③

甘，平。扶脾，益力，强肾，令人多寿。

鲢　鱼④

甘，温。补脾益气。多食，令人热中发渴，发疮。

劳　水⑤

甘，平。用煎伤寒、劳伤等药，取其不助肾气而益脾胃也。用流水，以瓢扬万遍用。

泻二十三品（又附六品）

大　黄

苦，寒，有毒。泻脾胃大肠血分实热，走而不守。治伤寒时疾，大热谵语，瘴疟，燥屎，下痢赤白，腹痛里急，疸水，

---

① 外科要药：《本草纲目·虫部·虫白蜡》："时珍曰：蜡树叶亦治疮肿，故白蜡为外科要药，正如桑螵蛸与桑木之气相通也。"

② 北瓜：《本草纲目·菜部》作"南瓜"。

③ 番芋：《本草纲目·菜部》作"甘薯"。

④ 鲢鱼：《本草纲目·鳞部》作"鲢鱼"。

⑤ 劳水：《本草纲目·水部·流水》作"千里水""东流水""甘烂水"。

癥瘕，食饮痞满，吐衄损伤，积血，血枯血闭，一切实热血中伏火。行痰，蚀脓，消肿，推陈致新。然伤元气，耗阴血，若病在气分，胃虚血弱人禁用。士材曰：酒浸，亦能引至高之分。欲下行者，必生用之。欲取通利者，须与谷气相远，下后亦不能骤进谷食，使病不尽或不去，大黄得谷气便不能利耳。然虽有拨乱反正之功，然峻猛驱捣，苟非血分热结六脉沉实者，切勿轻用。时珍曰：湿热眩运不可当者，酒炒为末，茶清服二钱。小儿脑热常欲闭目，大黄一分，水三合，浸一夜。一岁服半合，余涂顶上，干再上。风虫牙痛，齿根出血，渐至崩落，口臭，极效。以大黄米泔浸软、生地各旋切一片，合定贴上，一夜即愈，未愈再贴。忌说话引风。同杏仁、猪脂治鼻中生疮。末涂冻疮破烂。又治艾灸火痂便退，疮内鲜肉片片飞如蝶形而去，痛不可忍，名为灸疮飞蝶，乃火毒也。大黄、朴硝各五钱，为末，水服取利即愈。涂火丹赤肿遍身。大黄煨一两，皂刺一两，为末，每服方寸匕，空心温酒下，治大风癞疾，取下恶物如鱼脑，如乱发之虫，便愈。又治食已即吐，妇人嫁痛，小户肿痛，风牙，虫牙，火牙，口疮。又仙茅毒发，舌胀出口者，煮汁服之瘥。同醋调涂汤火伤。《圣惠方》治时气发豌豆疮，川大黄五钱微炒，水一盏，煎七分，分二服。《梅师方》治卒外肾偏坠，大黄末和醋涂之，干即易。《斗门方》治腰痛，大黄半两，生姜半两，同切如小豆大，于铛内炒黄色，投水两碗，五更时顿服，天明取下腰间恶物如鸡肝样，即痛止。《伤寒类要》疗急黄，以大黄渍一宿，煎时内芒硝二两，缓服，当快利。川产锦纹者良，无所畏。

莪　术①

辛、苦，温。破气中之血，消瘀，通经，解毒。治心腹诸痛，冷气，吐酸，奔豚，痃癖，消有形之物。士材曰：治积聚作痛，中恶鬼疰，妇人血气，丈夫奔豚。但病挟虚者，禁用。时珍曰：磨坚消积之药，须与参术同行。治小儿盘肠生，吐乳。同金铃子一两，炼过蓬砂一钱，同研细，温酒或盐汤空心调服，治气短不接。浑身燎泡如棠梨状，每个出水，有石一片，如指甲大，其泡复生，抽令肌肉尽，则不可治。同三棱各五两，酒调连进愈。煨透捣末入气分，醋煮酒炒入血分。

厚　朴

苦、辛，大温。泻实满湿满，消痰食，行水，破血，杀脏虫。治反胃，喘咳，泻痢，冷痛，霍乱，疟疾。误服脱人元气，孕妇忌之。士材曰：治胸腹作痛。时珍曰：治伤寒头痛，去三虫，胃冷，胸呕不止，冷热，转筋，气痢，膀胱五脏一切气，妇人产后腹胀②不安，积年冷气腹内雷③鸣，止吐酸水，大温胃气，疗肺胀。凡尿浑白浊，心脾不调，肾气浑浊，用姜汁炙厚朴一两，白茯苓一钱，水、酒各一碗，煎一碗，温服。月水不通，用厚朴姜炙三两④切，以水三升，煎一升，分二服，空心饮。不过三四剂，神验。一方加桃仁、红花。又疗肠结。以肉紫色而厚润者良，去粗皮，姜炒、醋炒均可。干姜为使。恶泽泻、寒水石、消石。忌豆，犯之动气。

---

① 莪术：《本草纲目·草部》作"蓬莪茂"。
② 胀：《本草纲目·木部·厚朴》作"脏"。
③ 雷：《本草纲目·木部·厚朴》作"留"。
④ 厚朴姜炙三两：《本草纲目·木部·厚朴》作"厚朴三两炙"。

子，明目，益气，疗鼠瘘。

大 腹

辛，温。泻脾肺，下气，行水，通二便。治水肿，脚气，痞满，痰膈，瘴疟，霍乱。涉虚者忌之。士材曰：开心腹气，逐皮肤水，力逊于槟榔。时珍曰：治冷热气攻心腹，大肠虫毒，醋心，下一切气。治乌癞风疮，洗漏疮恶秽。酒洗黑豆汤，再洗令黑汁尽，火焙用。

子，辛、涩，温，无毒。治略与槟榔同。腹大而形扁。

甘 遂

苦，寒，有毒。泻经隧、肾经水湿，直达水结，攻决为能。主十二种水，大腹肿满，留饮宿①食，痰迷癫痫。虚者大忌。时珍曰：治噎膈痞塞，膜外水气，二便不通，麻木疼痛。塞耳，治聋。凡腹胀大及脚气肿毒，皆宜涂其外，内服甘草汤必愈。又治麻木疼痛。同猪心煮熟，入朱砂末，治心痫癫疯，妇人心风。皮赤肉白，根作连珠，重实者良。白皮者是草甘遂，不堪用。面裹煨熟用，或先用甘草、荠苨汁浸三日，去黑水，以清为度，再用煨。瓜蒂为使，恶远志，反甘草。仲景治心下留饮与甘草同用，是激其怒性也。但水结胸病，非甘遂不除。

大 戟

苦，寒，有毒。泻脏腑水湿，行血，发汗，利大小便。治水为长，兼理颈项痈疽，风毒脚肿，通经，堕胎。误服大损真气。钱仲阳曰：大戟一两，大枣三枚，同煮，焙干。去戟，用枣捣丸，名百祥丸，治痘症变黑归肾。《汇言》曰：治痰迷五

---

① 宿：原作"留"，据《本草纲目·草部·甘遂》改。

脏。唐慎微曰：治瘾疹，风毒脚肿，并煮水热淋之，日再三便愈。张尚客曰①：疗水病，不问年月浅深，虽腹大脉恶亦主之。大戟、当归、橘皮各一大两切碎，以水二升，煮取七合，顿服。利水二三升，勿怪。至重，不过再服便瘥。禁毒食一年，永不作②。杭产紫色者良，白者勿用。浆水煮，去骨。得大枣则不损脾。赤豆为使，恶山药，畏菖蒲、芦苇、鼠屎，反甘草。中其毒者，以菖蒲汁、荠苨，皆可解之。

商　陆

苦，寒，大毒。功盖大戟、甘遂。疗湿热，泻蛊毒，傅喉痹不痛及恶疮，堕胎。取白色者入药，黄者不用，赤者伤人，只堪贴脐。入麝少许，小便利则肿消。虚者勿用此法。赤者服之，令人见鬼神。士材曰：入脾行水，有排山倒岳之势。脾胃虚弱者，禁勿误服。时珍曰：杀精鬼，五种尸疰，痘毒。涂石痈。唐慎微曰：服赤者，令人痢血而死。《图经》曰：喉中卒被毒气攻痛者，切根炙热，隔布熨之辄易，立愈。《千金髓》治暴癥，肿中有物如石，痛刺啼③呼，若不治，百日死。取商陆根捣汁或蒸之，以布藉腹上，安药，覆之，冷即易，昼夜勿息。铜刀刮去皮，水浸一宿，黑豆拌蒸。得蒜良。忌犬肉。

花，取白者，治人心昏塞，多忘喜卧④。取阴干百日，捣末，日暮水服方寸匕，乃卧思念所欲事，即于眠中醒悟也。

---

① 张尚客曰：出李绛《兵部手集方》，见《证类本草·卷第十·大戟》《本草纲目·草部·大戟》。
② 永不作：原脱，据《证类本草·卷第十·大戟》补。
③ 啼：原作"常"，据《本草纲目·草部·商陆》改。
④ 卧：《本草纲目·草部·商陆》作"误"。

杉　木①

辛，温。去恶气，散风毒，脚气，腹胀。洗漆疮、毒疮。时珍曰：去恶气，风毒奔豚，霍乱上气。柳柳州②得脚气，夜半痞绝，胁有块，大如石，昏不知人，搐搦上视，三日③。郑询美传一方名杉木汤，服半食顷，大下三行，气通块散。方用杉木节一大升，橘叶一大升，无叶则以皮代之，大腹槟榔七枚连子碎之，童便三大升，共煮一大升半，分二服。若一服得快利，停后服。此乃死病而得活，实救急之方也。小儿阴肿赤痛，日夜啼叫，数日退皮，愈而复作。用老杉木烧灰，入腻粉，清油调敷，效。肺壅失音，杉木烧炭，碗覆之，用汤淋下饮水。不愈再作服，音出乃止。臁疮黑烂，陈杉木节烧灰，麻油调，隔箬叶绢包，数次愈。

皮，治金疮血出，汤火灼伤，蛋白调敷。

子，治疝气，一岁一粒，烧研酒服。

肥　株④

辛，温。除风湿，去垢腻。疗无名肿毒有殊功，不拘奇疡恶毒，去子弦及筋，醋捣敷，立效。或大火烧存性，生油腻粉调涂诸恶疮。时珍曰：去核，入砂糖、巴豆、盐泥包，煅存性，入槟榔、轻粉五七分研匀，香油调搽。先以灰水洗过，温水再洗，拭干乃搽之。治腊梨⑤头疮，立愈也。

---

① 杉木：《本草纲目·木部》作"杉"。

② 柳柳州：柳宗元（773—819），字子厚，唐代文学家、哲学家、政治家、散文家。世称柳河东。曾任柳州刺史，故又称柳柳州。

③ 日：原作"月"，据《本草纲目·木部·杉》改。

④ 肥株：《本草纲目·木部》作"肥皂荚"。

⑤ 腊梨：即癞痢。

海 桐

苦，平。入脾、血分。祛风湿，杀虫，行经络，达病所。治风躄顽痹，腰膝冷痛，疳蜃疥癣。目赤煎洗之。牙虫煎漱之。士材曰：腰膝痛非风湿者，不宜用。治癣、治牙，须与他药同行。时珍曰：治中恶霍乱，赤白久痢，腰脚不遂，血脉顽痹，腿膝疼痛。出广南，皮白坚，作索不烂。市人用野花椒树皮代之，非也。

苓 皮

甘，温。入脾，疗皮肤皮水、肤胀，有君子之风焉。恶白蔹，畏地榆、秦艽、龟甲、雄黄，忌醋。

白 鲜

苦，寒。善走，除脾胃湿热，入膀胱小肠。行水，通关窍，疗风痹诸黄，风疮疥癣，女子阴痛。士材曰：主肌挛死肌，化湿热毒疮，疥癣。但下部虚寒之人，虽有湿热，不可轻用。丹溪曰：治肺热咳嗽，天行狂走，头目痛。时珍曰：治大呼欲走，小儿惊痫，毒风恶疮，眉①发脱脆②，鼠瘘已破，产后中风。唐慎微曰：疗不可屈伸，起止行步，四肢不安，时行腹中大热发狂饮水，欲走③，解一切热黄。恶桑螵、桔梗、茯苓、萆薢。

山 楂

酸，温。健脾行气，散瘀化痰，消食磨积，发痘疹。同砂糖，治妇人产后，恶露积于少腹作块，名儿枕。士材曰：消肉

---

① 眉：原作"者"，据《本草纲目·草部·白鲜》改。

② 脆：原作"落"，据《本草纲目·草部·白鲜》改。

③ 大热发狂饮水欲走：《证类本草·卷第八·白鲜》作"大热饮水欲走大呼"。

积，行乳停。寇宗奭曰：山楂，消积力峻。若胃中无积及脾虚者，切不可以为常行之物而浪施。小儿误服，损其真气，不可治也。有虚曰①：治痘疮不快。痘疹干黑，同紫草服。时珍②曰：多食损齿。洗漆疮，治腰痛气滞。有大小二种，小者入药，去核、皮，蒸用。

子，研末，酒调服方寸匕，治疝气。又能催生。

白　矾③

酸、涩，寒。燥湿追涎，化痰坠浊，解毒生津，除虫止痛，止血，通二便，蚀恶肉，生好肉，除骨髓痼热，癫狂惊痫，黄疸血痛，喉痹齿痛，风眼鼻瘜，崩带脱肛，阴蚀阴挺，疔肿痈疽，瘰疬疥癣，虎犬蛇虫咬伤。同茶末冷水能解一切毒，多服损心肺、伤骨。生用解毒，熟用生肌。时珍曰：治小儿初生，舌有白膜皮裹，以指甲刮破令血出，以烧矾末半绿豆许傅之。若不摘去，其儿必哑。吹鼻治衄血不止。发斑怪症，眼赤鼻张，大喘，浑身出斑，毛发如铜铁，乃热毒气结于下焦也。白矾、滑石各一两，为末。水三盏，煎减半，作一服愈。浸洗脚气冲心。以刀烧红，置矾其上，汁出热滴之，治蛇蝎咬毒，立瘥。敷足疮有虫。以半生半熟④者，同五灵脂各水飞过，每用半钱为末，唾和药线，治冷疮成漏。交接劳复，卵肿或缩，腹痛⑤欲绝。以一分，硝三分，大麦粥饮⑥服方寸匕，热毒从二便出

---

① 有虚曰：《本草纲目·果部·山楂》于此段后有"《全幼心鉴》"，或为此书作者字号。《全幼心鉴》，儿科著作，四卷。明·寇平撰。

② 珍：原作"真"，据《本草纲目·果部·山楂》改。

③ 白矾：《本草纲目·石部》作"矾石"。

④ 熟：《本草纲目·石部·矾石》作"飞"。

⑤ 腹痛：原脱，据《本草纲目·石部·矾石》补。

⑥ 饮：《本草纲目·石部·矾石》作"清"。

也。又治产后不语。同牡蛎，治男妇遗尿。疗头疮及壁镜①毒人必死，矾汁涂之。唐慎微曰：主寒热，泻痢，白沃，阴蚀，恶疮，目痛，能坚骨齿，除大热在骨髓。能使铁为铜。《圣惠方》治小儿脐中汁出不止并赤肿，烧灰敷之。《外台秘要》治胸中痰癖，头痛不食，以一两煮取半升，纳蜜半合，顿服，吐后少饮热汤。又方治目翳弩肉，以白而澈亮者，纳一黍米大于翳上及弩肉上，即令泪出，绵拭之，令得恶汁尽，自愈。《千金方》治小儿舌上疮，饮乳不得，以白矾和鸡子置醋中，涂儿足底，二七日②愈。又方治鼻瘜，烧矾末，猪脂和，绵裹塞鼻，数日息肉自随其药出。又方治齿龈③血出不止，以烧矾一两煮水，先拭齿，乃含之。《千金翼》治阴痒脱，烧矾研末，每日空心，酒调方寸匕，日三。又方治脚气冲心，矾三两，水一斗五升，煎三五沸，浸洗脚良。《肘后方》足大指角忽为甲错入肉，便刺作疮，矾石烧汁，净末之，著疮上，食恶生新，细细割去甲角，旬日即瘥，此方神效。《崔氏方》治甲疽，或因割甲伤肉，或因甲长侵肉，或因夹损靴小，俱成疮肿，出黄水，五指遂烂，渐渐引上脚趺，痛如火燎。以绿矾石五两，形色似朴硝而绿色，取此一物，置于铁板上，聚炭封之，吹令火炽，其矾即沸，流出色赤如融金汁者是真也。看沸定去火，待冷为末似黄丹收之。先以盐汤洗疮拭干，用散敷疮上，每日一换，痛甚，以酥油涂之，其生白泡处，即擦破洗擦之，自然渐愈。《肘后

---

① 壁镜：又称壁钱、壁虫、壁蟢。《本草纲目·虫部·壁钱》："壁钱虫似蜘蛛，作白幕如钱贴墙壁间，北人呼为壁茧。"

② 日：原作"即"，据《本草纲目·石部·矾石》改。

③ 齿龈：原作"断齿"，为"齿龂"之误。据《千金要方·卷六·齿病第六》改。

方》疗猘犬咬人，掺矾末裹之，止痛愈。又耳卒肿，出脓水，矾石烧末，以笔管吹耳内，日三四度，或以绵裹塞耳中，立瘥。又疗人阴生疮，脓出作白，白矾、麻仁等分，研末，猪脂和成膏，槐白皮煎洗。涂膏后，以楸①叶贴其上，不过三度瘥。《经验方》治二便不通，以白矾研末，令患人仰卧，置矾末于脐中满，以新汲水滴之，候患人觉冷透腹内，即自通。取洁白光莹者用。甘草为使，恶牡蛎，畏麻黄。

豆 卷②

甘，寒。破血下气，消水肿，散热祛风。时珍曰：除胃热，筋挛膝痛，小儿撮口。黑豆芽也，连豆炒用。畏五参、龙胆、猪肉，忌厚朴。得前胡、杏仁、牡蛎、石蜜、诸胆汁良。

胡 萝

甘，平。宽中下气，散肠胃滞气。时珍曰：利胸膈，令人健食，有益无损。此红萝菔也，有大小二种。

葫 芦

甘，平。泻脾水，利小便，治腹胀水肿大效。经外蓏菜类又见。

菠 菜③

甘，冷，滑，微毒。利五脏血脉，开胸，解酒。时珍曰：同鸡肫皮，治消渴饮石④。多食令人脚弱，发腰痛，动冷气。

---

① 楸：原作"根"，据《肘后备急方·卷五》治卒阴肿痛颓卵方第四十二改。

② 豆卷：《本草纲目·谷部》作"大豆黄卷"。

③ 菠菜：《本草纲目·菜部》作"菠薐"。

④ 石：原作"斗"，据《本草纲目·菜部·菠薐》改。

先患腹冷者，必破腹。与鳝①鱼同食，发霍乱。此俗名北菜也。

鲤 鱼

甘，平。下水气，利小便。治咳逆上气，脚气黄疸，妊娠水肿，发疮。时珍曰：治心结，伏梁，恶风入腹。同盐、枣，治胎气不长。凡天行病后、下痢及宿癥，俱不可食。服天冬、朱砂人不可食。又不可合犬肉及葵菜食。脊上两筋及黑血皆有毒，溪涧中者，毒在脑，俱②不可食。

胆，取长一尺二寸者，取胆，滴铜镜上，阴干，竹刀刮下。每点少许，治睛上生晕，效。《肘后方》治雀目，用胆及脑敷之，燥痛即明。

骨，烧灰，疗鱼骨硬。

针 砂

咸，寒。消水肿黄疸，散瘿瘤，乌髭发。堪外用，不可轻服。

人中黄

咸，寒。清火消痰食，解五脏实热，天行热狂，痘疮血热，黑陷不起。时珍曰：烧灰，敷发背。服之，疗产后阴脱，解药箭毒。用竹筒内甘草末于中，紧塞其孔，冬月浸粪中，至春取出洗，悬风处阴干，百日取甘草末用。

粪 清

咸，寒。治略同人中黄。士材曰：止阳毒发狂，清痘疮血热，解百毒，敷疔肿。若伤寒非阳明实热，痘疮非紫黑干枯，

---

① 鳝：原作"鲃"，据《本草纲目·菜部·菠薐》改。
② 毒在脑俱：原脱，据《本草纲目·鳞部·鲤鱼》补。

均不可服。时珍曰：解野葛、芋、菌毒。用皮棉纸上铺黄土，淋粪，滤汁，入新瓦瓮，碗覆，埋土中一年，清如水全无秽气者用之。年久弥佳，俗名金汁。

通 曲

咸，寒。代脾施化，治热病谵语狂言，毒痢作吐。专治小儿疳症疳疮。粪中蛆也，漂净，晒干，炒用。时珍曰：酱生蛆，以草乌片投之。疮肿生蛆，以木香槟榔散末敷之。痘烂生蛆，以嫩柳叶铺卧引出之。高武①用猪肉片引出，以藜芦、贯众、白敛为末，用真香油调敷之。

温十五品（今增上一品，又附九品）

草 果②

辛，热。温脾胃，散太阴积寒，破气开郁，燥湿，除痰，化食。治瘴疠寒疟，寒客胃病，霍乱，泻痢，噎膈反胃，痞满吐酸，痰饮积聚。解口臭，酒毒，鱼肉毒。过剂耗气损目，助脾热。士材曰：气猛浊，如气不实，疟不寒，并忌。时珍曰：虚疟亦宜。又治胃寒③呕逆。闽产名草蔻。如龙眼而微长，皮黄白薄而棱峭，仁如砂仁而辛香气和者佳。滇、广产名草果，如诃子，皮黑厚而棱密，子粗而辛臭气烈，不堪用。面裹煨熟取仁用。忌铁。

---

① 高武：号梅孤，鄞县（今浙江宁波）人。嘉靖间中武举。晚年研究医学，尤长针灸。著有《针灸聚英》《针灸节要》《痘科正宗》等。

② 草果：《本草纲目·草部》作"豆蔻"。

③ 寒：《本草纲目·草部·豆蔻》作"弱"。

砂 仁①

辛，温。归脾，宣肺和胃，行结滞，疗腹痛胀噎吐，咳逆，赤白痢，霍乱转筋，奔豚，崩带，祛冷痰，醒酒，消食，止②痛安胎。散咽喉口齿浮热，化铜铁骨哽。丹溪曰：辛能润肾燥，引诸药归宿丹田。地黄用之拌蒸，不惟不泥痰，且取其达下也。若肾虚气不归元者，用为向导，殆胜桂、附热药为害也。士材曰：治心痛鬼疰，但血虚火炎者，不可过用。胎妇食之太多，必致难产。时珍曰：治三代相传，大便泻血怪病，为末，米饮热服二钱，以愈为度。为末，夹入猪腰煮食，治小儿脱肛。以壳烧研末，擦口吻生疮。浓煎汁服，下误吞五金不化。又治惊痫邪气，子痫，血崩，解食毒。炒去壳，研用。

苍 术

辛，温。燥脾湿，升脾胃阳气，逐痰水，止吐泻，消肿满，辟恶气，散风寒湿，为治痿要药。解六郁，肠风，带浊。但燥结多汗者忌之。烧烟解霉湿，辟一切山岚瘴气、恶气鬼气。士材曰：同黄柏，最逐下焦湿热痿痹。时珍曰：苍术以米泔浸一宿，为末，蒸饼丸梧子大。每服五十丸，食前米饮下，日三服。治男妇因食生熟物留滞肠胃，遂致生虫，久则好食生米，否则终日不乐，至憔悴萎黄不思饮食，以害其生。又方治腹中如铁石，脐中水出，旋变作虫行，绕身匝痒难忍，拨扫不尽。用苍术浓煎汤浴之，仍以苍术末加麝少许，水调服。又方以一斤，同熟地半斤，炮姜一两，丸之梧子大。治男妇面无血色，食少嗜卧之症。又曰苍术能治青盲雀目，同羊肝煮服。叶无毛者是

---

① 砂仁：《本草纲目·草部》作"缩砂蔤仁"。
② 止：原作"亡"，据《本草纲目·草部·缩砂蔤》改。

苍术，糯米泔浸，焙干，同芝麻炒用。防风、地榆为使。忌桃、李、青鱼。

藿 香

辛、甘，温。宣通脾肺胃气，和中开胃，去恶，止呕，进食。治霍乱吐泻，心腹绞痛，肺气虚寒。但胃弱有热作呕及阴虚咸忌之。时珍曰：治风水毒肿，胎气不安。出交、广，方茎有节，叶如茄叶者真。肆中所用不香，非真也。

半 夏

辛，温，有毒。性滑燥而走散，健脾胃，补肝润肾，除湿痰，发表开郁，下气止呕，发声，利水道，救暴卒。治咳逆头眩，痰厥头痛，眉棱骨痛，咽痛，胸胀，伤寒，寒疟，不眠，反胃吐食，散结，消瘿肿、水肿。但血家、汗家、渴家、孕妇均忌之。丹溪曰：半夏能使大便润而小便长。成无己曰：半夏主治虽多，莫非脾湿之症。若脾无湿肺有热者，误服之，悔不可及。时珍曰：除腹胀，目不瞑。小半夏汤，治哕逆欲死。苦酒汤①，疗少阴咽痛。小儿囟陷，乃冷也，研末水调，涂足心。又方治面上黑气，半夏焙研，米醋调涂。不可见风，不计遍数，从早至晚，如此三日，皂角汤洗下，面莹如玉。又方，产后子肠先出，名盘肠产。以半夏末频嗜鼻中，则自上。又方，救五绝，一自缢，二墙压，三溺水，四魇魅，五产乳，并以半夏末吹鼻，或纳大豆一丸入鼻中。心头②温者，一日可活也。又方，煨研酒服，治吹奶肿痛。又方，打扑瘀痕，水调涂，一宿即没。又方，金刃不出，入骨脉中者，半夏、白蔹等分，为末，酒服

---

① 苦酒汤：原脱，据《本草纲目·草部·半夏》补。
② 头：《本草纲目·草部·半夏》无。

方寸匕，日三服，至二十日自出。又方，飞虫入耳，麻油涂半夏末于耳门外，自出。又方，蝎虿咬人，水调半夏末，涂立瘥。又方，疗蝎瘘五孔相通者。水调涂，日二，自愈。《扁鹊方》治产后晕厥，半夏一两，捣末，冷水丸大豆大，内鼻孔中，即愈。以齐州秋采圆白而大者佳。流水漂七日，用生姜汁煮干晒切。陈久者胜。柴胡、射干为使。畏生姜、秦皮、龟甲、雄黄。忌羊血、海藻、饴糖。恶皂荚，反乌头。

茎涎，炼取涂眉发，即生。

夏曲①，专治痰结。白飞霞②法制有十种③。

甘　松

甘，温。醒脾，开脾郁。治腹卒满痛，风疳齿䘌。脚气膝④浮，煎汤淋洗。时珍曰：治野鸡冠痔。同玄参，熏劳瘵。

山　奈

辛，温。暖中，辟恶，治心腹冷痛，寒湿霍乱，风虫牙痛。时珍曰：去雀斑，醒头去屑⑤。

---

　　①　夏曲：《本草纲目·草部·半夏》"时珍曰：或研末以姜汁、白矾汤和作饼，椿叶包置篮中，待生黄衣，日干用，谓之半夏曲。"
　　②　韩飞霞：《本草纲目·草部·半夏》作"白飞霞"，即韩懋，又名白自虚，字天爵，号飞霞子，人称白飞霞，四川泸州人。正德年间，明武宗赐号抱一守正真人。著有《韩氏医通》《杨梅论治方》《海外奇方》等，现仅存《韩氏医通》。
　　③　法制有十种：《韩氏医通》云："痰分之病，半夏为主，造而为曲尤佳。治湿痰以姜汁、白矾汤和之，治风痰以姜汁及皂荚煮汁和之，治火痰以姜汁、竹沥或荆沥和之，治寒痰以姜汁、矾汤入白芥子末和之，此皆造曲妙法也。"
　　④　气膝：原作"膝气"，据《本草纲目·草部·甘松香》乙转。
　　⑤　头去屑：原作"酒"，据《本草纲目·草部·山奈》改。

使 君

甘，温。除脾虚热，杀脏虫，治五疳并浊①，泻痢，疮癣，为小儿要药。上旬空腹食之，虫皆死而出。士材曰：如无虫积，服之必致损人。时珍曰：治小儿痞块，蛔虫，虚肿，面疮，虫牙。小儿头面阴囊浮肿，用使君去壳一两，蜜五钱炙，尽为末，每食后米饮下一钱。忌热茶，犯之作泻。以闽、广黑而润大者佳。蜀产黄色，不堪用。

阿 魏

辛，温。消肉积，杀细虫，心腹冷痛，疟痢传尸，痨劳疰虫。士材曰：杀虫破癥，除邪化蛊。然有积聚而挟虚者，亦不可用。时珍曰：虫牙作痛者，同臭黄等分为末，丸之绿豆大，棉裹塞牙缝，立止。又曰：阿魏消脾积、痞块，解一切蕈、菜、自死牛马诸肉毒②。以黄色安铜处③一宿，留处白如银者真。用钵研细，热酒气上烘过，入药。

蓼 实

辛，温。温中明目，耐风寒，下水气。市人以汁作酒曲。《汇言》曰：煮酒服，消痒疬瘿瘤。蓼草花子也。

大 蒜④

辛，大温。开脾胃，通五脏，利窍，去寒湿，解暑，辟瘟，消痈，破癥，化肉食，杀蛇虫蛊毒。捣和地浆服，治中暑不醒。捣贴足心，引热下行，治鼻衄不止，关格不通。捣纳肛中，能

---

① 浊：《本草纲目·草部·使君子》作"小便白浊"。
② 诸肉毒：《本草纲目·木部·阿魏》作"肉诸毒"。
③ 铜处：《本草纲目·木部·阿魏》作"熟铜器中"。
④ 大蒜：《本草纲目·菜部·蒜》作"葫"。

通大便①。捣敷脐上，能达下焦，消水，利小便②。切片艾灸，一切无名肿毒要法，兼灸诸毒气。士材曰：性热，凡虚弱有热之人，切勿沾唇。且气臭，多食生痰动火，散气耗血，损目昏神。丹溪曰：有小毒，辟鬼，祛邪，疗溪毒，妇人阴肿。擦足心，治脚肚转筋。解闭口椒毒。东垣曰：患痃癖者，每日取三颗，截却两头，吞之。号为内灸，必效之治。时珍曰：涂蜈蚣蛇咬，治噎病有蛇③。凡积年心痛不可忍者，煮小蒜食饱，勿令着盐，立效，而不再发。唐慎微曰：独蒜能吐鸡子癥、蛇蛊。捣烂，麻油调，敷一切诸恶毒。《外台秘要》治破伤风，角弓反张，用蒜酒煮，并浑服，得汗瘥。《子母秘录》：产后，角弓反张，大蒜三十瓣，水三升，煮一升，□口灌之瘥。根茎俱大，瓣多，辛而甘者，大蒜也。根茎俱小，瓣少辣甚者，小蒜也。入药小蒜良，独颗者更胜。忌蜜。

胡荽

辛，温。通心脾，达四肢，辟一切恶气，痧痘不出。煎酒喷之，勿喷头面。痘家悬挂门户，辟邪鬼恶气。时珍曰：辟飞尸、鬼疰、蛊毒。洗面上黑子。东垣曰：病人不宜食芫荽、黄花菜。士材曰④：凡服一切补药及白术、牡丹者，不可食此。凡胡臭⑤、齿䘌、脚气、金疮人，食之更甚。冬月用子。

刀 豆

甘，平。温中州，止呃逆，胜于柿蒂。煅存性，服效。

---

① 大便：《本草纲目·菜部·葫》作"幽门"。
② 利小便：《本草纲目·菜部·葫》作"利大小便"。
③ 涂蜈蚣蛇咬治噎病有蛇：出《本草纲目·菜部·蒜》。
④ 士才曰：《本草纲目·菜部·胡荽》作"时珍曰"。
⑤ 胡臭：《本草纲目·菜部·胡荽》此前有"华佗云"。

子，时珍曰：治呃作大响，立愈。是取其纳气归元，以性益肾元，暖助元阳，故能逆自止也。

虾　蟆①

辛，温，有毒。走脾胃。发汗退热，除湿杀虫。治疮疽发背未成者，用活蟾蜍系疮上半日，蟾必昏愦，置水中救其命，三易则毒散。已成者，剖其腹合疮上，不易久则臭不可闻，三易之亦即愈也。又治小儿劳瘦疳热②。士材曰：发时疮之毒，若过用，动湿助火。时珍曰：解热，杀百邪鬼魅。烧末酒服，治狂言鬼语卒死者。又疗阴挺，猘犬伤。去肠生捣一二枚食之，治温毒发斑，无不愈。又疗癣疮。烧烟，熏肠头挺出。杀疳虫、鼠漏，伏山精，制蜈蚣③。《诗》曰"得此戚施"④，蟾蜍也。多在人家湿处，背上多痱磊，行迟缓不能跳，亦不敢鸣。虾蟆多在陂泽间，形小，皮上多黑斑点，能跳接百虫，举动极急。入药用蟾蜍。

肝，敷蛇螫入牙，痛不可忍，敷之立出。

胆，治小儿失音不语，点舌上，立愈。

蟾酥，辛，温，有大毒。助阳。治疔肿发背，小儿疳疾、脑疳。士材曰：立止牙痛。然轻用烂人肌肉。涂玉，刻之如蜡。即眉间白汁出。畏紫草。

---

① 虾蟆：《本草纲目·虫部》作"蛤蟆"。

② 治疮疽发背……小儿劳瘦疳热：此64字出《本草纲目·虫部·蟾蜍》"附方""主治"。疑吴氏将"蟾蜍"混同"虾蟆"。时珍曰："古今诸方所用蛤蟆，不甚分别，多是蟾蜍。读者当审用之，不可因名迷实也。"

③ 又疗阴挺……制蜈蚣：此46字出《本草纲目·虫部·蟾蜍》"主治""发明"与"附方"。疑吴氏将"蟾蜍"混同"虾蟆"。

④ 戚施：《本草纲目·虫部·蟾蜍》："《韩诗》注云：戚施，蟾蜍也。"

泥　鳅①

甘，温。暖脾胃，醒酒，解渴。

樱　桃

干，涩，大热。调中，令人好颜色，美志。时珍曰：多食令人吐，发虚热、暗风，伤筋骨，助寒热，败气血，小儿宜戒。凡旧有热病及喘嗽者，得之更甚，至死。一富家二子好食，每日啖一二升。半月后，长者病甚，为肺痿不治；幼者病肺痈，相继而死。

叶，治蛇咬，捣汁饮，并敷之。

东行根，煮汁服，下寸白虫。

山樱桃，子小②而尖不光润，味恶不堪食。时珍曰：止泻遗③。

　　　　　凉十二品（又附十二品）

花　粉④

甘、酸，寒。除脾胃火燥，滑痰解渴，行水，通经，止小便，疗热狂时疾，胃热，疸黄，口燥唇干。入外科，消大毒，疮痔，排脓生肌。若脾胃虚寒泄泻者，忌之。时珍曰：理消渴，百合病渴，小儿发黄，耳聋，吹乳，下乳汁，天泡湿疮、杨梅疮，痘后目障⑤，出箭镞。以一两，炙草一钱五分，酒煎服，

---

① 泥鳅：《本草纲目·鳞部》作"鳅鱼"。
② 小：原脱，据《本草纲目·果部·山樱桃》补。
③ 泻遗：《本草纲目·果部·山樱桃》作"泄精"。
④ 花粉：《本草纲目·草部·栝楼》作"栝楼根"。
⑤ 障：原作"胀"，据《本草纲目·草部·栝楼》改。

治小儿囊肿。《肘后方》治二三十年耳聋①，栝楼根三十根，细切之，以水煮，酿酒如常法，久久服之良。《广利方》治小儿忽发黄，生栝楼根捣取汁二合，蜜一大匙，二味暖相和，分再服②。《杨氏产乳》治乳无汁，栝楼根烧灰，米饮③服方寸匕。孙真人云：栝楼根澄粉食，大能宜虚热人。

栝楼叶，治中热伤暑。恶干姜，畏干漆、牛膝，反乌头。花粉畏恶同。

公 英

甘，寒。花入脾。化热毒，解食毒，消肿。兼走阳明，治乳痈，疔毒。通淋妙品。擦④牙，乌髭发，涂狐尿刺。东垣曰：苦，寒。入肾经君药。时珍曰：治蛇螫肿毒。同银花煎服，消乳痈⑤极妙。叶如莴苣，花如单瓣菊花，四时不凋，花罢飞絮。断之茎中有白汁，其汁涂狐尿刺疮，二⑥愈。郑方升曰：一茎两花，高尺许者，掘下数尺，根下大如拳，旁有人形拱抱。捣汁，酒服，治噎膈如神。

地 肤

苦，寒。清脾，利膀胱。散皮肤风热、恶疮，利小便，通淋，治癞疝。士材曰：以其入脾，故用多在皮肤，及其利水兼能去湿者欤！时珍曰：治胁痛，狐疝，血痢，疝气危急，妊娠患淋，目睛努肉。同鲜姜研烂，冲热酒服取汗，治雷头风肿，

---

① 二三十年耳聋：《本草纲目·草部·栝楼》作"耳聋未久"。
② 分再服：《本草纲目·草部·栝楼》作"日一服"。
③ 饮：原脱，据《本草纲目·草部·栝楼》补。
④ 擦：《本草纲目·菜部·蒲公英》作"掺"。
⑤ 乳痈：原作"痈乳"，据《本草纲目·菜部·蒲公英》乙转。
⑥ 二：《本草纲目·菜部·蒲公英》作"即"。

不省人事。如蚕砂①。恶螵蛸。

楮 实

甘，寒。助阳起阴，补虚劳，壮筋骨，悦目颜。士材曰：消脾水肿，然脾胃虚家勿用。时珍曰：治水气蛊胀，肝热生翳，喉痹，目昏。治身面皮石疽，状如疖②，捣敷之。取子浸，去浮者，酒蒸用。

皮，可为纸。治水气肿满，利小便，疗肠风。

枝茎，治瘾疹，小便不通。

树汁，接纸无痕，永不解脱。疗天行病后胀满，敷蛇虫蜂螫犬咬。

叶，治鼻衄不止，疝气入囊，疗蝮蛇伤。又治小儿身热，不生肌肉。止刺风身痒，老少③瘴痢，日夜百余度。同雄黄等分，治木肾④疝气。

乌 麦⑤

甘，寒。降气宽肠，入脾。治肠胃陈积，泄痢带浊。敷痘疮溃烂，汤火灼伤。脾胃虚寒勿服，有病人不宜食。孟诜曰：能炼五脏垢秽，解酒积。凡有年久陈积在肠胃间者，多食亦消去也。时珍曰：凡疮头黑凹，煮⑥食之即发起。以砂糖水调炒

① 如蚕砂：《本草纲目·草部·地肤》："《大明》曰：地肤即落帚子也。子色青，似一眠起蚕沙之状。"

② 身面皮石疽状如疖：《本草纲目·木部·楮》作"身面石疽，状如痤疖而皮厚"。

③ 少：原脱，据《本草纲目·木部·楮》补。

④ 木肾：睾丸肿大坚硬而麻木不痛，多因下焦为寒湿所袭而起。出《丹溪心法》卷四。《育婴秘诀》："卵肿不痛者，此湿也，名曰木肾。"

⑤ 乌麦：《本草纲目·谷部·荞麦》作"荞麦"。

⑥ 煮：原脱，据《本草纲目·谷部·荞麦》改。

面二钱，治痢疾。炒焦热水冲服，治绞肠痧痛。大凡肚腹微微作痛，出即泻，泻亦不多，日夜数行者，瘦怯不堪，用消食化气药俱不效，宜用乌麦面一味作饭，连食数次即愈。又方，荞麦炒去壳，海藻、白姜虫炒去丝，等分为末。白梅浸汤，取肉减半，和丸绿豆大，每服六七十丸，食后、临卧米饮下，日五服。治盘蛇瘰疬，当从大便泻去毒也。吃淡①菜调理，忌豆腐、鸡、羊、酒、面。又方治三十年头风畏冷，首裹重棉。以面作饼，微热，合头上，出汗愈。作面②同猪、羊肉热食，不过七八顿，即患热风，眉须脱落，还生亦稀。又不可合黄鱼食。

秸，烧灰淋汁，取碱熬干，同石灰等分，蜜收。能烂痈疽，食③恶肉。去黡④痣，良。

冬 瓜

甘，寒。入脾，泻热，利二便，消水肿，止消渴，散热毒痈肿。时珍曰：治十种水气。贴发背，解食鱼毒。

子，利脾水，补肝明目。

叶，疗肿毒，蜂叮，疟疾，多年恶疮。

藤汁，解服木耳毒。煎水，洗脱肛。

白 菜⑤

甘，平。消食，利肠，除烦，解酒。治消渴，下气，瘴气。绞汁，涂小儿赤游丹，并敷漆疮。取黄芽菜更妙。

子，治酒醉不醒。

---

① 淡：原作"大"，据《本草纲目·谷部·荞麦》改。
② 作面：原脱，据《本草纲目·谷部·荞麦》补。
③ 食：《本草纲目·谷部·荞麦》作"蚀"。
④ 黡（yǎn 演）：黑痣。《类篇·面部》："黡，面上黑子。"
⑤ 白菜：《本草纲目·菜部·菘》作"菘"。

油，涂刀剑不锈。经外荤菜类重出，参看。

荸荠①

甘，寒。消食，安中，开胃。除胸中热，五种噎膈，五噎，气、食、劳、忧、思也。五膈，忧、恚、气、热、寒也。消渴，黄疸。预服能辟蛊毒，已中又能解蛊毒。能哑铜，破铜声。时珍曰：治血崩，赤白痢，解毒，消坚削积。有冷气人勿服，多患脚气，孕妇忌之。诚斋曰：发痘疹。

菱　角②

甘，寒。安中，消暑，止渴，解酒。时珍曰：解丹石毒，治消渴，解酒毒、射罔毒。三③四角者名菱，两角者名芰④。

地　浆

甘，寒。治泻痢令热赤白，腹内热毒绞痛及痹疾。解一切鱼肉菜果药菌毒，水蛭入腹，中暍卒死。以新水沃黄土，搅浊，再澄清用。

柑　子⑤

甘，寒。利肠胃热毒，解丹石毒，止暴渴，利小便。多食令人肺冷生痰，脾冷发痼疾。俗称蜜罗柑也。出温州泥山者，为天下第一。

皮，辛、甘，寒。下气调中，解酒毒、酒渴。产后肌浮，伤寒劳复。

---

① 荸荠：《本草纲目·果部·乌芋》作"乌芋"。
② 菱角：《本草纲目·果部·芰子》作"芰子"。
③ 三：原脱，据《本草纲目·果部·芰子》补。
④ 芰：原作"蔆"，据《本草纲目·果部·芰子》改。
⑤ 柑子：《本草纲目·果部·柑》作"柑"。

蛔　虫_{音回}

甘，咸，大寒。治目中肤赤热痛，取大者洗净断之，令汁出滴目中，二①十年肤赤亦瘥。治一切眼疾，肤翳赤白膜，小儿胎赤②、风赤眼。一切冷瘘③，先以甘草汤洗净，烧虫灰，敷④之，无不瘥。慎口味。

---

① 二：《本草纲目·虫部·蛔虫》作"三"。
② 赤：原脱，据《本草纲目·虫部·蛔虫》补。
③ 瘘：原作"瘤"，据《本草纲目·虫部·蛔虫》改。
④ 敷：《本草纲目·虫部·蛔虫》作"涂"。

足厥阴肝脏药类

本经共计一百二十品（今删去六品，又增附入八十八品）

补 十五品今删去一品（又附二十四品）

白 芍

苦、酸，寒。入肝脾，固腠，调脉，收阴，敛逆，散恶血，利小便，缓中，止痛，益气，除烦，敛汗安胎，退劳热。治泻痢后重，脾虚腹痛，胸胁痞痛，肺胀喘逆，痈肿，疝瘕，目涩鼻衄。肝血不足，妇人血病产后，忌用。性补而收，能于中土泻水。时珍曰：治风毒骨痛，脚气，消渴，咯血，经水不止。同甘草，治木舌。同酒服半钱，治痘疮胀痛。士材曰：生用，治下痢。体寒者，酒炒。入血药中，醋制。天民①曰：止治血虚腹痛，余痛不用。诚斋曰：芍药敛阴，能行血中之滞，仲景桂枝汤中用之，取其敛汗而能和血，是为行风之圣剂。散药中加之，不致有过发越之害，虚人外感尤宜。中寒者少入。花白、根白，名白芍。花赤、根赤，名赤芍。单瓣者入药。恶芒硝、石斛，畏鳖甲、小蓟，反藜芦。

赤芍，泻肝火，散恶血，利小便，治腹痛，坚积，血痹，疝瘕，经闭，肠风，痈肿，目赤。行血中之滞，产后忌用。

木芍药，治五淋，血崩。

---

① 天民：虞抟，字天民，自号花溪恒德老人，明义乌花溪人。著有《医学正传》《苍生司命》等。

秦 艽

苦、辛，平。益肝胆气，去肠胃热，养血疏风，荣泽筋络。治风寒湿痹，通身挛急，虚劳骨蒸，黄疸，酒毒肠风，下眶牙痛，口噤，湿盛风浮之症，利二便。士材曰：下部虚寒及小便不禁，大便滑者均忌。时珍曰：疗风无论新久，治传尸。以二两同炙甘草半两，每服三钱匕，治暴泻引饮。又方治发背初起，同牛乳煎服，得快利三五行，即愈。又方研细末，调涂疮口不合。《圣惠方》：小便难，腹满闷，不急治能杀人，用秦艽一两去苗，煎食后分二服。孙真人曰：治黄疸皮肤眼睛如金，小便赤，取秦艽五两，牛乳三升，煮取一升，去滓，内芒硝一两，顿服瘥。以长大黄白，左纹者良。菖蒲为使。畏牛乳。

断 续

苦、辛，温。补肝肾，通血脉，理筋骨，暖子宫，缩小便，破瘀血。治妊娠腰痛，沥血崩带，遗精，肠风血痢。同平胃散治时痢。又入疮科折跌，生肌止痛。士材曰：补而不滞，行而不泄。川产如鸡脚皮黄皱节，折之有尘出者真。去向里硬筋，酒浸用。地黄为使。恶雷丸。

杜 仲

甘、辛，温。走肝气分，补而润，兼入肾，能使骨肉筋相着。治腰膝酸痛，阴中湿痒，溺有余沥，女子常惯堕胎。士材曰：利遍身机关，凡肾有虚火者勿用之。时珍曰：治产后诸疾，脚中酸痛不欲践地。补肝经风虚，肾冷腰痛，虚而身强直，风也，杜仲可治之。凡腰中不利，加而用之。同牡蛎治病后虚汗，目常流泪。出汉中厚润者良，去粗皮或酥炙、蜜炒、盐酒制、姜汁浸，各从其宜，俱要炒断内丝用。恶玄参、蛇蜕。

枸　杞

甘，平，润。补肝肺肾，益气生精，助阳，强筋骨，去风明目。治虚劳，嗌干，消渴。以甘州红润少核者良，酒浸捣用。根即地骨皮。

苗，除烦益志，去皮肤、骨节间风，解面毒。

叶，名天精草。苦、甘，凉。清上焦心肺客热，代茶止消渴。

山　萸

酸，温。补肝肾气分，固精秘气，助阴阳而九窍自通，暖腰膝，缩小便。治风寒湿痹，鼻塞目黄，耳聋耳鸣，女人月事多。士材曰：强阴起痿，小便不利者不宜用。时珍曰：治老人尿不节，妇人月事不定，疗心下邪气，温中，逐寒湿痹，去三虫，肠胃风邪寒热，治面上疮，除一切风气，破癥结。去核用，核能滑精。恶桔梗、防风、防己。

谷　精

辛，温。补肝明目退翳胜于菊花，兼清胃家风热。治喉痹，齿痛。时珍曰：治脑痛，眉痛，偏正头痛，痘后翳，小儿中暑。同羖羊①肝治小儿雀目。兔屎是望月砂，因兔喜食此草，如草未出，不可用。

侧　柏

苦、涩，微寒。补肝肺之阴，故治一切血症，涂汤火伤，乌髭发。以其燥脾土，故去冷风，湿痹，历节，生肌，杀虫，

---

① 羖（jié 节）羊：阉割过的羊。

鼍冻疮。时珍曰：杀五脏虫，小儿洞痢，月水不断，擦头发不生或黄赤，治中风、□曳、潮涎、噤语，敷鼠瘤，核痛，大风，疠疾。《圣惠方》治大风，令眉须再生，侧柏叶九蒸九晒为末，蜜丸梧子大，日三夜一服之，百日即生。孙真人《枕中记》：三、四月采新生松叶长三四寸者并花蕊阴干，又于深山岩谷中采当年柏叶长二三寸者阴干，以七月七日露水为丸，或白蜜丸，小豆大，常以日未出时烧香东向，手持八十一丸好酒下，服一年多十岁，服二年多二十岁。欲得长肌肉，加麻仁、巨胜；欲心力壮健，加茯苓、人参。取侧者或炒或生用。桂、牡蛎为使。宜酒。恶菊花、面曲，畏羊蹄，伏砒硝。

枝节，煮酒服，治风痹历节。烧之滴油，治恶疮有虫久不愈。

脂，治身面疣目，同松脂涂之，数夕自失。

鸡　肉

甘，平。补肝虚，发疮动风，杀鬼，辟瘟疫不祥。

丹雄鸡头，主发声杀鬼。

丹雄鸡冠血，治中恶，惊忤，发痘疮，通乳难，涂口㖞，疗蜈蚣，蚯蚓，蜘蛛，百虫咬毒。

雄鸡肝，能起阴，治小儿疳积，目疾。

雄鸡肫皮，甘，平，性涩。消食积，除热烦，通膀胱小便。治泻痢，遗尿，便数，血尿，崩带，肠风，膈消反胃，小儿食疮。

雄鸡屎白，微寒。下气消积，利二便，治蛊胀。时珍曰：服之解菜毒，产后遗尿，小儿血淋，产后中风反张口噤，小儿惊啼牙不生，耳聋鼻血不止，子死腹中，妒乳，金石中毒，缢死未绝，反胃。同米研炒，治食米成癥瘕。涂乳头破裂，头疮，白秃，瘢痕，耳疮，脚圻。同醋和，涂蜈蚣、蚯蚓咬伤。仲景方治转筋臂脚直，脉上下行微弦，转筋入腹，取屎白为末，量方寸匕，以水六合和，温服。腊月取晒收之。

血，涂心下，治鬼击卒死者，大效。

乌骨白毛母鸡，甘，平。补五脏，退虚热，治劳，疗消渴，噤口痢，妇人崩带，肝肾血虚。士材曰：兼补肺胃，最辟妖邪，利小便。时珍曰：治猫眼寒疮。

子，甘，平。镇心，安五脏，补气血，清咽开音，散热定惊，止嗽，多食令人滞闷。时珍曰：胞衣不下，吞卵黄三枚立下。又方，误食发刺咽喉者，打鸡子清服之，令吐即出。又方，赤白久痢，以醋煮食立愈。诚斋曰：痈疽不长肉及陷凹者，煮食之，俟肉□即上食鸡蛋。成积者以醋饮之自消，或白豆蔻去壳研末服。《食疗》云治大人、小儿发热，取卵三枚，白蜜一合相合，服之立瘥。刘禹锡鸡子膏治小儿胎疮，以鸡子五枚去白，取黄乱发如鸡子大，二味相于铁铫子中炭火熬，初甚干，久即发焦，遂有液出，旋取置瓷碗中，液尽为度，取涂热疮上，即以苦参末粉之，极效。

哺鸡蛋壳，细研，麻油调擦，治痘毒神效，且止咳逆，敷下疳。

卵中白皮，主久咳结气，和麻黄、紫菀服之立止。

獭 肝

甘、咸。温补肝虚，杀虫，止嗽，治传尸鬼疰，辟鬼魅。有山獭、水獭之分，用略同。须自取者真。

爪，搜劳虫，杀百邪、鬼魅。经外兽类又见。

龙 骨

甘、涩，微寒。东方之神，故用在肝肾，主骨故又益肾，灵物故能安魂镇惊，助心气，辟邪，解毒，多梦纷纭，止汗。性涩故能收敛浮越之气，涩肠，止吐衄，崩带，遗精，脱肛，固精，定喘，敛疮口，治疟痢。以其寒而□水，故利大小肠。士材曰：收敛太过，非久病虚脱者，切勿妄投。时珍曰：养精神，定魂魄，安五脏虚而多梦纷纭，女人漏胎；止肠风，鼻口出血，心腹烦满，恚怒气伏在心下不得喘息，肠痈，内疽，阴蚀，四肢痿枯，夜卧自惊，小便尿血；杀精怪老魅，梦与鬼交，老疟。单服治九窍出血。白地锦纹，舐之粘舌者真。酒浸一宿，水飞三度，或酒煮焙干，黑豆蒸，酥炙，火煅，生用，各随其宜。忌鱼、铁，畏石膏、川椒。得人参、牛黄良。《肘后方》：老疟不愈，酒煮，先时服方寸匕，立瘥。

龙齿，涩，凉，用略同骨。治大人惊痫癫狂，小儿五惊十二痫之症胜于龙骨。许叔微曰：肝藏魂，魂飞不定者，治之以龙齿。又曰：肺藏魄，魄散不归者，治之以虎睛。诚斋曰：龙齿专治上焦之病，不入下焦，吊睛自死者不用。时珍曰：解蛊毒，治小儿身热不可近，大人骨间寒热。

角，用略同。

鳖　甲

咸，寒。治劳瘦骨蒸，往来寒热，温疟疟母，腰痛胁坚，血瘕痔核，经闭，肠痈疮肿，斑痘，惊痫，厥阴血分病。士材曰：妇人漏下五色，小儿胁下坚痛。时珍曰：治痘喘，下瘀血。研烧存性，涂一切火痛不敛如神。又敷人咬指烂。烧研蛋白调敷，涂阴头生疮不愈，名阴头疮，师所不能医，出《千金翼》。《肘后方》治卒腰痛不得俛仰①，鳖甲杵末，服方寸匕，立瘥。

———————————————————

① 俛（fǔ俯）仰：指身体的屈伸。

又方，治人心孔昏塞，令多志喜误，丙午日取鳖甲着衣带上。又方，甲杵末酒服下石淋。色青绿、九肋、重七两以上者佳，不经汤煮醋炙。治劳，童便炒，可熬膏。恶矾石，忌苋菜、鸡子。

肉，补阴，治疟痢冷而难消，脾虚者大忌。时珍曰：治骨蒸脚气。

胆，味辣，可代椒解腥气。

螃　蟹

咸，寒。除热，解结，散血通经，续筋骨，最奇涂漆疮大效，清肝热，动胃风，合小儿囟门，孕妇食之令儿横生。时珍曰：产后肚痛血不下者，以酒杵服。诚斋曰：凡跌打重伤，骨断筋折者，取生螃蟹以童便、烧酒冲捣服，渣敷患处，日日服之，能接续筋骨。如无生蟹，干者烧灰酒服亦可。丹溪曰：有毒，又能解莨菪毒、鳝鱼毒、漆毒。但未经霜及独目六足，四足腹下有毛，腹中有骨，头背有星，足斑目赤者，并不可食。若中其毒者，以紫苏、蒜、豉、芦根汁、藕汁皆可解之。畏紫苏、大蒜、木香，忌柿。

爪，治产难，子死腹中，能断产。

壳，烧存性，酒服治妇人儿枕。

石蟹，咸，大寒。时珍曰：捣敷疮疽久不瘥者，立效。

乌贼骨

咸，温。入肝肾血分，通血脉，祛寒湿。治血枯血闭，血崩血瘕，环脐腹痛，阴蚀肿痛，疟痢，疳虫，目泪，耳脓。士材曰：止肠风吐衄，涩久虚泻痢，外科用之燥脓收水。时珍曰：治惊气入腹，杀虫，伤肝唾血，下血，治疟，消瘿、痘疮臭烂。烧存性，酒服治妇人小户嫁痛。《千金方》治妇人小户疼痛，乌贼鱼骨烧末，酒服方寸匕，日三服，瘥。又方，治丈夫阴头疮，师不能治，乌贼骨末粉敷之。恶附子、白及、白蔹，能淡盐。

泻七十七品（今删去七品，又附四十二品）

牛 膝

苦、酸，平。走肝肾，引药下行，散恶血，破癥，心腹痛，淋血尿血，经闭产难，喉痹，齿痛，痈疮，出竹木刺。酒蒸之则甘而温，强筋骨，治腰膝骨痛，足痿筋挛，阴痿失溺，久疟下痢，伤中少气，然性下行而滑窍，梦遗失精及脾虚下陷因而腿膝肿痛者，忌用。士材曰：堕胎，上焦药中勿入，血崩不止者，戒用。时珍曰：治消渴，妇人血块血病阴痛，卒得恶疮，风疹骨疽。凡痢下先赤后白为肠蛊，酒煎服一两立效。唐慎微曰：主四肢拘挛，膝痛不可屈伸，腰背痛。酒浸又能疗脑中痛。《千金方》治妇人小户疼痛，牛膝五两，酒三升，煮一升半，去渣分三服。又方治风瘙瘾疹，牛膝末酒服方寸匕，日三。并主骨疽癞病痦瘤。《肘后方》治小便不利，茎中痛欲死，兼治妇人血结痛，牛膝一大把并叶，不以多少，酒煮立愈。《经验后方》治下元虚损，致消渴不止，牛膝五两细锉为末，生地黄汁五升浸，暴，以汁尽为度，蜜丸梧子大，空心温酒下三十丸，久服自愈。以怀庆府根极长大而柔润者佳，市人粗而枯者是土牛膝，不堪。入滋补须用黄精汁拌蒸，疗病用酒蒸，破血下行生用之，存乎其人。恶陆英、龟甲，畏白前，忌牛羊肉。

茎叶，治溪毒，湿痹。点眼生珠管①，捣汁，入雄黄末少许。截老疟极效。

天　麻

辛，温。入肝气分，走膀胱，通血脉，疏痰。治诸风眩晕，头旋眼黑，语言不遂，风湿顽痹，小儿惊痫，但血液衰少及类中风者忌用。东垣曰：入厥阴去风之功，入膀胱祛湿之力。赤箭用苗，有自表入内之功；天麻用根，有自内达外之理。不可同用，反致无功。景岳曰：性懦力缓，用须加倍，方可见功。士材曰：虽不甚燥，毕竟风剂助火，若血虚无风者，不可妄用。时珍曰：杀精鬼蛊毒恶气，消痈肿。纸包煨熟，切片酒浸用。

前　胡

苦，微寒。解风寒，理胸腹，散厥阴太阳之邪。性阴而降，故又入肺下气，消痰热哮喘，除实热，又疗咳逆，痞膈，霍乱，小儿疳气，推陈致新，明目安胎。无外感者忌之。士材曰：肝胆经风痰，非前胡不能除。凡阴虚火动之痰，不因外感之痰，不可服。时珍曰：治反胃呕逆，小儿夜啼者，前胡蜜丸小豆大，日三四丸，以愈为度。皮黄肉白，味甘气香者良。半夏为使，恶皂荚，忌火。

荆　芥

辛、苦，温。入肝气分而行血滞，散风湿，清头目，利咽喉，治风寒头痛，中风口噤，身强项直，口眼㖞斜，目中黑花；又能助脾消食，行血脉，治吐衄崩中，血痢，产后血运，疗疬

---

① 眼生珠管：《圣济总录·眼目门·目生珠管》："目生珠管者，风热痰饮渍于肝，血气蕴积，津液结聚，所由生也……肝气受病，为风热熏蒸，痰饮渐渍，使血气壅瘀，上冲于目，津液结聚，状如珠管，故以名焉。"

疮肿，清热解毒。为风血疮家之圣药。士材曰：治瘰疬，湿温，皮裹膜外之风。炒透又能止冷汗、虚汗。时珍曰：治产后瘈疭迷问及下利九窍出血，吐血不止，崩带不止，便痔脱肛，俱炒黑用。生者治小儿脐肿，瘰疬溃烂，疔疮疥毒，烂脚丫。治血病炒焦用。反鱼、蟹、河豚、驴肉，同食立死。

穗，炒黑，治下焦血病有功。

钩　藤

甘、微苦，寒。平肝风，除心热，治大人头旋目眩，小儿惊痫瘈疭，客忤，胎风发痘疹，主肝风相火之病。时珍曰：紫草茸治斑痘出不快。用钩久煎则无力。

蔓　荆

辛、苦，微寒。入肝搜风，入膀胱、胃凉血，通利九窍。治湿痹拘挛，头痛脑鸣，目赤齿痛，头面风虚之症。明目固齿，长发泽肌。士材曰：治头风连眼，头痛连睛。若头目痛不因风邪而因血虚有火，并忌之。元素曰：胃虚因不可服，恐生痰疾。时珍曰：治筋骨间寒热，去白虫。治太阳头痛，头风昏暗，目睛内痛。搜肝风，凉诸经血。酒煎服，治乳痈初起。去膜打碎用，亦有酒蒸炒用。恶石膏、乌头。

青　蒿

苦，寒。得春最早，故入肝胆。治骨蒸劳热，蓐劳虚热，风毒热黄，久疟久痢，瘑疥恶疮，鬼气尸疰，补中明目。士材曰：去骨间伏热，杀传尸。性寒不伤胃，宜于血虚有热之人。若寒而泄泻者，勿服。时珍曰：治牙痛，毒蜂螫人，耳聋，鼻疮。以童便浸二两，黄丹五钱为末，每服二钱，白汤下，治单热不寒之温疟，立愈。用叶。

子，治鬼气，擂酒服方寸匕。

梗中虫，如小蚕。治小儿急慢惊风，十不失一。用虫捣和朱砂、汞粉各五分，乳汁服。诗曰：一半朱砂一半雪，其功只在青蒿节。任教死去也还魂，服时须用生人血。

灵 仙

苦，温。搜肝，泄水气，通十二经络，治中风，痛风，头风，顽痹数十年手足不遂。治癥积，痰水，宿脓，水肿，黄疸，二便不通，冷痛积疴不痊等症有绝效。士材曰：泄真气，耗人血，勿浪用。时珍曰：散皮肤、大肠风。治脚气入腹，破伤风，手足麻木，痘疮黑陷。涂浸，洗飞丝缠阴。和砂糖、醋煎，治诸骨硬。唐慎微曰：专治数十年足不履地。又治腰膝脚中积聚，肠内诸冷病积年不瘥，服无不效。《经验方》：蜜丸姜汤下，治多年大肠久冷。崔氏治中风不语，手足不随筋，筋骨间风，胎风，头风，暗风，心风风狂，大风肤痒，热毒风疮，黄疸黑疸，面无颜色，瘰疬损坠，腹胀面肿，妇人月闭，肠风。以九月至十二月丙丁戊己日采根，余月不堪。忌茗、面汤。

木 贼

甘、苦，平。走肝胆血分，治目疾，退翳膜，疝痛，脱肛，肠风，痔瘘，赤利，崩中，诸血病；又能发汗解肌，开散风湿大郁。士材曰：治迎风流泪，多服损肝，不宜久用。时珍曰：止痢，妇人月水不断。煎水漱口，治舌硬出血。同鸡子白调一钱服，治误吞①铜钱。入发汗去节用。

天仙藤

苦，温。疏气活血，治风劳腹痛，妊娠水肿。时珍曰：解

---

① 吞：原脱，据《本草纲目·草部·木贼》补。

风劳、疝气作痛，痰注臂痛，产后腹痛，鼻衄。同麻黄治伤寒发汗。

泽 兰

苦、甘，微温。走肝脾，和血散郁，舒脾结，通九窍，利关节，养血气，长肌肉，破宿血，调月事，消癥瘕，散水肿。治产后血沥腰痛，吐血，鼻洪目痛，头风，痈疽，跌打。补而不滞，行而不峻，女科圣药。士材曰：去水肿者，乃血化之水，非脾虚停湿之水也。时珍曰：治胎前产后百病，小儿蓐疮，疗胎产多次成痨。同防己等分，治产后水肿。同枯矾洗产后阴翻。诚斋曰：泽兰多理血郁，用之女人无不效，是女人用事而多郁故，为对症之药。生水泽，茎方节短叶有毛。防己为使。

地笋，泽兰根也。辛温利窍，通血脉，排脓，止吐血。

马兰，辛，凉，入阳明血分，与泽兰同功。叶似菊而大，花亦如菊花。

根，治痔疮，喉痹，绞肠痧，白蛇丹毒。解酒、诸菌、蛇咬毒。

蔄 茹 〔批〕茜草

辛，寒，小毒。蚀恶肉，排脓，杀疥虫，除热痹，破癥瘕。同乌贼骨治妇人血枯。时珍曰：治善忘不寐，缓疽，伤寒咽痛，中焦痞热。《圣惠方》治缓疽，以一两捣为散，温水调服，不计时候①。用子，甘草为使。

庵蔄子

苦、辛，微寒。入肝血分，行水，散血。散中有补，治阳

---

① 圣惠方治缓疽……不计时候：此20字原在"用子甘草为使"后，今据体例改。

痿，经涩，腰膝骨节重痛，产后血气作痛，闪剉折伤。时珍曰：通月闭，伏蛇。蛇着之则烂。叶似菊而薄，茎似艾而粗。苽仁为使。

三　棱

苦，平。入肝血，破血中之气，又消脾瘀血气结，疮硬食停，老块，坚积癥块，消肿止痛，通乳堕胎，虚者慎戒。士材曰：下血积如神，化坚癖为水。时珍曰：治恶心反胃，浑身燎泡，① 蓬术有注。癥瘕鼓胀。《外台秘要》：下乳汁，取三棱三个，水二碗，煎一碗，洗奶取汁为度，极效。《子母秘录》治小儿腹癖，取三棱汁作羹粥，以米面为之，为奶② 母食，取枣大，与小儿吃，亦得治。十岁以下及新生百日小儿，无问疳热无辜、痃癖等皆理之，大效。秘妙不可具言。洁古曰：泻真气须与参同行，稍涉虚者宜勿用。色黄白若鲫鱼而小极坚者良，醋浸炒或面裹煨用。

草　薢

甘、苦，平。入肝胃，祛风湿。以去风寒湿痹而固下焦，补肝虚，坚筋骨，益精明目。治腰痛久冷，关节老血，膀胱宿血，阴痿失溺，茎痛遗浊，痔瘘恶疮。士材曰：阴虚火炽，溺有余沥及无湿而肾虚腰痛，皆禁止。时珍曰：治头旋，手足惊掣，中风失音，白浊，茎中便数。以白而虚软者良，黄者不堪用。苽仁为使，畏大黄、前胡，忌茗、醋。

马兰子

甘，平，入肝。治寒疝，喉痹，痈肿疮疖，妇人血气烦闷，

---

① 泡：原作"炮"，据《本草纲目·草部·荆三棱》改。
② 奶：原作"妳"，据《图经衍义本草》卷十四改。

血运崩带，利二便，久服令人泻。时珍曰：治诸冷极病，解酒毒，菌毒，蛇毒。如麻赤色有棱。炒用。治疝醋炒。

叶，治同。

根，治睡死不寤。

蓟　根

甘，温。破气血而带补。治吐衄，肠痈，女子赤白带，又能安胎。小蓟功用虽同而力薄，去瘀生新，退血分热，补虚。治下焦结热，血淋，不能如大蓟之能消痈。士材曰：大蓟微毒，然二蓟破血之外无他长，不能益人。时珍曰：治九窍出血，卒得鲜血，妇人阴痒，冷气入阴囊肿满疼痛，得之服下，立瘥。诚斋曰：小蓟治霍乱，取吐，效。解夏月烦热，并疗蜘蛛、蛇、蝎虫咬毒。

常　山

辛、苦，寒，有毒。引吐行水，祛老痰积饮，专治诸疟。然悍暴损真，弱者慎用。士材曰：生用、多用作吐，与甘草同用必吐。若用好酒久炒令透，冷服每见奇效。然施之藿①食者多功，若膏粱及挟虚者，切勿轻用。时珍曰：治鬼蛊、鼠瘘，截一切疟。同大黄用则又能下，善用者各随其引经药直到病处。治厥阴肝疟，多热少喘息如死状，少腹满，小便如脓，不问久近，常山一两醋浸一夜，瓦器煮干，每用二钱，水一盏，煎半盏，五更冷服，立瘥。又方治小儿暴惊卒死中恶，常山苗二钱，左顾牡蛎一钱二分，浆水煎灌之，立吐痰愈。酒浸蒸，或醋浸，或炒透用。栝楼为使。忌葱、茗。

---

① 藿：原作“霍”，据文义改。

蜀漆，常山苗也。辛，平，有毒。发散上焦邪结，用导胆邪，治小儿惊忤，余略同常山。甘草水拌蒸用，使、恶同。

藜 芦

辛、苦，寒，有毒。入口即吐，通顶嚏，治风痫，中风不省，牙关紧，不省人事者，可吐之。士材曰：司蛊，杀虫，理疥及喉痹，服之令人烦闷吐逆。凡胸中有老痰、蛊毒，借其宣吐。不然切勿沾唇，大损精液。时珍曰：治鼻瘜，久疟，痰疟，白秃，反花疮，疥癣，羊疽，误吞水蛭。一妇病风痫自已七年，得惊风后，每一二年一作，三十岁至四十岁则作甚，至一日十余作，遂昏痴求死。以藜芦浓煎灌之，吐涎如胶，连日不止，约一二斗，汗出如洗，甚昏困。三日后遂轻健，病去食进，百脉皆和。以银器煮藜芦为膏，以针微刺破点之，去痣。研末，治头生虮虱。取根去①头，黄连为使，反细辛、芍药、诸参，恶大黄，畏葱白。中其毒吐不止者，以葱白煎汤止之。

南 星

辛、苦，温，有毒。消风痰，燥湿痰，攻积，拔肿，喉痹舌疮，破气利水。治身强，口噤，结核，疝瘕，疥癣，蛇虫咬毒，堕胎。力烈于半夏。士材曰：非西北人真中风者，勿服。时珍曰：治小儿痰迷心窍，又治吐血不止，解酒积，酒毒。同防风等分为末，治破伤风如神。酒调服，治打伤至死。得防风则不麻②，火炮则烈性减，得牛胆则不燥，益肝胆。疗小儿痫后不能言，以南星湿纸包煨为末，雄猪胆汁调服二字。以矾汤或皂角汁浸三昼夜蒸过，竹刀开至不麻乃止，煨熟用。诚斋曰：

---

① 去：原脱，据《本草备要·草部·藜芦》补。
② 麻：原作"脉"，据《本草纲目·草部·虎掌》改。

畏防风。

胆星，苦，微寒。治小儿肝胆经风痰。

荆 沥

甘，平。除风热痰涎，开经络气血，治中风失音，惊痫，痰迷眩运，消渴烦闷，热痢，但气虚食少者忌之。士材曰：热多用竹沥，寒多用荆沥。丹溪曰：虚痰用竹沥，实痰用荆沥，并宜姜汁助送，则不凝滞。时珍曰：治心头漾漾欲吐，卒失音，小儿心热惊痫，止渴除唾，令人不睡，为治心风第一药。单服治中风口噤，头风头痛，喉痹目痛，心虚惊悸，羸瘦，赤白痢。截取尺余，中用火炙，取两头白汁用。诚斋曰：黄荆条也有二三种，小者良，姜汁为使。

子，苦，温。除骨间寒热，通利胃气，止咳逆，下气，入外科。时珍曰：炒，酒服，治湿痰白带。炒米饮服，治心痛。

叶，苦，寒。治久病霍乱转筋，血淋，脚气肿满，尿血，九窍出血。

根，解肌发汗。

茎，治目障。

蕤 仁

甘，温。入肝，走心脾，消风热，益水生光。治心腹邪热结气痰痞，已目痛赤肿，眦烂泪出。士材曰：和肝气，是能愈目疾，但目病不由风热而因于虚者，忌用。陈藏器曰：生用治不眠，炒熟令人眠。时珍曰：治飞血眼赤烂。取仁浸去皮尖，研用或炒用。

豨 莶

辛、苦，寒，小毒。时珍曰：生用，治蜘蛛咬成疮，疔疮发背，反胃，解毒酒。蒸熟，温。治久疟，肝肾风气，四肢麻痹，筋骨冷痛，腰膝无力，风湿疮疡。若痹痛由脾及肾虚阴血不足，不由风湿而得，忌服。景岳曰：不能益人，专入外科，多服生者令人吐。酒调服，治破伤风危急。以五月五日、六月六日、七月七日、九月九日采之，去粗茎，留枝叶花实，酒拌，蒸九次用。或捣汁熬膏，以甘草、生地同煎，炼蜜收之。调酒服，不伤元气。

青　皮

辛、苦，温。入肝胆肺经，泻气分，破滞消坚，除痰痞胁痛，多怒久疟，结癖疝痛，乳肿。最能发汗，不宜多用。若有汗及气虚人，更忌之。丹溪曰：治乳中结核，以青皮、石膏、草节、栝楼、没药、橘叶、银花、公英、角刺，佐以酒煎，于肿核上灸三五壮，可消。久则成乳岩，不可治矣！诚斋曰：乳岩初起，如棋子大，便以青皮、人参等分末之，每日以食后酒调服方寸匕，俟消止药。或用加味逍遥散入青皮末之酒煮，丸如小麦大。每夜卧时温水服七十丸或百丸，皆验。时珍曰：柴胡疏上焦肝气，青皮平下焦肝气，并能除湿，治伤寒呃逆，唇燥生疮。醋炒、面煨、酒制，各从其宜。

核，治膀胱疝气。单用五钱，酒服神效。

叶，主肺痈、肺痿，绞汁饮之。

木　瓜

酸、涩，温。入肝，走脾肺血分。专治筋病，急能舒缓，能收，治霍乱转筋，泻痢，脚气，腰足无力，收气脱，和气滞，敛肺气，和脾胃，伐肝，化食止渴，调营卫。多食损齿，骨病，癃闭。时珍曰：治项强筋急，湿痹，脚气冲心，腹胀，霍乱大吐下转筋不止。作杖利筋脉，作濯足盘永无足疾、筋急病。辟虱。以宣城陈者良，去穰用。忌铁。

鬼 臼

辛，温，有毒。杀妄见鬼，五尸疰，离魂魄，一切邪魔之病。时珍曰：杀大毒，解百毒，去目翳。主殗殜①劳疾，传尸，下死胎，邪疟，痈疽，射工，蛇毒。本难得，以钱塘味甘上，有丛毛者为真。出会稽、吴兴者大而味苦，无丛毛，不堪用。

鬼 箭

苦，寒。破积血，通经，堕胎，杀虫，辟邪魔鬼祟。时珍曰：治女子崩中，去白虫，消皮肤风毒作肿，产后血咬腹痛。单末酒服，治恶气在心，痛不可忍，立效。酥炙用。经外灌木类卫毛下细注可参。

干 漆

辛，温，有毒。破年久结瘀，筋骨绝伤，杀虫，治传尸劳瘵，宿癥、蛔虫。士材曰：化血为水则能损新血，凡虚者及惯生漆疮者，切勿轻而用之。中其毒或生漆疮，多食蟹及甘豆汤解之。凡畏漆者嚼椒涂鼻口，不生漆疮。时珍曰：治九种心痛，女人经闭，下部生疮，小儿虫病。胃寒危急证与痫相似，干漆捣烧烟尽，白芜荑等分为末，米饭服一字至一钱。以金州黑坚如铁石者良，炒至烟尽为度，或烧存性用。半夏为使，畏铁浆、黄栌汁、甘豆汤、螃蟹、蜀椒、紫苏、鸡子。

蒲 黄

甘，平，性清。消瘀通经，堕胎，利小便。治跌打疮痈，

---

① 殗殜（yèdié 业迭）：病不甚重，半起半卧。

祛心腹膀胱寒热。同五灵脂名失笑散，治心腹血气痛。士材曰：无瘀血不可用。时珍曰：掺舌胀满口，重舌，肛门不收，胞衣不下，催生，产后血瘀，阴疮湿痒。炒黑能止一切血崩、赤带、尿血，敷耳中出血。香蒲花上黄粉也。

姜 黄

苦，辛。行肝脾血中气滞，除风，消肿，气胀，血积，产后败血攻心，通经，疗跌伤。士材曰：功专破血，下气其旁者耳。若血虚之人服之，病反增剧。时珍曰：以一两，桂三钱为末，醋汤服一钱，治心痛难忍，立效。片子姜黄，乃其大者，入手臂理痛，治风寒湿痹。

蚤 休

苦，寒，有毒。走心肝，治惊痫癫疾，瘰疬，阴蚀，小儿胎风手足抽掣，下三虫，去蛇毒，消疔疮肿毒。中病即止，不宜多用。唐慎微曰：主惊痫摇头弄舌，热气在腹中。

紫 参

苦、辛，寒。专能破血。经外山草类有注矣。

杜牛膝 天名精根也

甘，寒，微毒。破血又能止血，吐热痰，利大小便，解毒杀虫。治乳蛾喉痹，砂淋血淋，小儿牙噤，急慢惊风，不省人事，止牙痛。又治产后发斑，大小便闭。又治疟疾，傅蛇虫螫，洗痔疮。时珍曰：治疔疮发背，恶蛇伤。白而短，牛膝、地黄为使。

马鞭草

苦，寒。破血通经，杀虫消胀。治癥瘕、痈疮、阴肿。士材曰：治杨梅毒气，虚者慎之。时珍曰：治鼓胀，烦渴，乳痈，白癜，风疮。捣汁，涂阴气肿大为斗，痛不可忍。治食鱼肉在胸不化成癥瘕，捣汁一升顿服之。又方治马喉痹，燥肿连颊，吐血不止，勿见风，截去两头，捣汁饮之。又方治人疥、马疥，不犯铁器，捣汁，日饮半盏，十日包愈。煎服治赤白痢，发背。方茎，叶似益母，对生，夏秋细紫花，穗如车前草，类蓬蒿而细，根白而小，用苗药。

红 花

辛、苦，甘温。去瘀润燥，消肿痛，治热秘便难，血运口噤，胎死腹中，痘疮血热，喉痹不通。少用养血，多用行血，过用能使血行不止而死。士材曰：产后血运急需之药，以数十斤煮热汤熏产妇，立活。时珍曰：解蛊毒。酒煮服，治热病卒死及六十二种风。诚斋曰：少入补心血药中，又能生心血。

胭脂，活血解毒。浸油中，治痘疔挑破，以此传之良。

三 七

甘、苦，微温。散血定痛。治血痢，血崩，吐衄，目赤。入金疮杖疮科，用杖时先服一二钱，则血不冲心。出广西山洞，似老干地黄，有节，皮黄肉黑坚重而味微甘。研末掺猪血中，血化为水者真。

寄 奴

苦，温。破血通经，除癥下胀。止金疮血，入跌打科。多服令人吐。时珍曰：止霍乱水泻成痢。掺之治风入疮口。

野 菊

苦、辛，凉，小毒。破血散疔，又治肠风。时珍曰：无故服之，大伤胃气。捣汁服，治妇人腹内宿血。酒煎服，治瘰疬未破。煎汤洗天泡湿疮。与菊无异，但叶薄小而多尖，花小而蕊多，如细蜂窠状，气味苦辛惨烈。

凤　仙

甘，温。活血消积，治腰胁引痛不可忍。诚斋曰：治马患诸病，取白花者，连根茎叶花熬膏，抹马眼四角，当自汗出愈。时珍曰：此草不生虫，蜂、蝶亦不采，当有小毒。

花，甘，滑，温，无毒。治蛇伤，擂酒服即解。又治腰痛不可忍，晒干①为末，空心酒服三钱，立愈。

子，治难产，噎膈。透骨之物，不可着齿，着齿则齿落。

根，治误吞铜钱。煮汁洗足则易裹。

地　锦 草药，名血见愁

行滞瘀，治痈疽，崩中。

苏　木

甘、辛、咸，寒。三阴血分，破血瘀，产后血闷胀满欲死，血晕，血痛，血瘕，经闭，气壅，痈肿跌伤，排脓止痛。多用破血，少用和血。同防风发散表里风气。时珍曰：能接指，酒煮服治偏坠立愈。忌铁。

降　香

辛，温。辟恶气，怪异，疗伤折，金疮之血，定痛消肿，生肌。士材曰：行瘀滞之血如神，止金疮之血至验，理肝伤吐血胜似郁金，治刀伤出血过于花蕊。时珍曰：兼理痈疽，烧之能降真仙，辟瘟疫，天行时气，宅舍怪异。小儿佩之，辟邪恶。似苏木，以紫而润，气香美者良。

---

① 干：原作"末"，据《本草纲目·草部·凤仙（花）》改。

没 药

苦、辛，平。散十二经结气滞血，消肿痛，生肌，补心胆虚，肝血不足。治金疮杖伤，恶疮痔漏，翳晕目赤，产后血气痛，破癥堕胎。时珍曰：治女人月事退出，皆作禽兽状欲来伤人，先将棉塞阴户，乃顿服一两，白汤下愈。又方治妇人内伤疠痛刺腹，酒调服一钱立止。又方，同虎胫骨，治历节诸风。又方，同乳香等分，童便、木香水调服，治小儿盘肠气痛，立愈。士材云：按骨节痛与胸腹筋痛，不由血瘀而因于血虚产后，恶露去多，腹中虚痛，痈疽已溃，法咸忌之。以明赤如琥珀者良。

枫 香

苦，平。活血解毒，止痛生肌。治吐衄咯血，齿痛，风疹。痈疽金创外科要药。色白微黄，枫树脂也，入地为琥珀。在地上不生草木，掘深八九尺，大如斛，削去皮，初如桃胶，成乃坚。

桑 虫

甘，温，有毒。发痘疮，祛风，治目疾惊风，妇人崩漏产后痢，堕胎。

桑树蛀屑，治小儿头生疮，手爬处即延生，谓之胎癣。先以葱盐汤洗净取屑，烧存性，入轻粉等分。油和，敷之瘥。

然 铜

辛，平。主折伤，续筋骨，散瘀定痛，入跌打用。士材曰：虽有神能，颇能损人，不可过用。时珍曰：烧之无臭者真，火煅、醋淬七次，细研，甘草水飞用。

铜绿

酸，平，微毒。治风烂泪眼，恶疮，痔疮，妇人血气痛，吐风痰，合金疮，生肌，止血，杀虫。《药性赋》曰：此药以醋制，故收疮口。又得金之精，兼能制木也。士材曰：色青入肝，专主东方之症，然服之损血。《汇言》曰：疗痰迷，僵仆及牙痔。时珍曰：治惊风昏迷。治腋臭，以三钱，同轻粉一钱，浓醋调，涂五次断根。以生铜坑中得紫阳之气而生绿，绿久则成石。味甘谓之石青，为上。今用醋制铜，使自生乃刮下，是铜青也，亦可用，不甚佳。

空青

甘、酸，寒。益肝明目，通窍利水。时珍曰：服之令人不忘，治目疾瞳子破者，再得见物。状如杨梅中空，破之有水者真。

花蕊石

酸、涩，平。破肝血，化瘀血为水。治损伤恶血，产后血晕，下死胎胞衣。时珍曰：传金疮，止血即合，永不作脓。又疗多年障翳。治妇人血运恶血奔心，胎死及胞不下，死但心头微温者，以一钱调童便灌下，立下血如猪肝，终身不患血风。煅研，水飞用。

雄黄

辛，温，微毒。入肝气分，搜肝，强脾，散百节大风，杀百毒，杀鬼魅，治惊痫，痰涎，头痛眩晕，暑疟，澼痢泄泻，积聚。又能化血为水，燥湿杀虫，治劳痔，疮疥，毒蛇伤。虞雍公道中冒暑泄痢连月，梦至仙居，延之坐壁上。有诗云：暑毒在脾，湿气连脚，不泄则痢，不痢则疟。独炼雄黄，蒸饼和药，甘草作汤，食之安乐。别作治疗，医家大错。醒后如方食之，遂愈。士材曰：疗疮毒，杨梅，疔痔，外敷之。治血瘀，风淫，鬼疰，内服之。唐慎微曰：治筋骨，大风，积聚，癖气腹痛，鬼疰，杀精怪，百虫，五兵，蛇虺毒，解藜芦毒。饵服之，皆飞入脑中胜鬼神。《药性论》：雄黄杀腹中蛊毒，佩之鬼神不敢近。入山虎狼伏济川，毒物不能伤。以色如鸡冠紫而明洁者，余不用。《千金方》治卒中，鬼击及刀兵所伤，血漏腹中不出烦满欲绝，雄黄末酒服一刀圭，日三服，化血为水。又方，治瘕痕积聚，去三尸，益气延年，却暑。以雄黄二两，细研为末，九度水飞过，却入新净竹筒内，盛以蒸饼一块塞口，蒸七度，用好粉脂一两为丸，绿豆大，日三服，酒下七丸或十丸，三年后道成，益力不饥，玉女来伴。《抱朴子》云：玉女来侍，常以黄土为痣，如黍米大，在鼻上是真玉女。无者鬼试人也。《伤寒类要》云：能治伤寒齿䘌。《太上玄帝经》：小丹法，用雄黄柏子拘魂制魄方，柏子细研筛去渣，松脂十斤以和柏子、雄黄各二斤，色如赤李，合药捣匀蒸之。饵时正坐北向，平旦顿服五丸，百日之后与神人交见。《明皇杂录》：有黄门奉使交广回，周医顾谓曰：此人腹中有蛟龙。上惊问黄门曰：卿有疾否？对曰：臣驰马大庾岭时，当大热，困且渴，遂饮水，后觉腹中坚痞如石，周遂以消石、雄黄煮，服之立吐一物长数寸，大如指，视之鳞甲具，投之水中，俄顷长数尺。后以苦酒沃之如故，以器覆之，明日即生一龙矣！《唐书》：一道人心腹烦满二载，立言诊曰：服有蛊，误食发而然。令饵雄黄一剂，少顷吐一蛇如小指，惟无目，烧之有发气，乃愈。出阶州，形块如丹砂明亮不挟石，方大二三寸者为上，难得。生于深山水窟，深紫光洁者更稀有焉。唐慎微曰：光紫重三五两者，出自羌中，今不复通人间，或有藏者价重如金。今皆用阶州石门始与石黄之好者耳。其色黑者不堪用，止可敷疳疮。时孕妇佩之，转女成男。同大蒜各一两，杵丸弹子大，酒服，治五种尸疰。又方，治无故饮油，此发癥也，治列前。又方，同紫草、胭脂涂小儿痘疔。又方，治筋肉化虫，如蟹走于皮下作声，如小儿啼怪病，用雄黄、雷丸等分，掺猪肉上炙热吃下。醋浸以莱菔汁煮干用，中其毒者煎防己汤解之。黑色者名薰黄，烧之极臭，只堪薰疮疥，杀虱虫。

雌 黄

辛、甘，平，大寒，有毒。杀虫虱、身痒、邪气，杀蜂蛇毒，令人脑满。时珍曰：同轻粉治牛皮顽癣，余略同雄黄。生山之阴，制照雄黄。生阶州，似云母色，如金指甲开折，得千重，软如烂金者为真。其夹石反黑者，如铁色者不可用。经外毒药类又注。

石 蟹

咸，寒。治青盲目翳，天行热疾，解一切金石药毒。醋磨傅痈肿。是海蟹多年水沫相着，坚碍如石。水飞用。

礞 石

甘、咸，有毒。沉坠入肝以消石，能平肝下气，为治惊利痰之圣药，但气弱脾虚者禁用。时珍曰：治急慢惊风并年久妇人小儿食积成癥，攻刺胸腹。诚斋曰：治发狂，说神见鬼。坚细青黑，中有白星点者入药。同消石等分，打碎拌匀入罐内，煅至消尽，石色如金为度。研末，水飞，去消毒用。

绿 豆

甘，寒。入肝胆，行十二经。清热毒，利小便，止消渴泻痢。士材曰：去浮风，治胀，和脾厚肠，若胃寒者不宜食。解一切草木金石毒。粉扑痘疮溃烂良。炒紫色井水调，敷折伤足疾。时珍曰：解鸩酒、砒石、诸药毒，杀附子毒。治饮附子酒多头肿如斗，唇裂血流，以绿豆、黑豆各数合嚼食，并煎汤饮之，乃愈。扁鹊稀痘三豆饮，赤豆、绿豆、黑豆各一升，草节二两，水八升，煮极熟，任意食之至尽，七日乃止。诚斋曰：解菰菌毒。同白糖各二两，新汲水调服，治霍乱吐利即止。其凉在皮，去皮即壅气。以圆而小者佳。

豆芽菜，解酒毒、热毒，利三焦，然能动气发疮。

叶，绞汁和醋服，治霍乱吐利。

花，专能解酒毒。

天灵盖

咸，平。煎液吞尝，传尸灭影，包藏巅顶，鬼疟潜踪。时珍曰：杀老精古魅迷人，不能禁止。诚斋曰：镇肝安魂，尸气、劳虫、妖魅伏人身中至死者，虽有灵药未能甚效，必煎以天灵盖汤，调灵药服之，然后得直入邪深之处，而类逐之鹿乎可愈也。取年深绝尸气者，或包用，或煎汤。用毕送还原处，须报之以经忏方可。经外服帛类又注。

人　发

甘，微寒。入肝肾，补阴消瘀，通关膈，利二便。治诸血疾，又能去心窍之瘀血，故亦惊痫，血淋，舌血鼻血，转胞不通。合鸡子黄，治小儿惊热风痰。和诸药煎膏，凉血去瘀长肉。士材曰：父发与鸡子同煎，免婴孩惊悸。己发与川椒共煅，令本体乌头。又治肠风，崩带，小腹切痛。时珍曰：胎发更良，补衰，调入治妇人阴吹。唐慎微曰：主大人痉，合鸡子黄煎之。

消为水，涂胎疮。《伤寒类要》治黄，取烧灰，水服方寸匕，日三服。《肘后方》：女劳疸，发热恶寒，小腹满急、小便难，交接后入水所致。乱发如鸡子大，猪脂半斤，煎合尽，分二服。姚氏方：治食中误吞发绕喉不出，取己头发烧作灰，水调服一钱匕。《子母秘录》治尸疰，烧乱发如鸡子大，为末水调服瘥。苏学士曰：乱发、露蜂房、蛇退皮各烧存性，取一钱酒调服，治疮口久不合，神验。皂荚水洗净入罐固，煅存性用。

头垢，治淋噎、劳复，出竹木刺，傅肿拔毒。经外人身类又见头垢，可参。

灵 脂

甘，温。阴厚入肝血分，通血脉，散和血，通经闭，止经多。治血痹，血积，血眼，血痢，肠风，崩中，血晕，一切血病，心腹血痛。又能除风化痰，消积杀虫。治惊痫，疟痢疳疾，蛇蝎蜈蚣伤者，同雄黄服，渣敷患处瘥。士材曰：生用行血，炒热止血。腹痛若因血滞者，下咽如神。然性羶恶，脾胃虚薄者不能胜也。时珍曰：解药毒，治血贯瞳子，卒心痛。同矾飞过，水服，吐小儿蛔虫欲死。半生半熟，酒调服治胎衣不下。为末同狗胆汁，治吐逆不止。凡人目中白珠浑黑，视物如常，毛发坚直如铁条，能饮食而不语如醉，名曰血溃怪病，以灵脂为末，汤服二钱即愈。以糖心润泽者真，黑色气恶不堪。研末酒飞，去砂石用。恶人参。

天 鼠

辛，温。服之令人媚好无忧，治五淋。《圣惠方》治小儿生十余月并现饮乳者，母又妊娠，令见精神不爽，身体萎痹，名为魅^①病。用伏翼烧灰为末，以粥饮调下半钱，日四五服。若炙令香熟，嚼哺亦佳。《百一方》治久咳嗽上气一二十年，药不能治者，用蝙蝠去翅足，烧令燋，末饮调服之。诚斋曰：诸家皆云无毒，惟禹锡云微热有毒。四、五月取之，以重一斤者为上。先拭去囟上毛并爪、肠，余不去。用酒浸一宿漉出，并取黄精自然汁涂之，炙令干研用。

血，取点目中，夜视有光。经外原禽类下有注。

夜明砂，天鼠屎也。辛，寒。入肝血分，活血消积，堕胎。疗气血腹痛，惊，痫，疳，魅音奇，目盲障翳。同鳖甲烧烟辟蚊。时珍曰：涂箍肿毒，立收起。烧灰酒服方寸匕，下死胎。捣熬为末拌饭，与三岁小儿食之，治无辜疳名为魅病，甚验。研末一钱，冷茶调服，治疟疾不止。《传信方》治马扑损痛不可忍者，研二两，热酒一升投之，取其酒饮，立可止痛，更三两服之便瘥。《简要济众》治五疟，捣为散，同时珍方。淘净砂石焙用。恶白微、白蔹。经外原禽类下有注。

鼠屎

甘，微寒。治伤寒劳复发热，阴阳易病。男用雌，女用雄。时珍曰：堕胎，治乳疾，经闭，小儿齿不生，解马肝毒。两头尖者为雄鼠矢，烧灰用。

肉，烧敷痈疽不合，疗儿疳，鼠瘘。

胆，明目。汁滴耳中，二十年老聋亦瘥。但鼠胆随死即消，原非易得之物也。经外鼠类又见。

兔屎

杀虫，明目。治劳瘵，五疳，痘后翳膜。以出谷精草时取

---

① 魅（jì记）：传说中的小儿鬼。

之，他时不可用。

肝，泻肝热，明目。

肉，稀痘疮，补中利肠，解丹石毒。妊妇服之令儿缺唇。

皮毛，烧灰酒服，治难产胞衣不出，余血抢心胀刺欲死者，极验。

血，解热毒，催生。保寿堂兔血丸令小儿永不出痘，虽出易稀。腊月八日取生兔刺血，和荞麦面加雄黄四分，和丸绿豆大。初生小儿乳汁送下二三丸，遍身发出红点是其验也。

败笔头须，有兔毫者取烧灰，酒服二钱，治男子交婚之日茎痿。

虎 骨

辛，微热。金能制木，故搜肝风，健骨定痛。治男妇拘挛风痹疼痛，惊悸癫痫，犬咬骨硬。以头骨、胫骨良。时珍曰：头骨辟鬼梦魇，杀尸疰，邪疟，惊痫，怪疰，涂肛门凸出。诚斋曰：头骨置枕辟恶梦，置户辟邪魅。治手足间风用胫骨，治腰脊间风当用脊骨，各从其类耳。

肉，酸，平。益气力，已呕吐，治疟，辟三十六种精魅。入山虎见畏之，正月勿食。

血，三月三日取虎血、雄鸡血等分，和合以初生草似胡麻子，取其实合用之，可移神易貌。

肚，取生者，存渣秽勿洗，新瓦固煅存性为末，入平胃散一两，每服三钱，治食噎，神效。若病胸痰血寒气之膈，难以见功。诚斋曰：脾气不健，四肢无力，食量小或后作胀，并宜。用虎肚洗净，捣丸梧子大，卧时米饮下二十三十丸。

睛，为散，竹沥汤下，治小儿惊痫夜啼，立愈。时珍曰：杀百精老怪，佩之入山不迷，辟一切山水异物。诚斋曰：虎一眼视物，一眼放光。取于黑暗处或夜视生光者为上。自死者有毒，不可用。

爪，用略同睛。经外兽类细注，参看。

乌 蛇

咸，温，无毒。治大风癞疾，眉须脱落，极重者非此不能愈。生商洛、蕲州，多在芦枝上吸南风、花气，不噬物，不害人。身黑而光，头圆尾细，眼有赤光至死不陷，如活有剑脊，以尾细能穿百钱，干重七钱至一两者上，此乌稍蛇也。去头与皮骨酒煮，或酥炙用。市人以他蛇薰作黑色以伪之，但眼陷而不光，且无剑脊，为异一种。大者无剑脊，尾稍粗，名风稍蛇，力薄于乌稍蛇，当有微毒，无乌蛇时亦可代用。

蕲 蛇

甘、咸，温。截肝风，定惊搐，走脏腑，彻皮透骨髓。治风瘫，风癞，阴虚者禁用。时珍曰：治痘疮黑陷，以蛇连骨炙，勿令焦，三钱，大丁香七枚为末，每服五分，以水和淡酒下，当即身上发热，其疮顿出红活也。产蕲州，一名白花蛇。龙头虎口黑质白花，胁有二十四方胜，腹有念珠斑，口有四长牙，尾有佛子甲，肠如连珠，多在石南藤上食花叶。取法：先撒土一把，蛇自蟠而不动，以叉取之出。蕲州者虽死而眼光不枯陷，出舒、蕲两界者则一开一闭，产他处者则目不能开，以此为验。头尾各去三寸，亦用全用，亦有单用头尾。酒浸三日，去尽皮骨，大蛇一条只得净肉四两。诚斋曰：柳柳州记永州之野产异蛇，黑质白章，触草木尽死，以啮人无御之者，且亦岁赋其二。今蕲州之蛇未有如此之毒，岁亦贡之。想蛇之虽同，而形之大小各异，故蕲蛇须出蕲州者为采用。《长庆集》云：身黑有白文，毒人至死，是又永州之蛇一类生于他处也。

山　甲

咸、寒，微毒。入肝，走阳明，行经络鼠病。所治风湿冷痹，通经下乳，消毒溃痈，止痛排脓，和疮，发痘，风疟，恶癞，项下足中生蚁漏。以何处病用何处甲，以类相从。士材曰：逐痰破血，在上者即开，在下者即降。但性猛，凡元气虚、痈疽溃者，均忌之。时珍曰：去风痰，诸风一身筋骨支节不利，颈项强，臂胁足膝强痛，皆治之。又治五邪惊啼悲伤，烧灰以酒服方寸匕，并疗妇人鬼魅悲泣，山岚瘴气，风痹，热疟不寒。同蛤粉炒为末，每服五分，入麝少许，温酒调服，治痘疮变黑即转红活若神。诚斋曰：凡痈疽根深无大脓及疮口冒风或出不快，当于托补排脓药中加而用之，极有捷效。或生用、烧用、土炒、酥炙、醋炙、童便炙、油煎，神而用之可也。

瓦　楞

咸，平。入肝，破血癖，消老痰。煅红醋淬三次为末，醋膏丸，治一切气血癥瘕，血痰积块立效。此即今蚶壳也。

姜　蚕　〔批〕以下第四页蚕砂下仍有附方

辛、咸，微温。散相火逆结之痰，行经络轻浮，走肺胃，治中风失音，头风齿痛，喉痹咽痛，丹毒肤鳞瘙痒，瘰疬痰疟，崩中带下，小儿惊痫，下乳灭瘢。若诸症无风寒客邪而由于血虚者，勿用。士材曰：治中风失音，皮肤风痒，又能拔疔，洗男阴痒。时珍曰：治小儿夜啼，去三虫，产后腹痛，一切风痰，酒后咳嗽，大头天行，又治腹内龟病。诗云：人间龟病不堪言，肚里生成硬似砖，自死姜虫白马尿，管教时刻软如棉。同蛇退，浴小儿皮如鳞甲。不拘早晚，但用白色而条直，食桑叶者良。糯米泔浸一日，待桑涎浮出，捞起焙干，拭净肉毛口甲捣用。恶桑螵、茯苓、茯神、桔梗、草薢。

蚕纸，〔批〕以下肾经补品蚕蛾下□□□□□□。治癫狂邪祟，牙疳头疮，沙症蛊毒，烧灰水服之。诚斋曰：取方一尺，行经后即烧灰冲酒服之，断产。

茧，甘，温。泻膀胱相火，引清气上朝于口，止消渴。时珍曰：杀蛔虫，治反胃吐食。痈疽无头者烧灰，酒服一枚出一头，二枚出二头。后第四页蚕砂下又有附方，并参看。

蝎 虫

辛、甘，有毒。色青，搜肝风眩掉，惊痫抽掣，口眼㖞斜，疟疾、风疮、耳聋、疝带。东垣曰：凡病气带下皆属于风，并宜加用。汪机曰：破伤风症当以全蝎、防风为主，若类中风、慢惊风及属虚者，皆不可用。时珍曰：炒研搐鼻，口含清水，治子肠不收。去足焙，或单用尾。以八足紧小长尾色青者良，中其毒者以蜗牛解之。

水 蛭

咸、苦，平，有毒。走肝，大破血胀。士材曰：畏石灰。

时珍曰：误食之令人眼中生烟，渐致枯损。烧灰用。中其毒，或误食，或误吞服，地浆、黄泥浆或牛羊血同猪脂食之，或可解也。染须药中能引药力倒上至根。诚斋曰：不可烧灰服。性极难死，用盐拌石灰同炒枯黄，入药罐内煎，须用细绢滤去渣，不尽再滤一二遍，务使药水清澈方可服之无害。此田中蚂蟥蜞也，取小者用其生。山中及草中者，药不可用。

虻 虫

苦，寒，有毒。攻肝血，遍行经络，堕胎极快。非气壮之人实有蓄血者，不可与之。此俗名牛虻也，大如蜜蜂，腹凹扁，微黄绿色，啖牛马之血。去足翅炒用，忌麻黄。

䗪 虫

咸，寒，有毒。去血积，搜剔极周，主折伤，补接至妙。煎含而木舌旋消，水服而乳浆立至，虚者慎之。时珍曰：疗心腹寒热洗洗，通妇人月闭，治小儿腹痛夜啼，烧存性为末，治折伤接骨。生墙壁下土鳖虫也，小儿多捕负物以为戏。去头足，炒用。

温六品（今增上一品，又附四品）

吴 萸

辛、苦，热，小毒。入肝肾气分，走脾经血分，润肝燥脾，温中下气，去痰杀虫，除湿解郁，开腠理，逐风寒。治厥阴头痛，阴毒腹痛，呕逆吞酸，痞满噎膈，食积泻痢，血痹阴疝，痔漏肠风，脚气水肿，口舌生疮，冲脉为病气逆里急，引热下行，利大肠壅气，下产后余血。然走气动火，昏目发疮，血虚有火者禁之。士材曰：止久泻，祛冷胀，杀虫，独入肝经脾肾大肠其旁及者耳！寇宗奭曰：下气最速，有虚火者服之愈甚。凡病非寒滞者勿用。时珍曰：治阴毒子肠脱出，醋心上攻食已吞酸，霍乱转筋入腹，肩疽饮食不消，诸冷腹痛，杀腹中恶虫鬼魅，下痰饮皆从小便出作茱萸气。同硫黄涂腹，治小儿肾缩。又方，口舌生疮以醋调茱萸贴两足心，移夜必愈。又方，患风疟痒痹，同酒煮洗之。又方，治肾气上哕，从腹中起上筑于咽喉，逆气连属数十声，喘息上下不得息，醋炒茱萸、橘皮、附子煎服，如不愈更灸期门、关元、肾俞，无不愈。又方，醋煎服，治多年脾泄不愈。又方，研末冷水服，治蛇咬毒疮，渣敷之。又方，治寒热怪病，寒热不止数日，四肢坚如石作钟磬声，日渐瘦恶，用茱萸、木香等分煎汤，饮之愈。唐慎微曰：治胃寒吐泻，腹痛不可忍。孟诜曰：鱼骨在腹刺痛，煮汁服。又骨入肉不出，嚼封之，骨当烂出。脚气冲心和生姜汁饮之良。诚斋曰：研末敷骨疽出骨。又疮口冒寒凸出，又寒疮不敛者，皆敷之有神功。毒蛇伤咬者，研末调酒服，醉一宿，伤处流水出皆作萸酒气，俟水干并以末敷之即愈。陈久者良，汤泡数次去苦烈汁用。止呕黄连水炒，治疝盐炒，治血醋炒。恶丹参、硝石、滑石、白垩，畏紫石英，以开口者良。

同蒺藜①

甘，微温。补肝肾，益精明目。治虚劳腰痛，遗精带下，咳逆肺痿，痔漏阴溃，肺肝肾三经之病。时珍曰：治三十年失明。诚斋曰：治水湿痰为要药，凡胸腹内有饮行动如水响而有声，服之必愈。凡水饮射肺而咳及肾虚不制水泛滥上溢者，非此不能除也。产同州沙苑牧马地极多，近道亦有之。状如肾子带绿色，咬作豆气者真。微炒用。

杜蒺藜，苦，温。入肝，散风，止肤痒，通乳闭癥瘕，催生堕胎。时珍曰：治卒中五尸，杀蛔虫，牙痛出血，一切疔肿，治鼻中息肉出水，不闻香臭，年久不愈，以杜藜同车前等分碾过，以水一大盏，仰卧，先满口含饭，以汁一合灌鼻中，不过再灌，嚏出一二个息肉似赤蛹虫而出即愈。煎水，洗通身浮肿。诚斋曰：此三角刺蒺藜也，止可入发散破血，全不能补益人。炒去刺，酒拌蒸用。

---

① 同蒺藜：即沙苑蒺藜，今称"潼蒺藜"。

苗，洗遍身疮疥，风痒。塞鼻，治流清涕。

五 加

辛、苦，温。入肝，祛风湿，益精坚骨，化痰，逐肌肤瘀血，疗肝肾拘挛，五缓五虚，阴痿湿痒，女子阴痒，小儿脚弱，明目，愈疮。酿酒，治风病，益人。孙真人曰：五月五日采茎，七月七日采叶，九月九日采根，合为末治五劳。士材曰：舒筋功独在肝，疗风湿疝气。但下部无风湿而有火，反肝肾虚而有火者，并忌之。时珍曰：治疮疽阴蚀，腰脊中痛，贼风伤人，年久瘀血在皮肤，男妇脚气。小儿三岁不能行者，用此便走。五加五钱，牛膝、木瓜二钱半为末，每早空心米饮调下五分。又方，火灶丹毒从两足起如火烧，捣汁涂之。以芬香五叶，不闻水声佳。远志为使，恶玄参。

荔 核

甘、涩，温。散肝肾滞气，辟寒，治胃脘痛，妇人血气痛，男子癞疝卵肿。时珍曰：治痈疽疔疮，风牙，虫齿作痛。以七个同青皮茴香各一钱炒，研末，酒服，治肾肿如斗。以末一钱酒下，治心痛，小肠气，妇人腹痛，立效。

荔枝，甘，温。止渴，益颜，助智慧，通神气。多食发虚热，齿肿，衄血，或饮蜜浆，或以壳煎水饮，皆解之。时珍曰：以七个连皮核烧存性为末，白汤调下，立止呃逆。

壳，时珍曰：治痘疮出不快，加而用之。

醇 酒

辛、甘。入肺肝，大壮气力，助阳，辟百邪鬼魅，令人果敢有勇。御寒，遣兴消愁，逐秽破瘀，暖水脏，行药势，益房事，通行表里上下①无所不入。凡热饮伤肺，温饮和中，少饮和气血，过饮则伤神耗血，损脾胃，生痰怒致湿热之病。士材曰：通血脉而破结。《外台秘要》治六畜病疫，酒和麝香少许灌之。《千金方》治耳聋，酒三升，渍牡荆子一升，淬之，浸七日去渣，任性饮尽，三十年聋亦瘥。《肘后方》治马汗入疮，饮醇酒尽醉，瘥。《伤寒类要》治天行病攻手足，疼痛欲断，掘地作坑，合深三尺，大小容足，烧令中热，以酒灌坑中，著履踞坑上，衣覆勿令泄气，愈。诚斋曰：味辛者能散，苦者降，甘者和，厚者热，淡者利小便，随方取用。凡酒空心饮必患呕逆，醉入房必患淋。陈者良，畏枳椇、葛花、赤豆花、绿豆粉、咸卤。

米 醋

酸，温。散瘀解毒，下气消食，开胃散水，杀邪鬼。治心腹血气痛，口舌生疮，损伤积血，产后血运，癥结痰癖，疸黄痈肿，多食损胃，损筋骨，损颜色。时珍曰：杀恶毒，破结气，解食鸡子毒。又疗浑身虱出。同盐治霍乱吐利，频饮治干霍乱。同铁锈敷蜈蚣、蛇、蝎咬。又解□狼烟毒，频饮之。以火淬，用盆盛醋使闻其气，治风癫，不愈再用，并治癫狂，产后血运，皆效也。杀砒霜、鱼肉、菜蕈诸毒。孟诜云：牛马疫病，和醋灌之。《千金方》治干霍乱极重，饮好醋三升，小、老、羸者饮一二升。《北梦琐言》：一人食鱼鲙多，遂致目中常见一面镜子，医士赵卿令极饮以米醋敛之，逐觉胸爽而胀花不见。反蛤肉。

蚕 砂

辛、甘，温。治风湿肢节不随，皮顽，腰脚冷痛，冷血瘀

---

① 下：原作"上"，据文义改。

血。炒熨之，麻油调，敷烂弦风眼。时珍曰：治瘾疹，半身不遂，月闭，男妇心痛不可忍。妇人始觉有孕，用一枚井华水吞服之，日三服，转女为男。用晚蚕，初次养者不可用。淘净晒干，酒蒸用。

姜蚕，前四页已录今补附方。《外台秘要》治瘰疬，白姜虫为散，水服五分，七日三十日瘥。《经验后方》下奶药，白姜虫末二钱，酒调下，少顷以芝麻茶一钱热投之，梳头数十遍，奶汁如泉。《斗门方》治卒头痛，白姜虫研为末去丝，以熟水下二钱匕，立瘥。《圣惠方》治风，遍身瘾疹成疮，用白姜虫焙黄为末酒服，立瘥。又方主偏正头痛，并夹脑风连两太阳穴疼痛，白姜虫研末，葱茶调服方寸匕。又方，治小儿撮口久发噤者，白姜虫一枚为末，蜜和敷唇口内即瘥。《斗门方》治刀斧伤一切金疮，白姜虫炒黄细研，敷之立愈。《千金方》治阴痒带下，白姜虫十枚为末，酒调服方寸匕，立效。

凉二十三品（又附十八品）

胡黄连

苦，寒。泻心肝胆火，厚肠胃，治骨蒸劳热，五心烦热，三消五痔，温疟泻痢，女人胎热，消果子积，小儿惊痫。士材曰：主虚家骨蒸久痢，然苦寒伤脾胃，如气弱之人，须与补剂同施。时珍曰：治小儿潮热不退，久痔成疳，惊痫，血病，痈疽，怪症。研末茶调涂手足心，治婴儿赤目，甚效。同茶服，又能解烟毒。功用略近黄连，产胡地，如夏枯草，根心黑皮黄，折之内似鹲鹆眼者真。黄芩、龙骨为使，恶菊花、玄参、姜虫、白藓，畏款冬、牛膝。忌猪肉，杀乌头、巴豆毒。

大 青

微苦，大寒。青入肝，解心肝胃热毒，治伤寒时疾，热狂，阳毒发黄疸，热痢，丹毒，喉痹。时珍曰：治口疮。同酒服，治小儿卒热，肚皮青黑。采茎叶用。

小青，苦，寒。解毒，杀疳，治酒毒。生福州。

青 黛

咸，寒。泻肝，散五脏郁火，下焦蓄蕴风热，治伤寒发斑，吐咯血痢，小儿惊痫，疳热丹毒，敷疮痈，蛇、犬毒。时珍曰：消食积，解诸药毒，止小儿夜啼，产后发狂，豌豆疮。同黄柏，治耳疳出汗。同黄连泡，洗烂弦风眼。同雄黄等分水服二钱，治诸毒虫伤。刘河间曰：同马齿苋，涂妇人肚腹下部遍生湿疮。靛青花也。

丹 皮

辛、甘，微寒。泻相火入心包肾，清血中伏火，去瘀生新，和凉血脉，吐血、衄血必需。治中风五劳，惊痫瘛疭，除烦热，疗痈疮，下胞胎，退无汗之骨蒸。士材曰：利血用赤，补剂用白。时珍曰：治下部生疮，解中蛊毒。同防风治癫疝偏坠，气胀不能动。单瓣者入药，肉厚者佳。酒蒸用。畏贝母、菟丝、大黄，忌蒜、胡荽，伏砒。

青葙子 草决明

苦，微寒。祛肝风热，明目。治青盲障翳，虫疥恶疮。瞳子散大忌用。时珍曰：治鼻衄不止。野鸡冠子也，一云白鸡冠花子。

决明子 马蹄决明

甘、咸，平，微苦。除肝风热，疗一切目疾，益肾精。士材曰：治泪出羞明，赤肿眶烂。时珍曰：服之疗热风眼疾，百日后夜见物光。治积年失明。同地肤子，治青盲、雀目。同水银、轻粉研，涂癣疮延蔓。同生甘草，服发背初起，解蛇毒。

子如马蹄有青绿色。恶大麻仁。

夏枯草

辛、苦，寒。气阳，缓肝火，补肝血，散内热结气，瘰疬，湿痹，目珠夜痛。士材曰：久用伤胃。时珍曰：治马刀疬，汗斑。冬生夏枯用茎叶。土瓜为使。

蔓菁子

苦、辛。泻热解毒，利水明目。治黄疸腹胀，癥瘕积聚，小儿血痢，一切疮疖，传蜘蛛咬，并敷阴囊肿大如斗，解酒毒。和云薹根捣汁，蛋白调涂诸热毒。时珍曰：治骨疸不愈，眉毛脱落，黄汗染衣，黄疸如金。即九头芥也。

茎叶，孙真人云：立春后庚子日，温蔓菁汁，合家大小服之，不限多少，一年可免时气瘟疫。又治大醉不堪饮酒，使无酒气。

花，三月三日采之，治虚劳眼暗。久服长生，可夜读书。

槐　米<small>大肠泻品内又有方，可参看</small>

苦，寒。纯阴入肝气分，疏风热，润肝燥，凉大肠。治烦闷风眩，痔血肠风，阴疮湿痒，明目止泪，固齿，乌须发，杀虫堕胎。时珍曰：治大热难产，吐涎，去单子及五子者，铜槌槌碎，牛乳拌蒸，陈者良。士材曰：治目赤，赤白痢，血衄，崩中，无实火者禁用。丹溪专治血病舌上无故出血如线，兼理梅疮，发背，疔毒。唐慎微曰：槐实疗妇人乳瘕，子脏急痛，以七月七日取捣汁，铜器盛之煎，令可丸大如鼠屎，内窍中，三易乃愈合。陈藏器曰：槐实明目，除热泪，头脑心胃间热风烦闷，风眩欲倒，心头吐涎如醉，漾漾如如在舟车上。《外台秘要》治蛔虫。《广利方》治难产，吞七枚立生。《伤寒类要》：大热心闷，槐子烧末，酒服寸匕。

树皮，日华子曰：平，无毒。治中风，皮肤不仁，五痔，一切恶疮，汤火伤。

枝，刘禹锡治痔出如胡瓜，先以槐枝煎热，烫洗瓜，随以艾灸其上至三五壮，忽觉一道热气入肠中，因火转泻，先血后秽，至痛楚，泻后其瓜遂愈。

树耳，《产宝》疗崩中不止，不问年月远近，取槐耳烧灰，酒服方寸匕。大肠泻品内重出可同看。

秦皮

苦，寒。性涩，补肝胆，益肾，除肝热。治目疾惊痫。敛而寒，治崩带下利。涩而补下，故益肾有子。时珍曰：治血痢，泻目中翳膜，小儿痫病身热，又治目肿风泪不止。《千金方》治天蛇毒疮，似癞非癞。天蛇乃草间花蜘蛛也，人被其螫，为露水所濡，乃成此疾。以秦皮一斗煮汁，饮之即瘥。出西土，皮有白点，渍水碧色，书纸不脱者真。大戟为使，恶吴茱萸。

密蒙花

甘，微寒。入肝气分，润肝燥。治目中赤脉，青盲障翳，赤肿多泪，小儿疳气攻眼，羞明怕日。士材曰：养营和血，专主目疾。取净花酒浸一宿候干，蜜拌蒸晒三次用。

竹沥

甘，寒，滑。消风痰，润燥养阴，利窍。治中风口噤，痰迷大热，风痉癫狂，顿闷消渴，血虚自汗，妊娠子烦，凡肠滑有寒湿者勿用。士材曰：治肢体挛蜷，失音不语等症。若寒痰、湿痰、食积痰皆禁之。时珍曰：治风痰、虚痰在胸膈使人癫狂，在经络四肢使人痛重，以及痰在皮里膜外者。又治妇人子冒风痉，小儿夜间狂语，金疮，中风口噤欲死，妊娠子烦，或因夫所动困绝，并单服之。又能解射罔毒。拌黄连、黄柏、黄丹，涂小儿口吻疮。节斋曰：竹沥性寒，宜以姜汁助送。竹类甚多，以淡色而肉薄节促、有粉多汁而甘者名淡竹最佳，甫及一年者，嫩而有力，其他皆不如也。

竹中虫，捣敷小儿腊梨头疮。

山间小白竹，爆之避山魈屡验。

笋尖，发痘疮，助浆。不可与羊肝同食，令人盲目。

土 瓜 王瓜之苦者是苦瓜

苦，寒。泻热利水。治天行热疾，黄疸，消渴便数，带下月闭，瘀血，行大小肠，排脓消肿，下乳堕胎。立斋曰：小便如泔，肾虚也，治之以土瓜根一两，白石脂二两，菟丝子酒浸二两，桂心一两，牡蛎粉一两，为末，每服二钱，大麦粥饮下。取根酒拌蒸用。

子，酸、苦，平。润心肺，治黄病。炒熟治肺痿吐血，肠风泻血，赤白痢，反胃吐食。

贯 众

苦，微寒，有毒。解热毒，治崩中带下，产后血气胀痛，破癥瘕，发斑痘，化骨硬，杀三虫，辟时气。士材曰：治金疮。时珍曰：贯众，凤尾草根也，治猪病，解漆毒，疗血痢软坚。为末服，治鼻衄不止。又方，用一个如刺猬者，揉去毛，反花萼以好醋蘸湿，慢火炙令香熟，为末空心米饮下，治年深带下，诸药不愈，并治产后，止血过多，心腹彻痛。又方，麻油调涂头疮、白秃。又方，中轻粉毒者，齿缝出血而臭肿，贯众五钱，黄连五钱，冰片少许，时时含咽之愈。又方，以二钱酒煎服，治便毒立消。酒炒用，制三黄，化五金，伏钟乳、结砂，制汞、轻粉毒。

王 瓜

甘，寒，小毒。解热利水。唐慎微曰：逐四肢骨节中水，疗马骨刺人疮。《葛氏方》治面上痱瘰子，用之仍得光润皮。急以土瓜根捣筛浆水和匀，夜分先浆水洗面后敷药，旦复洗之，百日光华射人。又方，小儿四岁发黄，土瓜根生捣绞汁三合与饮，不过三饮已。《圣惠方》治黑疸多死，宜急治，用瓜根一斤捣绞汁六合顷服，当有黄水自小便出，不愈更服之。《肘后方》治黄疸变黑同。

根，如栝蒌之小者，味同山药根。子治略同。此人家蔬园所种之王瓜也，《本草》名土瓜，当与前条土瓜参看。土瓜不苦，一种苦者，专能破血消肿毒，余无所用。

石决明

咸，平。除肝风肺热，疗青盲、内障、外障，水飞过点目中。治骨蒸劳热，通五淋，治肠痈，解酒酸。士材曰：七孔九孔者良，十孔者不佳，久服令人寒中。如蚌而畐①，惟一片无对。盐水煮一日，或面裹煨熟研粉极，和水飞用。恶旋覆花。

真 珠

甘，敛而寒。感月而胎，水精所孕。入心肝二经，镇君相

---

① 畐（fú 福）：满。

类经证治本草

二二四

二火，安魂魄而坠痰。治虚人肠间痰火不降致怔忡，小儿心热生惊痘疔，涂容，去翳，塞耳聋。同苦酒下死胎、胞衣。时珍曰：入外科治疔毒，肿毒，拔毒生肌，收口长肉。入豆腐中煮熟，研极细用。以大而明圆者佳。

芦荟

大苦，大寒。清热杀虫，凉肝明目，镇心，降火，除烦。治小儿惊痫五疳，傅齿䘌湿癣，吹鼻，杀脑疳，除鼻痒。小儿脾胃虚弱及作泻者禁用。时珍曰：解巴豆毒，涂湿癣出黄汁，疗胸膈间热气，小儿癫痫，明目镇心，痔病，疮瘘。以色绿而味苦者真。

珊瑚

辛，寒，无毒。以色赤故镇心而降火，以生水中故又平脾入肾。治目翳，研末水飞而长点之自愈。色有不同，以光明莹澈者为真。

菩萨石

寒。治狂热，血闭，惊痫，解金石药毒，去蛊毒，疗狼犬蛇伤。用白汤磨服。

羚羊角

苦，咸寒。入肝兼走心肺，明目去障，祛风舒筋。治惊痫搐搦，骨痛拘挛，泻心肝邪热，疗颠狂僻，诊梦魇惊骇，又能散血瘀，消肿毒，血痢，伤寒伏热，烦满气逆，食噎不通，治痘，消瘰疬。士材曰：肝虚而热者宜之。外有二十四节挂痕，内有天生木胎。此角有神力，抵千牛入药，不可单用。须不拆原封锉细，避风捣筛，更研万遍，免刮人肠。然此药独入厥阴，能伐生生之气。时珍曰：杀百精鬼魅，鬼疰梦魇，蛊毒不祥，消痘稠密，热在肌肤毒在骨髓，噎膈卒死昏乱不识人，产后恶血攻心烦闷汗出不避人，胸满腹痛血出不止，堕胎，山岚障气溪毒，通身赤丹赤斑瘙痒，解钩吻、鸩羽、恶蛇、山水毒。唐慎微曰：主起阴，治风毒伏骨，带之辟山岚溪毒，百邪鬼魅。产西地，似羊而大角有节，如人手指痕，又最坚劲，能碎金刚石与獏①骨。夜宿防患，以角挂橱不着地而栖，但角弯中深锐紧小而有挂痕者真。一边有节两头，乃山驴、山羊，非羚也。多两角，以一角者胜，其尖更有力，或磨用、烧灰用各宜。

肉，甘，平，无毒。治恶疮，利五味，投酒中经宿饮之，治筋骨强直。北人恒食之，南方人食之免蛇虫伤。

橙

酸，寒，无毒。去胃中浮风恶气，行风气，消瘰疬瘿气，杀鱼蟹毒。多食伤肝发虚热。大如橘而香，皮厚而皱。

皮，和盐食止恶心，解酒病。

核，炒研酒服三钱，治闪挫腰痛，立愈。

蓝

有五种，治略同。即人家所种田内靛青也。入药以蓼蓝良，蓝实亦取蓼蓝者。

蓼蓝，叶尖如蓼物，五、六月开花成穗，细小浅红色。实，苦，无毒。解诸毒，杀蛊、蛟、蛟音其，小儿鬼也。疰、鬼、蛰毒。久服头不白，轻身，填骨髓，明耳目，利五脏，调六腑，通关节。治经络中结气，使人健少睡，益气力。叶汁，苦、甘，寒，无毒。杀百药毒，解狼毒、射罔毒，涂五心烦热闷乱，疗

---

① 獏（mò 莫）：《本草纲目·兽部·獏》："按陆佃云：皮为坐毯卧褥，能消膜外之气，故字从膜省文。"

朱砂、砒石、蜂螫、斑蝥、芫青、䕲鸡毒。

马兰，生福州。长茎如决明，高者三四尺，叶如槐，七月开淡红花，结角长寸许，累累如小豆角，其子亦如马蹄决明子而微小，迥与诸蓝不同而作淀则一也。苦，寒，无毒。治妇人败血，连根酒捣一钱匕，立瘥。

吴兰，长茎如蒿而花白，吴人种之。苦、甘，冷，无毒。治寒热头痛，赤眼天行，热狂疔疮，游风，热毒，风疹，除烦止渴，杀疳，解毒箭毒，金疮血闷，刺虫蛇伤，鼻衄吐血，疮肿，产后血运，小儿壮热，解金石药、射罔毒。

板蓝，即菘蓝，茎如白菘，叶如苦荬，花子并如蓼蓝。郭璞云：大叶冬蓝是也。叶汁治虫豸伤。刘禹锡云：取汁一碗，入雄黄、麝香少许，以点咬处，仍细服其汁，立愈。不惧毒物伤，神异之极。又治斑蜘蛛咬头，赤线绕心，头肿如斗，九死一生，如此治之遂愈。张延赏判官有案。

甘蓝，味甘可食，另是一种。

总论，蓝虽数种，治略相同，疗小儿赤痢、中蛊。同雄鼠屎治阴阳易病；同凝水石治惊痫发热；同杏仁粥治喉中做水鸡声；同车前子、淡竹治飞丝入目①、目赤；同甘草为末，和雄鸡冠血酒服治疮疹不快。单服治腹中鳖瘕、应声虫、卒中水毒、服药烦闷欲死。洗唇边生疮白秃，敷天泡齿䘌。丹溪曰：蓝属水，能使败血分归经络。时珍曰：诸蓝形虽不同，性味不远，故能解毒除热，惟马蓝叶力似少劣，至于用淀与青布，则是刈蓝浸水入石灰澄成者，性味不能不少②异，不可与蓝汁一般论也。

---

① 飞丝入目：又名天丝打眼。系指风扬游丝，偶然触入目中而作痛的病证。也即异物入睛。

② 少：原字漫漶，据《本草纲目·草部·马蓝》补。

足少阴肾脏药类

本经共计九十品（今删去十四品，又增附入五十七品）

补三十三品（又附四十一品）

熟 地

甘，微温。补肝肾真阴，填骨髓，生精血，聪耳目，乌须发。治劳伤风痹，胎产百病，为补血之上品，女子珍之。士材曰：痰多气郁之人，能窒胸膈，宜用姜炒之。同干姜等分为末，治妊娠下血如月信。时珍曰：治目昏昏无可见，以地黄酒煮，铺荷叶上蒸晒九次用。诚斋曰：用砂仁拌蒸晒，能纳气归肾。恶贝母，畏芜荑，忌莱菔、葱、蒜、铜铁器，得酒、门冬、丹皮、当归良。

首 乌

苦、涩，微温。补肝肾，益精髓，生血脉，敛神气，强筋骨，乌须发，祛风，令人有子。治劳瘦风虚，崩带疮痔，痈疬痈肿，疥疮，止恶疮。士材曰：补阴不滞不寒，强阳不燥不热。然与白罗菔同食，能令须发早白。犯铁器，能损人。时珍曰：治五痔，泻肝风，疗肠风，脏毒，疥癣。以千岁成人形者，服之成地仙。唐慎微曰：主瘰疬，疗头面风疮，五痔，止心痛，妇人产后及带下诸疾。《斗门方》治瘰疬或破、或不破以至下胸前，皆治之。取首乌根如鸡卵大，生嚼常服，取叶捣覆疮上即愈。以嵩山及河南者为胜，余处处有之。春生苗蔓延竹木墙壁间，茎有赤白二种。茎白者根白，茎赤者根赤。叶叶相对如山药而不光泽，夏秋间开黄白花如葛勒花，结子有棱似荞麦而杂小，才如粟米大。秋冬取根，夜则藤交根远不过三尺。大者如拳。各有五棱似小甜瓜，在深远山林人踪不到者有大也。赤雄入气分，白雌入血分，各随其宜，或赤白各半，阴阳交补之义。米泔水浸，竹刀刮皮切片，黑豆拌蒸，铺柳甑九蒸晒用。茯苓为使，忌诸血、无鳞鱼、莱菔、葱、蒜、铁。诚斋曰：以龟尿调首乌末，贴小儿龟背极效。

肉苁蓉

甘、酸、咸，温。入肾血分，补命门相火，润五脏，益精髓。治五劳七伤，绝阳不与，绝阴不产，腰膝冷痛，崩带遗精。补精血但妨心，滑大便。士材曰：治男子血沥，女人阴疼。然性滑泄，凡阳事易举而精不固者，忌之。景岳曰：虚人、老人便秘，洗淡用三四钱，一服即通，立效。时珍曰：治妇人筋瘕。同五味为丸，治消中易饥。又方，治破伤风口噤身强，苁蓉切片晒干，用一小盏，底上穿定，烧烟于疮上熏之，累效。陈藏器强筋健髓方，苁蓉、鳝鱼为末，黄精酒丸服之，力可十倍。出西羌，长大如臂，重至斤许，有松子鳞甲者良。酒浸一宿，刷去浮甲，劈破，除内筋膜，酒蒸半日，酥灸用。忌铁。今之用草苁蓉，多小而功力稍劣。

菟丝子

甘、辛，和，平。凝正阳而补肾，兼益三阴，强阴益精。温而不燥，不助相火。治五劳七伤，精寒淋沥，口苦燥渴。祛风明目，补营卫，益气力，肥健人。常服能助火生疽。士材曰：治溺有余沥，精寒自出，寒血为积。然助火之品，强阳不痿者忌之。时珍曰：治消渴不止，肝伤目暗，横生眉炼癣，谷道赤痛，痔如虫咬。又治酒后身面卒肿，菟丝酒渍二三宿，研末酒调服，瘥。《肘后方》治卒肿满身，以一升，酒五升渍二三宿，每服一升，日三服。《子母秘录》治小儿头疮，女人面疮，菟丝汤洗之。《产书》治横生倒产，菟丝为末，酒调下一钱匕，米饮下。《修真人方》：菟丝一斗，酒一斗，浸良久漉出晒干，又浸以酒尽为度，每服二钱，温酒下，日三服，以水压之，至三七日，加至三钱，七服之，令人光泽，三年老变为少。此药治腰痛诸风，久服延年。务戌子云：觅其根形似兔，掘取割其血，以丹和服之，立变化。诚斋曰：此说难测，或恐另是一种，不可强为之解。无根，蔓延草木上，子黄如黍，得酒良。薯蓣①、松脂为使，恶藋菌。

女贞子

甘、苦，平。少阴之精，益肝肾，安五脏，强腰膝，明耳目，乌发，补风虚，除百病。士材曰：偏于阴寒，若脾胃虚家，久服腹痛作泻。时珍曰：治一切目疾，风热赤眼。冬至采佳，酒蒸用。似冬青，俗呼腊树，叶不圆而尖，子不红而黑。

叶，除风散血。治头目昏痛，诸恶疮肿。

南烛子

苦，平。治阴虚生风，一切风疾。性能补阴，又治误吞铜钱。唐慎微曰：味甘酸，补肝肾。《圣惠方》治一切风疾。春夏取茎叶，秋冬取根。以五斤煎膏，每日温酒下一匙。又方，治小儿误吞铜铁在咽喉内不下，用根烧细研，熟水调下一钱匕。此乌饭草子也，酒蒸用。

---

① 薯蓣：原脱，今据《本草纲目·草部·菟丝子》补。

旱莲草

甘、咸，寒。补肾，止血，乌发。《经疏》曰：脾胃虚寒者，忌服。敷一切疔痈，亦可服之内消。时珍曰：治目疾血痢。灸疮发洪，血不可止者，敷之立已。眉发不生或出少者，取汁涂之，则速而茂盛。天灸截疟法：取旱莲草以隔古字钱系臂，男左女右，良久起小泡即愈。肠风不愈者，治之亦愈。叶似柳而光，茎似马齿苋，高一二尺，花细而白，实如小莲房。苗中有汁，折之其汁须臾变黑者真。诚斋曰：性寒而凉血，攻七而补三。如虚寒吐血及寒血为病，不可服。

石楠叶

辛、苦。散风坚肾，补内伤真阴，利筋骨皮毛，治肾虚脚弱痹要药。久服思男。时珍曰：治鼠瘘不合，又治小儿误跌打着头脑受惊。肝系受风致瞳人不正，观东见西，为通睛病，石楠叶一两，藜芦三分，瓜子五个，为末，每吹少许入鼻，日三。内服牛黄平肝药。诚斋曰：花蛇食石楠，须酒浸洗净炒用。关中者佳。

桑寄生

甘，平。入肝肾，坚肾气，助筋骨，固齿发，益血之崩漏，下乳安胎。外利散疮疡风湿。士材曰：和血脉，充肌肤，舒筋络，利关节，治痹痛。海外深山地暖，不蚕桑，无采捋之苦，气化浓密，自然生出，言鸟衔他子遗树而生者，非。时珍曰：治膈气下血腰痛，令胎牢固。下血后虚，小儿背强不能行。生树枝间，寄根在皮节之内，叶如橘而厚，茎短生桠作树形。三、四月花黄赤色，亦有白花者。六、七月结子黄绿豆，色亦有赤色者。断茎视之色深黄汁稠黏者为真。然他树多寄生，味性各异，不可浪用，宁可缺其药。惟虢州多生桑上，又必须自取者真，他人采来者不可用。八、九月采茎叶，生用忌火。

子，明目补益。

碎 补

苦，温。补肾故治耳鸣及肾虚久泻，疗折伤。炒黑止牙痛，又能破血止血。戴元礼曰：治骨痿。《经疏》曰：勿与燥药同行。时珍曰：杀虫，治骨中毒气，手足不收。同野蔷薇嫩枝煎汁，涂病后发落。烧服治肠风。唐慎微曰：主上热下冷，风血疼痛，五劳六极，右手不收。诚斋曰：齿痛服药不愈者，以六味地黄汤加骨碎补三钱，一服立愈。似姜而扁，去毛用，或蜜拌蒸。

料 豆

甘，寒。补肾，镇心肝，明目，利水下气，散热祛风，活血解毒，消肿止痛。捣涂一切肿毒，煮食稀痘疮。时珍曰：治男女阴肿，中风不语，月经不断。捣汁饮治马瘟，止痛，杀鬼毒、乌附、甘遂、天雄、射罔、芫青、斑毛虫、礜石、砒石、诸鱼、巴豆毒。作枕卧，治昼夜不眠。煮浴汤洗浴，治身如虫行。炒研，敷小儿头疮。炒焦酒煎饮醉，治肠痛如打，肠胁卒痛，霍乱，熨腰中卒痛。《千金方》治身肿，黑豆一升，水五升，煮取三升，去滓内酒五升，更取三升，分温三服，不瘥再服。《广利方》治脚气冲心，酒煮服。《伤寒类要》：辟瘟，以新布盛大豆入井中一宿，取出，服七粒佳。《扬氏产乳》治孕数月未足，子死腹中，取大豆三升，以醋煮浓汁三升顿服，立出。丹溪曰：大豆解毒，单用不见功，须用甘草减半同服，立见其效也。方名大豆甘草汤。出山东，紧小者良。畏五参、龙胆、猪肉，同食致至。忌厚朴，犯之动气作胀。得前胡、杏仁、石蜜、诸胆汁良。去壳用。

叶，《抱朴子》云：敷蛇咬。

皮，时珍曰：治痘疮目翳。

粟 米

甘、咸，微寒。养肾益气，又治胃热消渴之霍乱，反胃吐食。但性寒胃冷人，不可食。粱米浸水至败者，损人。与苦杏仁同食，令人吐。雁食足重①不能飞。时珍曰：涂小儿鹅口，男子阴易。陈三五年者苦寒，治胃热消渴及热腹痛。又治肺疟阳盛阴虚，夜不得眠。以一升，同神曲一合煮粥食，治脾虚泄泻。同甘草、白蜜，治一切药毒、鸩毒。《经验方》治四十年心痛不瘥，黍米淘汁温服，随多少。不可同蒸肉及牛肉食。

赤黍，治鳖瘕，以新熟者淘泔汁，生服一升，不过三度愈。同苡仁等分为丸，常服令妇不妒。

黄黍，益气和中，止泄，去客风顽痹，止霍乱下利，霍乱发渴，涂小儿满身火疮。

白粱，尤能治胃虚呕吐。

青黍，治泄精大效。

泔汁，治霍转筋入腹，卒得鬼打。解小麦毒发，热饮数升立瘥。

栗

甘、涩。温固肾气，涩精。小儿食之难消化。厚肠胃，治腰脚弱，疗筋骨断碎肿毒。瘀血生嚼涂之。

---

① 重：原脱，据《本草纲目·谷部·粟米》补。

豇　豆

甘、咸，平。大补肾，解鼠蟒毒。时珍曰：止消渴吐逆泄利。此豆结荚必两两相垂，豆子微曲如人肾状，古人谓豆为肾谷指此。即今人家之赤豆大而两头弯者是也。

海　参

甘，微温。色黑补肾，益精壮阳，疗骨瘘，补虚损，又能利水。

蛏　干

甘、咸，平。补虚损，去胸中热，治妇人产后诸虚损尤宜。

淡　菜

甘、咸，补五脏不足，益男女阳事，理腰脚虚软，疗吐血，治产后虚损，消瘿瘤。诚斋曰：专能补女子房劳，益妇人阳事，暖子宫，已女人阴痛，阴内诸疾。

猪脊髓

甘，平。补虚劳之脊痛，益骨髓以除蒸。脑中者涂小儿解颅，眉疮，瘑疮，头疮，疳疮。

犬　肉

酸、咸。温补肝肾，壮阳事，暖脾胃，已虚寒。士材曰：暖腰膝，益气力。黄犬益脾，黑犬补肾，他色者不宜用。但气壮多火，阳事易举者，忌之。妊娠食之，令子无声。热病后食之杀人。

血，时珍曰：辟诸邪恶、魅患、肠痈者，以黄犬血酒服二碗立效。

两肾，助阳事。

阴茎，咸，平，无毒。主伤中阴痿不起，令强热，暖女子阴户、阴痿。

屎中粟米，治噎，起痘疮。

宝，专攻翻胃，善理疔疽。经外畜类复出细注。

羊 肉

甘，热。属火，助阳气，壮阳道，益气血，补虚劳，开胃健力，通气发疮。士材曰：安心止惊。时珍曰：治崩中垂死。

血，主产后血晕闷绝，生饮一杯即活。中砒硇、钟乳、礜石、丹砂，一切诸草药毒，生饮之即解。［批］经外畜类又见。

胫骨，入肾补骨，烧灰擦牙良。诚斋曰：同虎骨疗鹤膝风。

肝，苦，寒。能清肝，去目翳。

胆，苦，寒。点风眼、赤障、白翳。

乳，甘，温。补肺肾虚，润胃脘大肠之燥。治反胃消渴，口疮舌肿，蜘蛛咬伤。

肾，补肾，大能益阳事。

角，明目杀虫。

胲①，治翻胃神效。

牵羊绳，取拖地一节，洗净煮汁，治小儿嗜土。

毛，诚斋曰：烧灰酒服一钱匕，治交婚茎痿。

马 茎

甘、咸，无毒。助阳事。禹锡云：治小儿惊痫。孟诜诜云：同苁蓉蜜丸梧子大，空心酒下四十丸，日再服，百日阴强加倍。以白马者佳。俟其交时势力正强者生取之更美。

---

① 胲：《说文》："足大指毛也。从肉亥声。古哀切"。《集韵》："颊下曰胲"。

尿，《千金方》治肉癥，思肉不已，食讫复思，白马尿三升，空心，饮当吐肉，不出即死。《巢氏病源》：白马尿能治鳖瘕。

蹄，《肘后方》：辟瘟疫，马蹄屑二两，缝囊带之男左女右。又方狐惑，马蹄灰、猪脂和棉上导下部，日数度，瘥。<small>经外畜类又注。</small>

驴茎，甘、咸。益阴助阳事，与马茎同，取黑驴用。<small>经外畜类又注。</small>

鸭

甘，冷。金水相同，固入肺肾血分，滋阴补虚，除蒸止嗽，利水道，治热痢，为补虚劳之圣药。士材曰：行水府，达金宫，化虚痰而止嗽。以白毛、乌骨、乌嘴、凤头、老者良。时珍曰：老者良，嫩者有微毒。黄雌鸭亦补人，黑者不可食，目白者杀人，有冷气、脚气、阳风下血人，皆不可食。补虚劳，除客热，和脏腑，治惊痫丹毒，热痢头疮。

头，治水肿，利小便。

脑，涂冻疮。

舌，主痔疮杀虫。

涎，治小儿角弓反张，蚯蚓吹小儿阴肿，雄鸭涎沫之即消。

胆，苦、辛，无毒。涂痔疮，点赤目。

肫皮，治诸鱼骨硬，炙研水服一钱即愈。

屎，冷，无毒。杀石药毒，治毒痢，和蛋白涂热疮肿毒。

卵，甘、咸，微寒。滋阴，除心腹膈热，盐藏食良。孙真人曰：小儿食之不能行。

血，主中诸大毒，生金、生银、丹石、砒霜、野葛、射工、中恶、蛊毒。生取热饮之即解。又疗中恶溺死。<small>肺经补品已有。</small>

鹅

微寒。悦肌肤，消痈肿，解礜石毒，取白毛者良。

毛，解射工水毒，小儿惊痫。

尾，烧灰冲服，治噎。

掌上黄皮，烧研，擦脚趾缝湿烂。油调涂冻疮。

屎，绞汁服，治鹅口疮。

卵，甘，寒。疗女人肝肾血热，不能受孕及受孕不能养胎。

龟　板

甘，平。至阴，属金水，滋肺阴，补肾气，性灵巧故又补心资智。治阴血不足，劳热骨蒸，腰膝酸痛，久泻久嗽，咳疟癥瘕，崩漏五痔，产难，阴虚血崩之症。丹溪曰：通任脉，故能补身之不足。士材曰：治臁疮朽臭难闻，若入丸散须研极细，恐着人肠胃变为瘕也。诚斋曰：肾虚而无热者，不必用之。熬作膏，入丸散佳。时珍曰：治小儿囟门不合，女子阴疮，小儿头疮，猪咬疮，各研敷之。疟疾不止，烧存性，研细末，酒服方寸匕。醋炙为末，治胎产下痢。又方治难产五日不下垂死并矮小妇人交骨不开者，用干龟壳一个酥炙，妇人头发一握烧灰，川芎、当归各一两，每服称七钱，煎服，如人行五里许再一服，生胞死胎俱下。又方龟盖、鳖底甲各一片，烧研油调，擦人咬伤疮。孙真人曰：治小儿龟背，以龟尿涂小儿胸背上瘳。诚斋曰：烧灰，麻油调，涂舌吻生疮。大而自败者良，上下甲皆可用。酥炙、酒醋炙、猪脂炙、煅灰、熬骨皆可，洗净槌碎，浸三日，煎汤剂用。恶人参、沙参、蜚蠊，畏狗胆、瘦银。

肉，治大风，十年咳嗽，久疟瘫痪。拘挛中湿者有毒，不可食。

蛤蚧

咸，平，微毒。补肺肾，益阳，添精。治喘嗽渴，肺痿吐血。气虚血竭者宜之，若咳嗽因风邪者不可用。时珍曰：治久嗽肺劳咳血，传尸，杀精鬼邪气，通经。立斋曰：张刑部子皋病久嗽不愈，积热成痈，嗽生脓血，晓夕不止，喉中气塞，胸膈噎痛。同蛤蚧、阿胶、生犀角、羚羊角各二钱五分，河水三升，银石器内文武火熬至半升滤汁，时时仰卧细呷，旦服遂愈。出广南，他处或有之。旦在水中，夜居榕树上，首如蟾蜍，皆绿色斑点如锦纹。雄为蛤，其名自呼，皮粗口大身小尾粗。雌为蚧，亦自呼，皮细口尖，身大尾小。雌雄相呼，屡日乃交。捕者劈之，虽死不开，房术用之极验。其力在尾，见人捕之自啮断其尾则不效。土人以铁叉□□树，叉之一刺头、一刺腰则得全者，不论牝牡俱入用，口含少所奔走不喘者真。其目有毒，须去眼及头足，洗去鳞内沙泥肉毛，酥炙或蜜炙，酒洗浸亦宜。

鲥鱼

大补虚劳，甘，温。益精气，可常食之。经外鱼类下细注。

鳗鲡

甘，平，微毒。去风杀虫，补虚损，治骨蒸劳瘵，湿痹风瘙，阴户蚀痒，诸虫心①痛多吐，冷气上攻满闷。杀传尸劳虫，死者可复生。时珍曰：能解诸草石药毒。诚斋曰：冬月可食，春夏秋间不宜食。

桑螵蛸

甘、咸。入肝肾命门，益精气而固肾，治虚损阴痿，梦遗白浊，血崩腰痛，伤中疝瘕，通五淋，缩小便，止小儿夜多小

---

① 心：原字漫漶，据《本草备要·鳞介鱼虫部·鳗鲡》补。

便。时珍曰：治女子血闭腰痛，妇人转胞，妇人遗尿，妊娠遗尿，产后遗尿，小儿软疖。

螵蛸，子也。取桑上者入药，炙黄或醋煮、汤泡、火煨，各从其宜。畏旋覆花。

蚕　蛾

咸，温，小毒。气热性淫，固精强阳，交接不倦。时珍曰：止血，收遗尿、泄泻。枕骨上生疮如痛，破后如筋头，炒蚕蛾、石韦等分为末，干贴之取瘥。此名原蚕蛾，乃第二番重养者也。

蚕蜕纸，烧存性，入麝少许，蜜和，敷走马牙疳，加白矾妙。《百一方》：蚕纸烧灰，酒水任下，能治邪祟发狂，悲泣自高称神。

磁　石

辛、咸。引肺气归肾，补肾益精，消烦热，通耳明目。治羸弱周痹，骨节酸痛，惊痫肿核，误吞针铁，止金疮血。士材曰：治肾虚之恐怯，镇心脏之怔忡。止可暂用，不可久服。时珍曰：治周痹肌节中痛洗洗酸不能持物，消除大热烦满，腰中不利，小儿误吞针铁等，即研细末，以筋肉莫①令断，与末同吞下。同滑石末各三两，米饮下，治金疮肠出。唐慎微曰：令人有子，补男子肾虚风虚，身强腰强，小便白数加而用之。《圣惠方》治小儿吞针，用磁石如枣核大，磨令光，钻作窍，丝穿令含针自出。钱相公《箧中方》疗误吞钱，以磁石一块，含之立出。《鬼遗方》治金疮肠出，饮入磁石、滑石，各三两为末，以白饮调服方寸匕，日再，自入。沈存中《笔谈》：磁石磨针，锋能指南。色黑有孔，孔中黄赤色，其上有细毛。四面能吸铁，

---

① 莫：此后原衍"莫"字，据《本草纲目·石部·磁石》删。

虚连十数针或一二斤刀器回转不落者为上。杀铁毒，消金。火煅、醋淬、研末、水飞或醋煮三日夜，或东流水煮三日夜，研如尘皆可用。柴胡为之使，恶牡丹、莽草、黄石脂。

紫河车

甘、咸。性温，大补气血，治一切虚劳损极，恍惚失志，癫痫。士材曰：大补心营。以初生头胎乃无病妇人者用，有胎毒者害人。验之之法：以银器插入煮，不黑则无毒。长流水洗极净，酒浸蒸焙干，或煮烂捣碎入药，不可用新瓦炙。

秋 石

咸，温。滋肾水，润三焦，养丹田，安五脏，退骨蒸，软坚块。治劳虚咳嗽，白浊遗精，为滋阴降火之药。若煎炼失道，多服误服，反生燥渴之患。《蒙筌》曰：每月取童便，每缸用石膏五钱或七钱，桑条搅澄，倾去清液，如此二三次，乃入秋露水搅澄。如此数次，滓秽净，咸味减，以重纸铺灰上晒干。刮去上面清轻者为秋石，下面重浊者去之。时医不取秋时，杂收人溺，以皂荚水澄，晒为阴炼，火煅为阳炼，尽失其道，安能应病？不如缺之可也，况经火炼性却变温耶！

井 水

甘，凉。疗热病，益肾。取煎补阴药为佳。早晨日未出时取浮水为井华水，明目，宜煎补肺之药。从山泉处无污秽者为佳。

泻十四品（今删去三品，又附三品）

独 活

辛、苦，微温。气缓善搜足少阴气分，以理伏风，治本经伤风头痛，头晕目眩，风热齿痛，痉痫湿痹，奔豚疝瘕。士材曰：治节骨挛痛，头项难伸。时珍曰：血虚头痛及遍身肌节痛者，不可用。诚斋曰：治中风失音不语，腰痛强直，伤寒挟少阴症者可用之。

泽泻

甘，淡，微寒。利膀胱水，泻肾火，利湿行水。治消渴痰饮，呕吐泻利，肿胀水痞，脚气疝痛，淋漓阴汗，尿血泄精，湿热之病。止头旋，多服昏目。士材曰：堕胎，治水道不通。扁鹊曰：不能补益，最能损目。病人无湿，肾虚精滑，目虚不明，切勿服此。时珍曰：治胃暑霍乱，支饮肾风，酒风汗出。又治疮痏后怪症，口鼻中气出，盘旋凝如黑铁色，过十日渐至肩与肉相连，坚胜金石，饮食不能，浓煎泽泻汤，日饮三盏，连服五日愈。畏文蛤。去皮，酒润焙，或盐炒。忌铁。

卷柏

辛，平。破血通经，治癥瘕淋结。炙之则辛温止血，治肠风脱肛。时珍曰：生用治尸疰鬼疰，百邪鬼魅，啼泣。炙用治连年下血不愈。生山上，苗似柏叶而细，拳挛如鸡足，高三五寸者是。生于地上者，为地柏。凡使，盐水煮半日，井水煮半日，焙用。

续随子

辛，温，有毒。行水破血，治癥瘕痰饮，冷气胀满，蛊毒鬼疰，利二便，下恶滞，涂疥癣。用之不可过十粒。士材曰：主血结月闭，血蛊。若脾胃挟虚者，服之必死。时珍曰：同重台，酒服方寸匕，治蛇咬肿闷，渣敷之。景岳曰：泻不止者，以酸浆水或薄醋粥，食之即止。去壳，取色白者研细，纸压去油用。

柞木皮

苦，平。下行利窍，催生圣药，黄疸奇方。时珍曰：治诸般痈肿大毒，用干柞木皮叶、干荷叶中心蒂、干萱草根、甘草节、地榆各一两剉，每用半两，水二盏，煎一盏，温服。已成即消，未成即溃。又方治黄疸，烧末服方寸匕，日三，当消也。又方治鼠瘘，柞木皮五升，水一斗，煮取二升服，当有宿肉出而愈。处处山中有之，高者丈余，叶小而有细齿，光滑而韧，其木及叶皆有刺针，经冬不凋，五月开碎白花，不结子。其木心理皆白色，可作梳。

海 藻

咸，寒。软坚润下，行水泄热，消痰瘿、结核、阴㿗之坚聚，痰饮、脚气、水肿之湿热。消宿食，治五膈。士材曰：脾家有湿者勿服。时珍曰：治百邪鬼魅，盘蛇病腹中幽幽作声并上下雷鸣，皮间积聚，下疝气坠痛，卵肿奔豚。其用在咸，只可微洗，洗淡则无力耳。出东海，有大叶、马尾二种。亦作海菜食，反甘草。诚斋曰：大叶者是海带，出登州。大略性味似海藻，兼主妇人病，难产，催生。更有一种大者可搓绳索，名昆布，亦出东莱。产于浙闽大叶似菜不长，登州者佳，性味亦同海藻而少滑性，雄壮，能消项下卒肿及瘿气。皆反甘草。

铅

甘，寒。属肾，禀壬癸之气，水中之金，金丹之母，八石之祖。安神解毒，坠痰杀虫。时珍曰：有毒入厥阴，解硫黄毒，堕胎。

铅粉，甘，寒，微毒。治略同铅，专入气分，治跌伤致死。

唐慎微曰：主伏尸毒螫，杀三虫，去鳖瘕恶疮，堕胎。《外台秘要》：误吞钱并金银物，胡粉一两捣调之，分再服。又方，吞金银物在腹，服之令得消，详尽出口，以此物食水银，金如泥故耳。《千金方》治疮中水，胡粉炭、灰白等分，脂和涂孔止水，即止。又治诸胁气，胡粉三合，牛脂和煎令可丸，涂之。《肘后方》治从高坠下，瘀血抢心，面青短气欲死方，胡粉一钱匕，和水服立瘥。张文仲治干湿诸癣并胡臭，阴下湿臭或作疮，但以胡粉一物，粉之即瘥。中其毒者，以肥皂荚水解之，或饮尿亦可。

铜 器

微毒，入肾。治奔豚寒疝，烧熟荡霍乱痘痛。

铜锣，走肺。诚斋曰：治失声暴哑，取锣心捣碎，木锣槌头锉屑一钱，同满上水一盏煎，取半盏，时时细呷当愈。

牡 蛎

涩、咸。软坚化痰，消瘰疬结核，老血疝瘕，收脱，治遗精崩带，止嗽敛汗，固二便，清热补水脏，治虚劳烦热，温疟赤痢，利湿止渴，为肝肾血分之药。王好古曰：以柴胡引之去胁下硬，以茶引之消颈疬结核，以①大黄引之消股肿，以地黄引之益精收涩、杀虫、利小便，以贝母为使消积结。士材曰：入肾去胸烦，宜于虚热之人，中寒者勿用。时珍曰：杀邪鬼，治鬼交精出，消怒气，治心脾气痛，风痛惊痫，固肾，治带下赤白，气虚虚劳，产后虚汗，月水不止。蜜丸治面黑。取大而左顾者，盐水煮一日夜，煅粉用或生用。贝母为使，恶麻黄、

---

① 以：原脱，据《汤液本草·牡蛎》补。

辛夷、吴萸，得甘草、牛膝、远志、蛇床子良。

蝼 蛄

咸，寒。通便而二阴皆利，逐水而十肿悉消。贴瘀燥颇效，化骨硬殊灵。诚斋曰：从腰至头止二便，从腰至足利二便。专能治水，性猛，挟虚人不可服，并脾虚作肿者，服之转甚。

蚯 蚓

咸，寒，微毒。治脚气必需，清热下行利水，治瘟病大热狂言，大腹黄疸，肾风脚肿。时珍曰：治蛇瘕，去尸鬼，疗代指，解射罔毒，去三虫，化长虫为水，涂丹毒，传漆疮，解蜘蛛毒，蜒蚰入耳及小便不通，小儿急惊卵肿玉茎缩痛。以上诸症重者，皆可内服外敷，但中病即止，不可过也。中其毒或被咬者，形如大风，眉须皆落，甚则体中作蚯蚓鸣，患之者夕加，惟以盐汤内服、外浸之。入葱管内即化为水，取白头老者，糯米泔浸一夜漉出，以无灰酒浸一日焙干切，各一两。用蜀椒各二钱半，同熬炒至米熟拣出用，或烧灰外用。取涂以石灰水浸之化为水，或盐汤浸之化为水取用。

屎，甘，寒。泻热解毒，治赤白久痢，敷小儿阴囊热肿，疟腮丹毒。取韭菜地上者佳。

温二十九品（今删去四品，又附十二品）

巴 戟

辛，温。入肾血分，强阴益精。治五劳七伤、风湿脚气水肿。士材曰：阴虚相火炽者禁用。时珍曰：补血海，去风治癫，又治少腹引茎中而痛，夜梦鬼交泄精。东垣曰：过饮酒伤患脚气，用巴戟半两，糯米同炒微黄色去米，再以大黄一两剉炒，同为末，熟蜜丸梧子大，温水服五七十丸，仍当戒酒必愈。唐慎微曰：主火风面目游风，大风血癞，并治病人虚损。出巴郡、川中为上，根如连珠。击破之中紫而鲜洁者伪也，乃醋煮山律根，不可用。破之中虽紫微白，糁有粉色，理小暗者真巴戟也。去心，酒浸焙。覆盆为使，恶丹参。

破故纸 补骨脂

辛、苦，大温。入命门，补相火，并通心包君火，暖丹田，壮元阳，缩小便。治遗尿，五劳七伤，腰膝冷痛，肾冷精流，肾虚泄泻，妇人血脱气陷，堕胎孕。士材曰：阴虚有热，大便秘结者，戒之。时珍曰：治玉茎不痿，精滑无歇，时时如针刺，捏之则脆，此名肾漏，用故纸、韭子各一两为末，以三钱，水一盏，煎六分服，日三，以愈为度。又治打坠腰痛，故纸、炒茴香、炒辣桂等分为末，熟酒冲服二钱。《经验后方》治腰痛，补骨脂为末，温酒下三钱匕。诚斋曰：补骨脂温肾，行腰间血，若腰痛属相火炽者，服之必增剧。出南番波斯者色赤良，出岭南者带绿色不佳，他处色黑不堪用。酒浸蒸，亦有用童便、盐、乳制者，各随其方。恶甘草，忌羊肉、诸血，得胡桃、胡麻良。

蕲 艾

艾，苦、辛，温。纯阳能回垂绝之元阳，通十二经，理血气，逐寒湿，暖子宫，止诸血，温中开郁，调经安胎。治虚痢吐衄，崩带腹痛，霍乱转筋。杀蛇虫，治癣。以之灸火能透诸经而治百病，如诸证挟热者概不可用。士材曰：止血痢，理肠风。时珍曰：杀鬼，治中恶，狐惑，下部虫，野鸡痔，鹅掌风，疥疮臁疮，白癜疔疮，发背痈疽不合，误吞铜钱，虫伤牙虫。东垣曰：老弱人下元畏冷，以熟艾兜其脐腹，妙不可言，治带脉为病，腹胀满腰溶溶如坐水中。单用治蛔虫攻心，口吐清水。又治霍乱大吐下。《伤寒类要》治妊娠伤寒，壮热赤斑变黑，崩血，用艾叶如鸡子大，酒三升，煮二升，半分二服。《产书》治妊娠卒中，不省人事，艾三两，同米醋炒极热，以绢包熨脐下。《产宝》治产后泻血，生姜、艾叶各半两煎服，并治水泻不止。陶隐居云：杀虫，苦酒煎。疗癣甚良，壮阳助水脏。《肘后方》治鬼击，卒着人如茅盾，心腹刺痛或吐血鼻血不止，或下血，取熟艾如鸡子大三枚，水煮顿服之。又方治卒心痛，以白熟艾煮服，若为客气所中者，当吐出蛊物。《葛氏方》治蛔虫刺心，捣生艾煎汤。先以肉香脯一块吃之，少顷服艾汤，当下蛔。又方治胎动不安腰痛，胎抢心下血不止，酒煮艾叶服。孙真人治粪后有血，浓煎艾叶、生姜汤三合服。《斗门方》治癫痫，用艾于阴囊后谷道前中间，随年岁灸之。钱相公《箧中方》治吞铜入腹，取艾蒿一把细切，浓煎顿服便下。《子母秘录》治倒产子死腹中，艾叶半斤，酒四升，煮一升服。诚斋曰：疗一切蛇虫伤。先以针刺去黑血，用独蒜捣贴伤处，以艾柱灸之，不痛乃止，立瘥。陈者良，揉去筋膜如棉，为熟艾，灸艾火用之。妇人丸散，醋煮捣饼，入茯苓研细煎服，亦用生者。苦酒、香附为之使。

子，辛，暖。明目，疗一切鬼气，壮阳，暖子宫水脏。

狗 脊

甘、苦，温。坚肾，益血养气。治溺不节，脚弱腰痛，除风虚，强机关，利俛俯仰，治寒湿周痹，男子腰脚软疼，女人关节不利。时珍曰：治毒风，软脚诸风。同鹿茸、白蔹、艾，治室女冲任虚寒白带。煎汤，洗病后足肿。有二种，一种根黑色如狗脊骨，一种有金黄毛如狗形，皆可入药。去毛切，酒炒。

草薢为使。

锁　阳

甘，温。补肾益精，兴阳事，润燥养筋，治痿弱，滑大肠便燥。燥者可代苁蓉。士材曰：壮骨。诚斋曰：味当辛，故能润肾燥，功力数倍于苁蓉。主男子绝阳无子。肃州鞑靼田地，野马遗精入地，久之发起如笋，上丰下俭，状似男阳。或谓里之淫妇就而合之，得阴气勃然而上，恐未必然，间载有之，亦不能尽皆得妇人之阴气也。以大至五六寸七八寸者，刷洗去鳞甲，酥炙。忌铁。

仙　茅

辛，热，小毒。助命火，益阳道，补劳明目，令人有子。治失溺，心腹冷气不能食，腰脚冷痹不能行。如相火盛者，忌服。孙真人曰：仙茅必须以苦酒浸蒸，服之必有绝效。士材曰：火炽及体壮之人服之必发暴绝。时珍曰：定喘下气。以川中者佳，竹刀去皮切，糯米泔浸去赤汁出毒。醋拌，蒸用。忌牛乳及铁。

淫羊藿

辛，香，甘，温。入肝肾，补命门，益精气，坚筋骨，利小便。治绝阳不兴，绝阴不产，冷风劳气，四肢麻木。士材曰：起阳，除茎中痛，若相火易动者远之。景岳曰：治下部虚寒劳痛。时珍曰：治下部生疮，病后青盲，洗诸疮生虫。同威灵仙等分为末，每服五分，米饮下，治痘疹入目。又方，牙齿诸虚痛，煎漱之愈。又方，治咳嗽不欲饮食，气不顺，腹满，此三焦咳也，羊藿、覆盆、五味炒，各一两为末，炼蜜丸梧子大，每姜茶下二十九。唐慎微曰：主阴痿绝阳，服之使人好为阴阳。

《圣惠方》治偏风手足不遂，皮肤不仁，煮酒长服，无不效验。去枝，羊脂拌炒。山药为使，得酒良。俗名仙灵脾。

蛇床子

辛、苦。遏强阳益阴，补肾散寒，祛风燥湿，治阴痿囊湿，女子阴中痛痒，子脏虚寒，产门不闭，腰酸体晕，带下脱肛，喉痹齿痛，湿癣恶疮，风湿诸病。煎汤浴风痒。士材曰：得地黄汁拌蒸三遍，色黑乃佳。然肾火易动者勿服。时珍曰：肾命三焦气分之药，不独补助男子，且有益于妇人。治产后阴脱，男子阴肿，痔疮脱肛，小儿癣疮，耳内湿痒，冬月喉痹。以出南京扬州者佳。唐慎微曰：主大风身痒，浴之瘥。助丈夫阳器，暖女人阴户，大益阳事，令人有子。诚斋曰：若内服，挼①去壳取仁，微炒杀毒气。入补药再用黄精自然汁拌蒸，若外用宜生者，不必去壳。恶丹皮、贝母、巴豆。

大 茴

辛，热。入肾、膀胱，暖丹田，补命门，开胃下食，调中止呕，小肠冷气，癫疝阴肿，干湿脚气，损目发疮。士材曰：疗霍乱，若阳道数举及得热而吐者，均戒之。《肘后方》治大小便秘，鼓胀气喘，不急治即杀人。大茴子七个，大麻仁五钱，葱白二十一根，调五苓散末，服之瘥。时珍曰：治腰痛刺胀，小肠气疝。传蛇咬久溃。外国神方治恶毒痈肿，连阴挛急，牵入小腹，痛不可忍，一宿即杀人，用茴香苗叶捣汁一升服之，日二，其滓贴肿上瘥，乃止。冬月用根。出宁夏八角者为第一。宿根深冬生苗做丛，似蛇床叶而大。微炒黄用，得酒良。得蓝

---

① 挼（ruó 箸）：揉搓。

则入肾，发肾邪，攻治阴疝。

小茴，辛，温。治小儿气胀，霍乱呕吐，两肋痞满，杀鱼肉毒。但力薄而不及大茴多矣！以如麦粒轻而有细棱者真，炒黄用。一种土者小如粟米，不堪用。生波斯及岭南皆有之。

棉花子

甘，温。行血止血，治金疮入肾，止血崩。烧灰用。榨油燃灯损目，小儿患麻痘，房中不可点。

韭　菜

辛，温，微酸。助肝肾阳气，消胃中死血，除胃热，充肺气，散瘀血，逐停痰。治吐衄损伤一切血病，噎膈反胃，解药毒、食毒、狂犬蛇虫毒。多食昏神，忌蜜。士材曰：止泻利，散逆冷。时珍曰：治阴阳易，漆疮作痒。治胃痹急痛如锥刺，不得俯仰，自汗出或彻背，不治或主死。以生韭或根五斤，洗净捣汁饮之。《百一方》治卒中恶，捣汁灌鼻中。《鬼遗方》治盗汗不止，捣汁饮之。《杨氏方》：小儿初生，以韭汁灌之，吐出恶水恶血，永无疾病。韭汁能解胎毒，兼发痘疮。痘疮不发者，服之便起发。孟诜云：治消渴，勿入蓝。诚斋曰：韭汁能漱含走马牙疳及牙疮立效。根叶并同用，忌与牛肉同食。

子，辛、甘，温。补肝肾，助命门，暖腰膝，治筋痿，遗精溺血，白带白淫。《日华子》云：治鬼交精出大效。时珍曰：烧烟薰牙虫。暴炒用。诚斋曰：治遗尿及精物出不止神效。

肉　桂

辛、甘，热，微毒。纯阳气厚，入肝肾血分，平肝，补肾命相火，益阳消阴。治沉寒痼冷，通血脉，发汗，导百药，疗腹冷痛，咳逆结气，抑肝风，扶脾土。从治目赤肿痛，脾虚恶食，湿盛泄泻，补劳明目，通经堕胎。时珍曰：治惊痫小腹作痛，秋冬下部腹痛。《外台秘要》疗小儿睡中遗尿不自觉，肉桂、雄鸡心肝等分，为丸小豆大，温水下，日二服。《千金方》治失音，肉桂研末，著舌下细咽之。《经验后方》治食杂果积致腹胀气急，桂丸小豆大，下五丸，大人十丸，不知再服。产合蒲、交趾为上，安南次之，云贵者不堪用。以色紫肉厚味辛甘气香为佳。用去粗皮杀毒，其毒在皮。

沉香

辛、苦，温。能降能升，下气坠痰涎，调中理脾气。黑能入肾暖精，助命门阳气。行气不伤气，温中不助火。治心腹痛，噤口痢，癥癖邪恶，冷风麻痹，气利气淋。士材曰：疗脾家痰涎之血，去肌肤水肿之邪，大肠虚秘宜投，小便气淋须用。然非命门火衰，不宜多用。气虚下陷者，切勿沾唇。东垣曰：凡胀闷霍乱，积聚中恶鬼邪，男子精冷，女子阴寒及痰涎血出于脾者，并为要药。时珍曰：治鬼疰。同紫苏、白蔻，入柿蒂汤，治胃冷久呃。诚斋曰：治多怒肝火上行而不降，肾气逆上，上热下寒，噎膈反胃，大肠气秘，用之必效。《千金方》治强忍房事小便致转胞不通，沉香、木香各等分，蜜丸梧子大，温酒下二三十丸。《杨氏方》治痘疮黑陷，沉香、檀香、乳香各等分，蒸于盆中，抱儿薰之，即便起发。色黑沉水者良，香甜者性平，辛辣者性热入汤剂，磨汁用入丸散。纸裹置怀中待燥研之，忌火。鹧鸪斑者名黄沉，如牛角黑者名角沉，咀之软、削之卷者名黄腊沉，皆难得。浮者名栈香，半沉者名煎香，心空者名鸡骨香，并不堪用。

阳起石

咸，大热，有毒。大助命火，治阴痿无子，子宫虚冷，腰膝冷痹，水肿癥瘕，止崩带。士材曰：非命门火衰者勿服。时珍曰：止月水不定，疗阴下湿痒。同研钟乳粉、附子末等分，面糊丸梧子大，空心米饮下，治精滑不禁，大肠溏泄，手足厥冷。唐慎微曰：主崩漏，破子脏中血癥，疗男子茎头寒痿不起。出齐州城西阳起山，以色白莹洁明若狼牙者真。黑者是云胆，服之大害人。火煅醋淬七次，研粉水飞用。桑螵蛸为使，恶石葵、泽泻、菌桂、雷丸、蛇退皮，畏菟丝，忌羊血。

硫 黄

酸，有毒。大热纯阳，补真命火不足。性虽热而疏利大便，与燥涩者不同。譬若黄连，性寒而能止泻之类。若阳气暴绝，阴毒伤寒，久息寒泻，脾胃虚寒，命欲垂尽者，用之能起死救危。治寒痹冷癖，足寒无力，老人虚秘，妇人阴蚀，小儿慢惊。暖精壮阳，杀虫疗疥，辟鬼魅，化五金、干汞。若平日服丹砂过多，以致塞于便，非此不除，以其能化铅为水也。士材曰：老年风秘，君半夏而立通泄痢，虚寒佐蜡矾而速止。艾汤投一匕，阴毒回春；温酒送三丸，沉寒再造。又治久荒于色，腹满如斗，小便不利，服金匮不应者，以此与之便通而滑消，更宜补中、八味调理。然须制炼得宜，淫房断绝者方可。一有不当，贻祸匪轻。时珍曰：杀脏虫邪魅，治女子阴疮玉门宽冷。同面为丸，治脾虚下白。同滑石，治伤暑吐泻不止。同老酒，治酒鳖、气鳖。又治疮疽努肉如蛇出数寸，敷之即解而缩，并敷寒疽不合。出扶南林邑，如鹅子初出壳色明黄名昆仑黄，甚难得。其次出外国，从蜀中来。坚如石，色深而煌煌明净者，为番硫黄，可入丸散用。广南荣州来者，或赤或青或黑或半黑半白，皆腥臭，止敷疮疥用。以莱菔剜空，入硫黄和定糠火煨熟研末，以紫背浮萍煮一昼夜，复以皂荚汤淘过用。或以绢袋盛酒煮三日夜，或入猪大肠内煮三时用。曾青为使，畏细辛、硝、飞廉、铁、醋、诸血。中其毒者以猪肉、鸭羹，余甘草汤并解之。

钟 乳

甘，大热，有毒。补肾命相火，兼走阳明气分药。强阴抑阳，通利百节九窍，补虚劳，下乳汁，服之令阳气暴充，饮食倍进，形体壮盛。然性悍，非阳气衰竭者不可用。若藉之恣慾，鲜不为痈疽淋渴之患。时珍曰：止一切劳嗽。制粉每服二钱，糯米汤下，立止肺损吐血。同肉豆蔻、枣肉丸，治大肠冷滑。同漏芦，治乳汁不通。唐慎微曰：甘，温。凡煎后不易水则生火毒，令人发渴淋，不炼服亦令人淋。主泄精寒嗽，壮阳事，能通声。生道州汪华县为上，其连、英、诏、峡州山中皆有，为次也。产岩穴阴处，溜山液而成空中相通，长者六七寸①，如鹅翎管状，碎之如爪甲，中无雁齿光明者上，色白微红。采无时，入银石器中煮一昼夜，换水再煮一昼夜，又换水又煮一昼夜，去水研末，入清水飞过，再入钵中研半日用。蛇床为使，恶牡丹、玄石、牡蒙，畏紫石英、蘘草，忌羊血、葱、蒜、胡荽，反人参、白术。

樟 脑

辛，热。香窜，能于水中发火，置水中焰益炽。通滞利关，除湿杀虫。置鞋中去脚气，薰衣箧，辟痒虫。出韶州韶阴地，樟树切片浸水煎成。市人升打乱片脑②。以白如雪者佳。

牙 齿

咸、涩，有毒。治痘出不快而黑陷者，獖猪血调下一钱服，

---

① 寸：原脱，据《本草纲目·石部·石钟乳》补。
② 片脑：原作"冰片"，据《本草纲目·木部·樟脑》改。

服凉血药而血涩倒陷者，麝香酒调服。士材曰：穿石痈，托阴疽，敷恶漏。时珍曰：治痘恶欲其窜肾经，发出毒气，盖劫去法也。若服毒在心，不省人事，气虚色白，痒塌无脓及热痱紫泡之症，只宜补虚解毒。苟误服此则郁闷声哑，反致不救。煅退火毒，研末用。

牙黄，咸，温。出箭头，涂蛇伤，破疮肿。诚斋曰：凡诸蛇虫及蜈蚣伤者，以针刺去恶血，刮牙黄封之立愈。又治疔毒起速，麻痒木痛，渐渐肿大，或途中不及备药，以自牙黄刮下敷之立消。经外人类又牙黄。

鹿 角

咸，温。入肝肾，散热，消肿破血，理疮，逐阴，中邪气，恶血。士材曰：胎死腹中，角屑末服方寸匕，酒调立下。丹溪曰：杀精鬼，治梦与鬼交，或身中着邪妖神鬼，或时独言笑，爱居暗室，形容干瘦不肯言，其实者挫角末，酒服方寸匕即言，其实立愈。时珍曰：同葱豉治胎死腹中，烧灰。敷疰脚疮。《梅师方》治女子发乳房，初起微赤，不急治即杀人。鹿角以水磨浊汁，涂肿赤上，随手便消。取打死角，根如拳而红润者佳。自解而角根无拳，枯色不堪用。若熬膏用截寸许，河水浸七日刮净，桑火煮七日，入醋少许，加无灰酒熬成。畏大黄。

膏，甘，温。养阴阳，补精髓，强筋骨，治腰膝肾虚冷，四肢酸痛，头眩眼黑，崩带遗精，一切虚损，男子精寒不孕，女子脏虚寒，功力颇多。惟脉沉细，相火衰者宜之。士材曰：止崩中吐血，除腹痛安胎。

霜，补肾生精髓，强骨壮腰膝。安胎孕，补力减于膏。以鹿角熬膏入醋时，取起角捣成霜用。

茸，甘，温。大补肾命，补肾元之药无可匹俦。鹿茸歌曰：尾闾不禁沧海竭，九转灵丹都漫说，惟有斑龙头上珠，能补玉堂关下穴。斑龙，即鹿也。功力百倍膏霜。角解后长成一月间，如马鞍状，色似玛瑙，破之如朽木者良。如至两月，则成角矣。酥涂微炙，或酒炙。不可嗅之，内有虫，恐入鼻颡。

肉，甘，温。寿珍之兽，仙人食之，大补阳虚无力。竣力更胜于他物，助男女阳气莫此为甚，服之令人好为阴阳。即相交之精。设法捕之须自取者为胜。市人者是伪也。经外兽类又注。

麝　香

辛，温。香窜，通经络，利窍透骨，彻皮毛，暖水脏。治卒中风痰，血气痛厥，癥瘕惊痫，瘴疟，阴中苦冷，鼻塞耳聋，目翳。辟邪解毒，杀虫堕胎，消菜子积。东垣曰：搜骨髓之风。若风在肌肉者误用之，反引风入骨，如油入面。丹溪曰：五脏之风忌用麝香，以泻卫气，故症挟虚者药勿施用，必不得已亦宜少用。痨瘵人及孕妇皆不可佩带。严用和曰：中风不醒者，以麝香、青油灌之，先通其关。若中恶卒死者，以一钱醋服。时珍曰：东垣、丹溪各有一己之见，若经络闭塞，孔窍不利者，安得不用为引导，以开通之耶？但不可过耳！并治精鬼尸疰，溪毒，口内肉毬。西北羌地出者为上，东南者是土麝不佳。形似獐而小，黑色居山中，常食柏叶、噉蛇。其香正在阴茎边之前，皮内别有膜袋裹之。夏月食蛇虫，至冬则香满。入春脐内作痛，自以爪剔其香，着屎尿中覆之，常在一处不移，远近草木不生或焦黄，得之可至一斗数升。佩入园林，花则不开，果则不实，此为绝胜。其次则赶急自剔之香，为气不足，亦可用。

其杀死之香不堪，市人或搀以荔枝核伪之。闻之不可近鼻，防虫入脑。忌大蒜。

膃肭脐

甘、咸，大热。补肾助阳，治虚损劳伤，阴痿精冷，功大胜苁蓉、锁阳。士材曰：治鬼交尸疰。出西番，今东海亦有之。身似狐，足似狗，尾巴似鱼，走如飞，取其肾两层薄皮裹丸核，皮上有肉、黄毛，三茎共一穴，连脐取下故名脐。长年湿润，腊月浸水中不冻，置睡犬旁犬即惊跳者真。诚斋曰：取置帐中，辟狐精鬼魅。洗，炙用。

鱼鳔

咸，温。入肾补肾而暖精，种子男妇皆宜。诚斋曰：治肾虚久泻神效，并疗妇人漏带。

雀

甘，温。入肾壮阳事，治妇人血崩带下，孕妇食之，令子多淫。唐慎微曰：食雀宜在十月已后，正月以前。

卵，甘，温。治男子阴痿不起，甚妙。唐慎微曰：雀卵合天雄丸，服之令茎大不衰。

头血，主治雀盲。

屎，两头尖者。敷疮疽不破。

虾

甘，温，小毒。壮阳道，益男女房事，托痘疮。时珍曰：同姜、酱，吐风痰立效。诚斋曰：生虾捣和酒服，立下乳汁。生水田沟渠者有毒，鲊内者尤有毒。以热饭盛蜜器中做鲊食，毒人至死。无须及腹下通黑，并煮之色白者并不可食。有病人勿食之。

伏龙肝

辛，温。调中止血，去湿消肿。治咳逆反胃，吐衄崩带，尿血遗精，肠风痈肿，脐疮丹毒，催生下胎。士材曰：即灶心黄土。雷公云：凡使勿用灶下土，其伏龙肝是十年以来，灶额内火气结就，如赤石中黄，形八棱。唐慎微曰：主妇人崩中吐血。《圣惠方》治中儿脐疮久不瘥，研敷之。《外台秘要》救急心痛，热则煮水服，冷则酒服。《千金方》治腋臭，伏龙肝烧作泥，敷之立瘥。又酒调敷发背欲死，干即易之。《千金翼方》治癫狂不识人，水调服方寸匕，日三服。《伤寒类要》：妊娠遭时疫，令子不堕，灶下土水和调涂脐上。《十全博》救治子死腹中，母气欲绝不出，水调伏龙肝三钱匕，下其土，当儿头上戴出。《衍义》曰：妇人血露不净或作痛，蚕砂一两，炒伏龙肝五钱，阿胶一两，同为末，温酒调，空腹下三钱，以知为度。《贾相公牛经》：牛粪血者，以灶中黄土二两，酒二升煎，候冷灌之，立瘥。

凉十一品（今删去四品，又附一品）

玄　参

苦、咸，微寒。壮肾水而制火，散无根浮游之火。益精明目，利咽喉，通二便。治骨蒸传尸，阳毒伤寒发斑，懊憹烦渴，温疟瘰疬，结核痈疽，鼠瘘。脾虚泄泻者，忌用。士材曰：能理女科产乳余疾。时珍曰：治腹中寒热余病，解毒，消肿毒，散积聚血瘕，除鼻中瘜肉，治身热支满忽不知人。治赤脉贯瞳，玄参研磨，以米泔煮猪肝，日日蘸食之。又方，治发斑咽痛，玄参、升麻、甘草同煎服瘥。《千金方》治急喉痹，玄参、牛蒡半生半熟各一两为末，新汲水服瘥。《肘后方》治小肠疝气，玄参切片炒为丸，每服二钱匕，空心酒下，出汗瘥。唐慎微曰：主风邪支满，狂邪不识人，散颈下核，腹内坚癥。《经验方》治患劳人，用玄参一斤，甘松六两，为末，炼蜜一斤和匀入瓷瓶①内，封闭地中，埋窖十日取出，更用灰末六两，更炼蜜六两，和令匀入瓶内，更埋窖五日取出烧，令患人鼻子常闻其香，疾自愈。《广利方》治瘰疬经年久不瘥，生玄参捣敷，日二易之。以黑润者佳，蒸过晒干用。忌铜、铁，恶黄芪、干姜、大枣、山萸，反藜芦。

苦 参

苦，寒。大泻肝肾湿热，利窍止渴，疗疮疥温病，血痢肠风，溺赤黄疸，酒毒，逐水杀虫，祛大风疥癞。然大苦寒，肝肾无热及挟虚者，切勿服之。士材曰：不惟损胃，兼且寒精，非大热者不可与也。时珍曰：醒酒，治赤癞狂邪，脱肛，妊娠尿难，风癞风疹，齿缝出血，鼻疮脓臭，脏毒，鼠瘘瘰疬下漏，赤白带下，汤火灼伤。治伤寒结胸，或时气天行，或饮食中毒，苦参一两，以酒煎或醋煎服，取吐愈。并治狂邪热病，不避水火，欲杀人。唐慎微曰：主毒风眉毛脱落。《圣惠方》治伤寒四日已后呕吐，更宜吐，以苦参末酒下二钱，得吐瘥。《外台秘要》治天行四五日，结胸满痛壮热，苦参一两，醋二升，煮取一升二合，尽饮之，当吐即愈。天行毒病，非苦参、醋药不解及温覆取汗愈。《千金方》治饮食中毒，以苦参三两，酒二升

---

① 瓶：原作"并"，据文义改。

半，煮取一升服，取吐愈。《肘后方》治谷疸食劳头旋，心拂郁不安而发黄，由失饥大食，胃气冲熏所致。苦参三两，龙胆一合为末，牛胆丸如梧子大，生大麦汁服五丸，日三服。《百一方》治时气垂死，苦参一两㕮咀，酒二升半，煮取一升半，去渣，适寒温尽饮之。当闻苦参气，吐毒如溶胶便愈。《鬼遗方》治卒心痛并中恶心痛，苦参三两，苦酒一升半，煮取八合，分二服。《胜金方》治时疾热病，狂言心燥，苦参不限多少，炒黄色为末，每服二钱，水一盏，煎八分温服，连三服，有汗无汗皆瘥。《伤寒类要》治瘟气病欲死，苦参二两，水二升，煮取一升，顿服之，或吐或汗皆愈。诚斋曰：凡齿病不可用苦参。糯米泔浸一宿，去腥①气蒸用。玄参为使，恶贝母、菟丝、漏芦，反藜芦。

预知子

苦，寒。补五劳七伤，治痃癖气块，天行瘟疾，蛇犬咬毒，利便催生，杀虫解蛊。用缀衣领，过蛊毒则中有声，故名。时珍曰：治卒耳聋，疠风有虫。出淮蜀，如皂荚子，斑褐色光润如飞蛾，人每珍之。根，苦，冷。解蛊毒，石臼捣筛，每用三钱，温水下立已。

元宝草

辛，寒。大补阴血诸症。生江浙田塍②，一茎直上，叶对节如似元宝向上，或三四层，五六层。

---

① 腥：原作"醒"，据《本草纲目·草部·玄参》改。

② 塍（chéng 成）：田间的土埂。《苍颉篇》："塍，畔也。"

水芹菜

甘，平。去伏热，头中风热，利肠，治烦渴，崩中带下，去血热。时珍曰：捣汁，洗马毒疮，涂蛇伤痛肿。《千金方》：患绞肠痧极重，以水芹一握捣汁，饮之立瘥。《鬼遗方》治中鬼毒，捣芹汁饮之立吐出。诚斋曰：水中芹菜也，茎叶上有毛者，服之杀人。

食 盐

咸，寒，甘、辛。入肾，通二便，泻血热，治目赤疮肿，热疾。坚肌骨，治骨病齿痛。补心，治心虚。泄肺，治痰饮喘逆。涌吐痰涎而醒酒，软坚治痰核积聚。解毒能定痛止痒，治体如虫行，杀虫。解中蚯蚓、身中蚓鸣，煎水浸洗。多食伤肺，走血，渗津，发渴。凡病哮喘，水肿，消渴人，为大忌。士材曰：辟邪，治霍乱疝气停痰。擦齿而止痛，洗目而去风。多食损颜色，伤筋力。时珍曰：吐热痰，空心揩齿，洗目夜见小字，关格饮酒不醉，喉中生肉。凡溃疮作痒，四围涂之。解黄蝇毒、狼毒毒、蜈蚣蛇蝎蜂蛰毒、药箭毒。《鬼遗方》治鬼击中恶不醒，含盐水㗰之立活。《外台秘要》治病笑不休，盐服方寸匕。《海上方》治手足心毒，炒盐、椒末，各等分研，敷之瘥。《肘后方》治浑身虱出，揩之又出，不治即死，以醋煮盐汤浓，浸洗立瘥。唐慎微曰：杀鬼蛊邪疰，止心腹痛，多食喜咳。《食疗》云：治蠼螋尿疮，煮盐汁浸之。《千金方》治齿断宣露，每旦捻盐内口中，以热水含偏齿百遍，不过五日，齿即牢固。《衍义》曰：齿缝出血，以盐含漱之当愈。《产宝》方治妊娠心腹痛不可忍，烧盐令赤，以三指取一撮，酒服立瘥。产河东、解州、安邑最为精好。其西番所出者名青盐，又名戎盐，治略同，性补肾，散肝风，平诸血逆，解芫青、斑毛毒，力倍于食盐。

玄精石

太阴之精，咸寒降火。治上盛下虚，救阴扶危拯逆。治伤寒壮热、伏暑热泄之症。时珍曰：治赤目失明、重舌涎出。出解州解池、通泰积盐仓处，咸卤所结，色青白荧光彻片、六棱龟背者良，世之用者多是绛石。

涩五品（又附四品）

金樱子

酸、涩。收肾固精，走脾肺，固气。同芡实为丸名水陆丹，治梦遗泻精，久利便数。士材曰：性涩不利于气，久服令人耐寒。山林间有之，似蔷薇有刺，四月开花白色，实黄亦如小石榴而长。取半黄者，去刺、核用。

花，时珍曰：止热痢，杀寸白虫。

叶，时珍曰：金樱叶、桑叶、苎叶，等分为末，止血，合金疮，军中咸用之。

根，时珍曰：取东行者，煎水服，立下寸白虫。

棕榈皮

苦、涩。泄热收脱，烧黑入肾膀胱，止血，治吐衄下利，崩带肠风失血。但性涩，诸症初起者忌之。士材曰：一味性涩，惟去血已多，滑不止者宜之。若早服之，恐停瘀为患。时珍曰：生用治小便不通，炒黑止血，一切血及水痢。《千金方》：去毛烧存性，水酒调服二钱匕，治小便不通立效。诚斋曰：即棕树皮，俗谓棕扁荚树也。年久败棕为良。火炒烟尽存性，窨①地上出火毒用。

没食子

苦，温。入肾，涩精固气，收阴汗，乌髭发。士材曰：益血生精，强阴治痿，止遗淋泄利。禀春生之气，故宜发生，然不宜多用独用。时珍曰：疗阴痒口鼻疮，血痢不止，小儿久痢，产后下痢。《千金方》：足趾中生肉刺，极痛不能行走，无食子三枚，肥皂荚一个，烧存性为散，醋和传之立瘥。出大食诸番，颗小纹细者佳。虫食孔者拣去，炒研用。忌铜、铁。

莲　须

甘温而涩。清心通肾，益血固精，乌须发，止梦泄遗精，吐崩诸血。收涩之力胜于莲子。士材曰：清心而诸窍之血可止，固肾而丹田之精气无遗，止涩性温而不热，是宜于血家、泻家之上品。

罂粟壳

酸涩，微寒。固肾而敛肺涩肠，治遗精久嗽，泻痢脱肛，心腹筋骨诸痛。嗽痢初起者忌之。士材曰：劫虚劳之嗽，摄小便之多。但酸收太紧，令人呕逆且兜积滞。若醋制而与参术同行，可无妨。食之害。时珍曰：止反胃吐食。东垣曰：入肾收敛固气，故用治骨病尤宜。丹溪曰：此是收后药，当要先除病根。诚斋曰：诸家之说，皆戒人勿早用而留邪滞，固宜。然有暴注下，日百余次，气喘而不能食，随危之际，又不可执定诸

---

① 窨（yìn 印）：窨藏，深藏。

家之说坐以待毙。当此时，虽有邪未尽去，当大剂人参以扶胃气而涩以粟壳、金樱、乌梅等药，少佐黄连以清热。如胃气不支，更去黄连，尚可挽回天事已去之时也。读本草者须贯通其理，神而明之，不可谓先贤之法必可、必不可说印定眼目也。须用醋制，同乌梅或加参，不致令人有呕逆之患矣。洗去蒂及筋膜，取薄皮醋炒或蜜炙，不制令人吐逆。得醋、乌梅、陈皮良。

罂中粟米，甘，寒。润燥，煮粥食治反胃，加参尤佳。

经外药类

共计六百十五品，又附入共二百四品

山草类十四品（今删去八品，又附一品①）

紫参

苦，寒。治心腹积聚，寒热邪气，通九窍，利二便，妇人血闭不通，消痈肿，狂疟，金疮，赤白痢。肝经泻品内已有，可参看。

石蒜

辛、甘，温，小毒。傅贴肿毒，便毒，疔疮。诸中溪毒者，酒煎半升，取吐良。七、八月，抽一茎如箭，花如山丹而瓣长，黄蕊长须，根如蒜色紫赤，肉白色。又名一支箭。

杜衡

辛，温。杀虫，治风寒咳逆。作浴汤，香人体。根叶俱似细辛而气异。

鬼督邮

苦，平，小毒。治鬼疰中恶，心腹邪气，百精鬼魅，温疟疫疾。强腰脚，益膂力。一茎直上，茎头四叶，隙着白花。根似细辛而色黄白。又一种真相似，但根黑色，是及己也。

徐长卿

辛，温，小毒。治鬼物百精蛊毒，疫疬温疟，杀老魅。久

---

① 又附一品：此处标题与内容不符，实无附品。

服强悍轻身。叶似柳，两叶相当，有光泽。根如细辛而微长，有臊气。其生陇西山谷池泽，名石下长卿。

钗子股

苦，平。治痈疽，解诸药毒。生用更烈，必大吐下。如无毒，不可服。专治天行蛊毒，瘴疟，喉痹。状如石斛。根如细辛，每茎三四十根，生岭南。

芳草类八品（又附一品）

蜘蛛香

辛，温。辟瘟疫，治中恶邪气，尸疰鬼毒。出蜀中茂州，黑色，状如蜘蛛，有粗须，气味芳香。

杜 若

辛，温。治中风入脑，除口臭。生楚地，根似姜，山人呼为良姜。

瑞 香

甘、咸。治急喉痹，用白花者，研水灌之。出庐山，有琵琶叶，有桐叶。

茉 莉

花，辛，温，无毒。

根，辛，热，有毒。以酒磨一寸，服之则昏迷，一日乃醒。二寸二日，三寸三日。凡接骨、挫骨用此，则不知痛也。

薰 草 零陵香

甘，平。治去臭恶气，合妇人头油。又治五色痢。又方，妇人断产，零陵香为末，每服二钱酒下。生湖、广，叶如麻，两两相对，七月开花，至香。

石香薷

辛，香，温。功胜香茹。制硫黄。此即香茹生于石上者。

赤车使者

辛、苦，温，有毒。治邪疰蛊毒，疗大风。以七岁童便，拌蒸入药。方茎对节，与大叶香薷一样，但搓之不香。根紫赤色，若根非紫赤色者，不是也。

积雪草 胡薄荷

苦，寒。治大热恶疮，痈疽丹毒，瘰疬鼠漏，风疹疥癣，目赤，寒热往来。又治女子行经，少腹切痛连脊，如刀锥刺，痛不可忍。生溪涧侧，叶圆如钱，茎细而劲蔓。

隰草类 三十二品（又附二品①）

蓍　草

苦、酸，平。益气，充肌肤，明耳目，通慧先知，不老轻身。生取叶同独蒜、山甲末、食盐、好醋捣，并贴痞块，神效。生蔡州蔡县白龟祠旁者良。如蒿，长五六尺，一本二三十茎，多至五十茎，枝枝直上。秋后有花，出于枝端，红紫色，形如菊，结实如艾。

白　蒿

甘，平。治五脏邪气，黑发。治恶疮癞疾，杀河豚鱼毒，久服轻身，耳目聪明。《诗》曰"食野之芹"，又曰"于以采

---

① 又附二品：此处标题与内容不符，实只附一品。

蘩"，皆白蒿也。此即白色艾蒿，生水中，气香入药。陆生不香，不入药用。

子，治鬼气。

牡 蒿

苦、甘，温。充肌肤，益气，令人暴肥，血脉满盛，不可久服。治阴肿，疟疾，寒热。此是蒿之无子者，叶似防风，细薄而无光泽。

马先蒿

苦，平。治寒热鬼疰，中风湿痹，女人带下无子。治大风癞疾，骨肉疽败，眉鬓堕落，身体习习痒痛，以马先蒿细切，炒为末，每空心及晚食前，温酒下二钱匕，出《圣惠方》，《外台秘要》治同。二月生苗，七月开花，似胡麻花而紫赤，八月生角，似小豆角锐而长。《尔雅》"蔚，牡菣"，《诗》曰"匪莪伊蔚"，即此。诚斋曰：《尔雅》《毛诗》所指皆是牡蒿，非马先蒿也。一种糜蒿，一名抱娘蒿。生水间，叶如斜蒿而细科，二月生苗，叶香可食，抱根丛生，专能下气破血。此《毛诗》所指"蓼蓼者莪"是也。

薇 衔

苦，平。治风湿痹，绝产无子。煎水，洗瘰①疽、恶疮、甲疽、年久恶毒。《圣惠方》治酒风身热懈惰，汗出如浴，恶风少气，薇衔草一把，术、泽泻各一两，煎服。生汉中川泽及邯郸。丛生，叶似茺蔚及白头翁，而叶有毛，赤茎，有大、小二种花，黄色，根赤黑色。此即糜衔。

---

① 瘰：原作"漂"，据《本草纲目·草部·薇衔》改。

丽春草

专治黄疸深重。三月采花阴干，平旦水服方寸匕，以愈为度。

蘘 荷

辛，温，小毒。治中蛊毒，溪毒，沙虱，及诸恶疮。时珍曰：蘘荷、茜根，皆蛊毒必用之药。《千金方》治中蛊毒，下血如鸡肝，欲死，取白蘘荷叶置病人席，勿令知之，必自呼蛊主姓名而愈。《圣惠方》：稻芒入目，捣蘘荷汁，注之，立出。出淮南，北地亦有之。叶似芭蕉，根似姜牙而肥。白者入药，赤者止堪啖。

龙须草

苦，微寒。治风湿鬼疰。处州有之，生无枝叶。一种小者，名龙常草，《尔雅》"蘬，鼠莞"是也。味咸，温，益阴而轻身。

菟葵 紫贝① 天葵

甘，寒。治虎伤，蛇毒，疔肿恶疮。生崖石，如葵，叶大如钱而厚，面青背微紫，花似拒霜，色如牡丹。

酸 浆

苦，寒。利小便，治上气咳嗽，传尸伏连，鬼气疰忤。堕胎，去蛊毒。《尔雅》名黄蒢，秋开小花，黄白色，紫心白蕊，花如杯状无瓣，但有五尖，结一铃壳。凡五铃一枝，一颗下悬，如灯笼之状，生青熟赤，故又名灯笼草。

---

① 贝：据下文"面青背微紫"，疑应作"背"。

蜀羊泉 漆姑

苦，微寒。治秃疮，恶疥，齿虫，女子阴中内伤，小儿惊风。涂漆疮及蚯蚓气呵。叶似菊，花紫色，子类枸杞，根如远志，无心。

鹿蹄草 秦王试剑草、小秦王草

治金疮出血，敷一切蛇、虫、犬咬毒。生江、广，似堇菜而叶大，背紫色。春生紫花，结青实，如天葵①子。

鼠麹草 佛耳草

甘，平。大升肺气。春生苗尺许，叶如马齿苋而细，有白毛，花黄。

剪春罗 剪红罗

甘，寒。治火带疮绕腰生。二月生苗，高尺许，柔茎绿叶，对节生。夏开花如钱大，六出如剪，深红色。实如豆，内有细子。

败　酱

苦，平。破血排脓，妇科用之。又治腹内有脓。叶似豨莶，根如紫胡。

金盏草 长春花，俗名万寿菊

酸，寒。治肠痔下血，久不止。苗高四五寸，叶似初生莴苣叶，厚而狭，抱茎而生。茎柔脆。茎头开花大如指头，金黄色，状如盏，于四时不绝。夏月结实在萼内，宛如尺蠖虫。

---

① 葵：《本草纲目·草部·鹿蹄草》作"茄"。

女　青

苦，有毒。主蛊毒，逐邪，杀鬼。辟不祥，中恶卒死。辟瘟疫。《肘后方》辟温病。正月上寅日捣女青末，三角绛囊盛，系前帐中大吉。《子母秘录》治小儿卒腹皮青黑赤，不能喘息，即急用此方。并治吐痢卒死，酒下立活也。即雀瓢草也。生平泽。叶嫩时似萝摩，圆端大茎，实黑，茎叶汁黄白。子似瓢形，大如枣。根似白微。茎叶并臭。藤本两[①]生。若草本生者，非女青，乃蛇御也。

鼠尾草

苦，微寒。治鼠瘘，下痢脓血，大腹水蛊，休息痢，下血连年，反花恶疮。《尔雅》"葝，鼠尾"是也。田野极多，叶如蒿，茎端夏生四五穗，穗若车前，花有赤、白两种，可染皂。

狼把草 狼耶草

苦，平。乌须，黑发，令人不老。主久痢腹满。积年恶癣，天阴即痒，搔出黄水，为末掺之。生山泽，高三四尺。叶作雁齿，如鬼针苗。其叶有桠，如脚钗状。与秋穗子并可染皂。

狗尾草 阿罗汉草，俗名闪闪草

主治目疾。书曰"恶莠，恐其乱苗也[②]"即此。

蒴　藋 接骨草

酸、苦，温，有毒。治四肢拘挛，风瘙瘾疹，身痒湿痹，可浴之。作汤服，治疮疾不止，小儿赤游至心，熊罴伤人。《尔

---

① 两：原作"而"，据《本草纲目·草部·女青》改。

② 恶莠恐其乱苗也：出《孟子·尽心下》"孔子曰：恶似而非者。恶莠，恐其乱苗也。"莠，即狗尾草，常作为恶草、坏人的通称。

雅》"茇，菫草"是也。春抽苗，茎有节，节间生枝。叶大如水芹，每枝五叶。花白，子初青如绿豆颗，每朵如盏面①大，有一二百子，十月方熟红。春夏采叶，秋冬采茎、根用。

荭草

咸，微寒。生肌肉，治饮消渴。取花浸烧酒，能消腹中痞积血块。《尔雅》"荭，茏古"，《诗》曰："隰②有游龙"，皆此也。大如马蓼，茎粗如拇指，有毛。叶大如商陆，花③色浅红，成穗。秋深子如枣仁。

火炭母草

酸，平，有毒。主皮肤风热，流注骨节，痈毒肿痛。生恩州。茎赤而柔，似细蓼。叶端尖，近梗形方。夏有白花④。秋实如椒，青黑色，味⑤甘可食。

三白草

辛，寒，小毒。治水肿脚气，利二便，消痰涎积聚，拔疔。生田泽，三⑥月生苗二三尺，茎如蓼，叶如章陆及青葙。四月间，其颠三叶，三次变白，余叶仍青不变。俗云：一叶白，食小麦；二叶白，食梅杏；三叶白，食黍子。五月开花成穗，如蓼花状而色白微香。结细子。根长白虚软，有节须，状如泥菖蒲根。

---

① 面：原作"而"，据《本草纲目·草部·蒴藋》改。
② 隰（xí 习）：低湿的地方。《尔雅·释地》："下湿曰隰。"
③ 花：原作"叶"，据文义改。
④ 花：原作"色"，据《本草纲目·草部·火炭母草》改。
⑤ 味：《本草纲目·草部·火炭母草》作"叶"。
⑥ 三：原作"八"，据文义改。

虎 杖

甘，平，微毒。破血，通经，堕胎，疗骨风，产后血运。烧灰，贴恶疮。孙真人[1]曰：人忽遍身皮底混混如波浪声，痒不可忍，抓之血出不能解，为之气奔怪病。取虎杖、青盐、细辛、人参各一两，服尽愈。《尔雅》"蒤，虎杖"是也。出越州、汾州、滁州。三月生苗如竹笋，上有赤斑点，初生分枝，茎似荭蓼，叶似杏，枝似柳，花似菊而红。

菉 草

苦，平。主久咳上气，杀皮肤小虫，邪气。《尔雅》"菉，王刍"，《诗》云："终朝采[2]绿"，又曰："菉竹猗猗"。生益州青衣县，今处处有之，在溪涧侧。叶似竹而细薄，茎亦圆小。煮染黄色如金。

地杨梅

辛，平。治赤白痢。水边荒田皆有，叶似菊，茎端开黄花，不结子。生水中名水杨梅，治疗疮肿毒。

地蜈蚣

苦，寒。主一切疮疽，解诸毒及大便不通。时珍曰：蜈蚣伤者，入盐少许，捣涂立愈。生村落塍野，左蔓延右，右蔓延左。叶密而对节，如蜈蚣形。其穗亦长，俗呼过路蜈蚣。延树上，名飞天蜈蚣。根、苗皆用。

---

① 孙真人：《本草纲目·草部·火炭母草》作"夏子益《奇疾方》"。夏子益《奇疾方》，宋·夏德（字子益）撰，已佚，现存《传信适用方》后附本书，又散见于《本草纲目》。

② 采：原作"米"，据《诗经·小雅·采绿》改。

半边莲

辛，平。治蛇伤、疔毒极效。生阴湿塍堘边，就地细梗引蔓，节节生细叶。秋开小花，淡红紫色，止有半边，如莲花状，故名。俗呼急解索。

鬼针草 鬼钗草

苦，平。治蜘蛛咬，蝎虿伤，割甲伤肉。生池畔，方茎，叶有桠作钗，著人衣如针。

独用将军

辛①。治肿毒，破恶血，下痢噤口。节节穿叶心生苗。

水甘草

甘，寒。治小儿风热丹毒，同甘草煎，饮之。生筠州水旁，春生苗，茎青，叶如柳，无花。

毒草类 二十四品（又附二品）

草 乌

辛、苦，大热，大毒。搜风胜湿，开顽疾，以毒攻毒，颇胜川乌。然至毒无所禁制，不可轻投。时珍曰：疗沙虱毒。根、苗、花、实并如川乌，但系野生。置干地反湿，湿反干。飞禽触之毒，走兽遇之僵。姜汁炒用，畏饴糖、黑豆、冷水，中其毒者以此解之。熬膏名射罔。诚斋曰：制草乌法，取草乌，以饴糖拌裹煨熟，去皮，黑豆水浸一日，取出，以童便煮干用。

射罔，苦，有大毒。傅箭射兽，见血立死。中其毒者，蓝

---

① 辛：《本草纲目·草部·独用将军》此后有"无毒"2字。

汁、小豆、浮萍、冷水、荠苨，皆可一味御之。

羊踯躅闹羊花

辛，温，大毒。入口即麻，不能言。治中风瘫痪，贼风在皮肤淫淫痛。然大毒之物，服之至死。中其毒者，以生甘草汁解之。叶似桃，花似北瓜花而小，色黄，花中有须，三、四月采花用。羊食之即踯躅而死，故名。一种花红色，名山石榴，无毒。诚斋曰：此即映山红之开黄花者。

子，土连翘。苦，温，有毒。治风寒湿痹，历节肿胀，跌打损伤，同没药、血竭服。但有毒，须慎用。

蓖麻子

辛、甘，有毒。善收善走，开窍，通经络。涂偏风不遂，喝邪，口噤，咽喉舌胀，鼻窒，耳聋，利水气，出有形之物，堕胎。外科拔脓，敷瘰疬恶疮，大麻风癞，外用屡建奇功。然有热毒，烈于巴豆，内服不可轻率。时珍曰：薰舌胀满口，或出口。涂足心，催生。涂顶心，治子宫脱下，盘肠生产。敷肿毒、丹毒、丹瘤、恶疮、恶犬伤。凡服蓖麻，一生不得食豆，犯之胀死。盐水煮，去皮研或研烂入水，用火煮之，有沫撒起，沫尽乃止。煎至滴水成珠，取油用。

木鳖子

甘、苦，温，有毒。利二便，治泻利，疳积，瘰疬，疮痔，乳痈，蚱毒，消肿，追毒，生肌，除黚，入外科。时珍曰：治折伤，乳毒，肛肿，痞块，酒疸，脚气，湿疮，疟母，倒睫拳毛，水泻不止，噤口，丹瘤，耳卒热肿。然内服不可轻率。色白紫者，名番禾鳖。研纳入阴中三四寸，去胎。拣去油者不用。

狼 毒

辛，平，大毒。治九种心痛，堕落车马。杀飞禽走兽，蛊毒恶疮，疥癣，鼠瘘，疽蚀。破积聚饮食，寒热水气，咳逆上气。《圣惠方》治阴疝，丸缩入腹，急痛欲死，狼毒四两，防风二两，附子三两烧，以蜜丸，白汤下。茎叶似香陆有白毛，根皮色黄，肉色白，形似防葵，置水沉重，今人以草蔄茹伪之。诚斋曰：冬采坚实，余时皆虚浮。

防 葵

辛，寒，有毒。治癫痫，惊邪，狂走，疝癖大如碗者，悉能消散。又治鬼疟，百邪，恶魅，精怪。中火者不可服，令人恍惚见鬼。出襄阳，叶似葵，每茎三叶，一本十数茎，中发一干。其端开花如葱花、景天辈而色白，六月开花即结实。根似防风，香味亦如之。三月采，根乃沉水。今乃用枯朽狼毒当之，谬矣。

狼 牙

苦、辛，寒，有毒。治邪热恶疥疮疡，杀腹脏①虫，止赤白利，浮风瘙痒，阴蚀，毒蛇伤螫。洗小儿阴疮，妇人阴痒。《汇言》曰：消一切疮癣，堪外用。生淮南及宛句，今所在亦有之。苗似蛇莓而厚大，深绿色。根黑若兽之牙。三、八月采根，色白者佳。

泽 漆 猫儿眼睛草

寒，小毒。治水气，利二便，治心下伏瘕。春生苗，如苜蓿。叶圆而黄绿，颇似猫眼。凡五叶，中抽小茎五枝，茎有白

---

① 腹脏：原作"脏腹"，据《本草纲目·草部·狼牙》乙转。

汁黏人。根白色，有硬骨不堪用，止采茎叶。或以此为大戟苗者，误也。

莨 菪 浪　荡

苦，寒，有①毒。治卒发癫狂，久痢下血，脱肛，石痈坚硬，恶犬咬伤，恶疮似癞，箭头不出。食之令人见鬼行及走马，误服之冲人心，大烦闷，眼生烟火。中其毒者，绿豆汁、甘草、升麻、犀角并可解。高二三尺，叶似菘蓝，又如地黄、王不留、红蓝等，而阔如三指。茎叶皆有细毛。四月开花，白色，亦有紫色者。子壳作罌②状，结实扁细若粟米大，青黄色。

云 实

辛，温，有毒。治蛊毒泻痢，去邪疟。山原甚多，俗名粘刺③。赤茎中空，有刺，高者如蔓。叶如槐。三月开黄花，累然满枝。荚长三寸许，状如肥皂荚。内有子五六粒，如鹊豆，两头微尖，有黄黑斑纹，厚壳白仁，极坚重，咬之有腥气。

由 跋

苦，温，有毒。结热肿毒可消之。此即南星之小者。

蒟 蒻

辛，寒，有毒。治风肿痈疽，劳瘵消渴。此生蜀中、闽地。如天南星而大，有斑点。

鸢 尾 射干苗

味苦，平，有毒。治诸毒，飞尸游蛊，鬼魅邪气。《肘后

---

① 有：《本草纲目·草部·莨菪》作"无"。
② 罌：原作"嬰"，据《本草纲目·草部·莨菪》改。
③ 粘刺：原作"枯刺"，据《本草纲目·草部·云实》改。

方》治鬼魅，鸢尾、莨菪子、防葵等分为末，酒服方寸匕，立瘥。欲令病人见鬼，增防葵一分，欲令知鬼，再增一分，立验。

曼陀罗花

辛，温，有毒。治湿气，惊痫，脱肛，面上生疮。入麻药用。生北土，人家亦种之。春生夏长，独茎直上，高四五尺，生不旁引，绿茎碧叶，叶如茄。八月开白花，六瓣，状如牵牛花而大，攒①花中折，骈叶②外包，而朝开暮合。结实圆而有丁拐，子在拐中。宜于八月采花用。《圣惠方》取花子酿酒，饮半酣，令人笑舞。华元化曰：八月采此花，七月采火麻子花，阴干为末。凡割疮灸火，取二钱，酒调服，少须昏昏如醉，则不知痛也。

醉鱼草

辛、苦，温，小毒。解石斑鱼子毒。鱼人采之毒鱼，皆圉圉③然而死。生堑岸边，做小株，高者三四尺。根如枸杞。茎似黄荆，有微棱，外有薄黄皮，枝易繁衍④，叶似水杨，对节生，冬不凋。七月开花成穗，红紫色，俨如芫花。结细子。

莽⑤　草

辛，温，有毒。治痈疽，乳毒，牙虫，头疮白秃，杀虫鱼。

---

① 攒：原脱，今据《本草纲目·草部·曼陀罗花》补。
② 叶：原脱，今据《本草纲目·草部·曼陀罗花》补。
③ 圉（yú 鱼）圉：困而未舒貌。《孟子·万章上》："昔者有馈生鱼于郑子产，子产使校人畜之池。校人烹之，反命曰：'始舍之，圉圉焉；少则洋洋焉，攸然而逝。'"赵岐注："圉圉，鱼在水羸劣之貌。洋洋，舒缓摇尾之貌。"
④ 枝易繁衍：原作"易繁"，据《本草纲目·草部·醉鱼草》改。
⑤ 莽：原作"莽"，据《本草纲目·草部·毛茛》改。

《尔雅》"蓈，春草"是也。渔人取捣和粟米粉，置水中，鱼吞之即死，浮出，人取食之无妨。又能毒鼠。藤生，绕木石间，以叶青如椒者良。一说似石南而叶稀无花。

水　堇 水芹菜

甘、寒。止霍乱，下瘀血，洗马毒疮，涂蛇伤痈肿，杀恶鬼，毒自吐出。此石龙芮也，有毛者是水茛菪，有毒。取叶贴寸口，止疟疾。生下湿地，春生苗，高尺余。一枝三叶，叶有三尖及细缺，与石龙芮叶一样，但有毛为别。四、五月开小黄花，五出，甚光艳。结实状如欲绽青桑椹，有尖峭。生水①旁，有毒，蟹多食此草。人误食之即狂乱或吐血，以甘草汁解之。

牛　扁

苦，微寒。专疗牛病，杀虫虱。生桂阳、潞州，叶如石龙芮，根如秦芃，六月有花。

虱建草

苦。主虮、虱，又治吞虱成病。煮汁服之。生山足湿地，高一二尺，叶似山丹微赤。

荨　麻

辛、苦，大毒。治蛇毒疹初起，以此点之，一夜皆失。置水中杀鱼。服之令人吐利不止。生江宁、川、黔山野，茎高二三尺，有刺。叶似花桑，面青背紫，上有毛芒。触人如蜂虿蜇，须濯以人溺即解。有花无实，经冬不凋。

格注草

辛、苦，大毒。治诸毒、蛊毒。出齐鲁山泽，叶似蕨，根

---

① 生水：原脱，据《本草纲目·草部·毛茛》补。

紫色，如紫草根，一株有廿许。二、八月采根，五、六月采苗。

海 芋 观音莲、隔河仙

辛，大毒。疗痈疟，伏硇砂①，可变金。生溪涧。春苗高四五尺。叶如芋而极大，背紫色，大者可以御雨。叶有干，夏秋间，抽茎开花，如一瓣莲花，碧色，花中有蕊，长作穗，如②佛在圆光之状。根如芋，高大者如开碗，长六七寸，此野芋之大者也。

透山根

大毒。点铁成金。误食之化为紫水。生蜀及武都，草类蘪芜。又有一种金英草，亦生蜀中，状如马齿苋而色红，摸铁成金。亦有大毒，入口杀人，化为紫水。

钩 吻 断肠草、野葛、火把花

辛，温，大有毒。杀禽兽蛊毒。蔓生，叶圆而光。春夏嫩苗毒甚，秋冬枯老稍缓。花似榉柳，数十朵做穗。生岭南者花黄，生滇南者花红。诗曰：昔作芙蓉花，今为断肠草。想此花开类芙蓉也。

蔓草类 二十九品（又附六品③）

蓬 藟④

酸，平。安五脏，益精气，令人有子，长生不老，发长不落。治大惊，暴中风，身热。藤生作蔓繁衍，茎有倒刺。逐节

---

① 硇（ǔ）砂：即硇砂。
② 如：原作"与"，据《本草纲目·草部·海芋》改。
③ 又附六品：此处标题与内容不符，实附三品。
④ 藟（lěi 蕾）：古同"虆"，藤。

生叶，叶大如掌，状类小葵，叶面青背白，厚而有毛。六、七月开小白花，结实就蒂，三四十颗成簇，生青黄，熟紫黑，微有黑毛，状如熟椹而扁。冬月苗叶不凋。俗名插田藨①。

悬钩子

酸，平。除痰，止渴醒酒，去酒毒。捣汁服，解射工、沙虱毒。根皮治子死腹中。树高四五尺，叶似樱桃而狭长，四月开小白花，结子如覆盆子一样，但色红为异。即《尔雅》所谓山莓者是也。

藨

蔓小如蓬蘽，一枝三叶，面青背淡白而微有毛，开小白花，四月子熟，红如樱桃，酢甜可食。

蛇　莓

甘、酸，大寒，有毒。治大热，胁疮，蛇伤，汤火伤，通经止痛，孩子口噤，射工水毒。就地蔓生，长数寸，开黄花，结子如覆盆而鲜红，不可食。时珍曰：蓬蘽、悬钩子、藨、蛇莓、覆盆，皆一类五种。

榼藤子

甘，平。主五痔，蛊毒，飞尸，小儿脱肛，解诸药毒。生广南山林，作藤如通草藤。其实三年方熟，角如弓袋，子如鸡卵，其外紫黑色。其壳用贮丹药，经年不坏。取其子中仁入药。时珍曰：子紫黑色，微尖②，大一二寸，圆而扁。人多剔去肉作药瓢，垂于腰间也。

---

① 藨（biāo 标）：藨草，茎可用来编席或织草鞋。
② 尖：《本草纲目·草部·榼藤子》作"光"。

菝　葜铁菱角

甘、酸，平。主腰寒痛，时疾瘟瘴，消渴，多小便。取根用。茎似①蔓而坚强有刺，叶圆大，状如马蹄，光泽似柿叶，秋开黄花，结红子，根甚硬，须如刺，叶酸涩。野人采根，入染家用。

月季花月月红

甘，温。活血消肿，治瘰疬。主痘疮被妇人经水压陷者，煮花服，立起。无花时，用枝叶。

女萎

辛，温。治下痢，肠鸣霍乱，惊痫，汗出，久痢脱肛，身体疬疡，消食。蔓生，叶似白蔹，花白，子细。用苗不用根。与萎蕤、白头翁全别。

伏鸡子根

苦，寒。解百药毒，主中恶。傅疮肿，与陈家白药同功。藤生作蔓，叶圆薄如钱，根似鸟形者良。诚斋曰：茎正赤，俗名金线吊虾蟆。

千金藤

治一切血痛，霍乱，中恶，解大毒，敷肿毒。有数种。生北地，根大如指，色似漆；生南土②舒、庐间，黄赤如细辛。

九仙子

苦，凉。专治咽喉，大效。出均州太和山。一根连缀九枚，

---

① 似：原脱，据《本草纲目·草部·菝葜》补。

② 土：原作"上"，据《本草纲目·草部·千金藤》改。

大如鸡子，小如半夏，白色。二月生苗，蔓高六七尺，茎细而光，叶如乌桕叶，而短扁不圆，每叶桠中生子，或一或二，袅袅下垂。六、七月开碎青黄花，随结碎子丛簇，如谷精草子状。九月采根。

黄　药

苦，平。凉血降火，消瘿解毒。治天泡水疮，产后血运。出岭南及明越，以忠州、万州者良。茎高三四尺，柔而有节，似藤非藤。叶大如拳，长三寸许。根长者尺许，大者围二三寸，外褐内黄，亦有黄赤色者，肉色颇似羊蹄，根入染缸易变色。处处人家亦种之。出秦州谓之红药，出施州谓之赤药。

解毒子

苦，大寒。解蛊，利喉闭，治眉棱骨痛，目疾。出四川忠州、戎州。蔓生，叶青如杏叶而大厚硬，无花实，冬不凋。根黄白色，外皮微粗褐，累累如连珠而圆大。

白　药

辛，温。主天行瘟疫热病，金疮，治马热，解野葛、生金、巴豆毒。出原州及岭南。三月生苗，叶似莴苣。四月抽赤茎，长似葫芦蔓。六月开白花。八月结子。九月叶落枝折，亦名栝楼。出江西者叶如乌桕，子如绿豆，六月变赤。

陈家白药，苦，寒。解诸药毒，天时瘟疫。明山有之，蔓及根并似土瓜，叶如钱，根似防己，紧①小者良。

甘家白药，苦，大寒，有小毒。解毒，同陈家白药。出岭南阴处，叶似车前，根如半夏，汁甘如蜜。

---

①　紧：原作"紫"，据《本草纲目·草部·白药子》"附录"改。

会州白药，主金疮，止血。出会州，叶如白蔹。

倒挂藤

苦。主一切老血。藤有逆刺，如悬钩倒挂于树，叶尖而长。

黄　藤

甘、苦，平。主饮食中毒，俚人常服。纵饮食有毒，亦自然不发。生岭南，状如防己。

白兔藿

苦，平。治蛇、虺、蜂、虿、猘犬、虫蛊。诸大毒不可入口者，用此皆可消之。生交州及汝州南冈上，今荆襄山谷亦有之。蔓生，南人谓之白葛苗，似莱菔叶圆厚，茎有白毛，与众草异。用藿疗毒有效①。

白花藤

苦，寒，大能解毒。生岭南，交、广平泽。苗似野葛，叶似女贞，茎叶无毛而白花，根似葛而骨柔，皮厚肉白。保升②曰：蔓生，叶有细毛，根似牡丹皮而厚，味甘，冬不凋。一种味酸涩者，是菜花藤，不可用。

萝　藦 婆婆针线包

辛，温。补虚劳，傅金疮，消肿毒。敷丹毒、蛇毒即消。蜘蛛咬伤，频治不愈者，捣封二三度，能烂丝毒化脓也。《毛诗》芄兰之支是也。三月生苗，蔓延篱垣，极易繁衍。根白软。叶长而后大前尖。根与茎、叶断之，皆有白汁如乳。六、七月

---

① 疗毒有效：原脱，据《本草纲目·草部·白兔藿》补。

② 保升：韩保升，五代后蜀人，曾任翰林学士，与诸医据《新修本草》编成《重广英公本草》，也作《蜀重广英公本草》，简称《蜀本草》。

开小长花，如铃状，紫白色。结实长二三寸，大如马兜铃，一头尖。其壳青软，中有白绒及浆。霜后枯裂则子飞，其子轻薄，亦如兜铃子。商人取其绒，作坐褥甚暖。一种茎叶花皆似萝摩而气臭，根紫，结子圆大如豆，生青熟赤，乃是女青也。

赤地利 五毒草

苦，平。治赤白痢，冷热相搏，破血生肌，杀蜂虫蛇犬毒。生江东平地，叶花皆如荞麦。根如菝葜，皮紫赤，肉黄赤，子青色。

络 石

苦，温。疗喉舌肿闭，水浆不下，蝮蛇咬伤。帖石而生，叶如橘，面青背大，涩而不光，有尖叶、圆叶二种。其蔓折之有白汁。

木 莲 鬼馒头

酸，平。治背疮，作末服之，下利即愈。延树垣而生，四时不凋。厚紫坚强，大如络石，不花而实。实大如杯，微似莲盘而长，正如无花果之生者。六、七月实，内空而红。八月后则满腹细子，大如稗子，一子一须，味微涩，壳轻虚，童鸟皆食之。

扶芳藤

苦，小温。治一切气病，一切血病，一切冷病。炀帝患消渴，稠禅师进此，饮之渴即止。生吴郡，如络石，延树木上。以枫树上者佳，冢上者不可用。

羊 桃

苦，寒。治热疾，消水肿，洗风痒。凡蜘蛛咬者，敷之立愈。《尔雅》："长楚，铫芅。"生平泽。苗长而弱，不能为树。花叶皆似桃。子细如枣核，如小麦。叶大如掌，上绿下白，有毛，状似苧麻团条，浸水有涎。羊桃藤也。

紫金藤

甘，平。治丈夫肾气。《肘后方》治死胎不下，紫金藤、葵根、土牛膝、土当归、肉桂各一钱，麝香五分，酒服，立下。生福州山中。春生，叶青色，至冬凋落，似枯桑条。

紫　藤

甘，微温，小毒。专下水气。取子着酒中，能令败者变好。生江东、长安。藤着树，重重有皮，四月生紫花可爱，子作角。

落雁木

甘，温、平。治风痛，脚气，腹肿，阴疮，折伤。生雁门、川中，亦有蔓生，四边如刀削，苗、叶形色似茶，无花、子。

千里及

苦，平，小毒。主疫疠，烂弦风眼。叶细而厚，藤生。筠州有千里光，生浅山及路旁。叶似菊长，背有毛。枝干圆而青。春生苗，秋有黄花，不结子。采茎叶，入眼药用。恐是一物也。

骨路支

辛，平。主上气，浮肿，呕逆，妇人崩中，癥瘕，杀三虫。一名飞藤，生昆仑国，苗似凌霄，藤根如青木香，安南亦有之。根叶并可用。

水草类 七品

羊　蹄 牛舌菜

苦，寒。主秃疮，癣疮，女子阴蚀。捣汁，治产后风秘，大便卒结，喉痹不语。制三黄、砒石、丹砂、水银。《毛诗》言采其遂①即此。近水湿地极多，叶长尺余，似牛舌之形，不似菠薐。入夏起薹，开花结子，花叶一色。夏至即枯，秋深复生，凌冬不死②。根长近尺，如大黄胡萝菔形。一种山羊蹄，名酸模，平地亦有。根、叶、花并相近，但叶小、味酸为异，治略同。尤能杀皮肤小虫、汗斑、瘭疽、毒疮。

龙舌草

甘、酸、咸。治痈疽汤火灼伤。生池泽湖泊。叶如大叶菘菜及茺苡，根生水底，抽茎出水，开花白色，根似胡萝菔而香。

苦草

寒。治妇人白带，煎服。又主好吃茶叶。生胡泽，长二三尺，如茅蒲之类。

萍蓬草

甘、涩，平。助脾厚肠，令人不饥。生池泽。叶大如荇，又如荷。六、七月开黄花，昼出水面，夜入水面。结实如角，长二寸，内有细子一包。根如栗，食之作藕香。

莕菜③

甘，冷。治消渴，热利，去目翳，贴火丹，谷道生疮，毒蛇螫。《千金方》治毒蛇伤人，牙入肉中，痛不可堪者，勿令人知，私以荇菜覆其上，以物包之，一时折牙自出也。《尔雅》："荇，接余。"时珍曰：根连水底，叶浮水上，叶似莼而微尖。

---

① 言采其遂：出《诗经·小雅·我行其野》。

② 死：原作"至"，据《本草纲目·草部·羊蹄》改。

③ 莕菜：《本草纲目·草部·莕菜》："其性滑如葵，其叶颇似杏，故曰葵，曰莕。《诗经》作荇。俗呼荇丝菜。"

长夏月开黄花，亦有白花者。结实大如棠梨，中有细子。

莼 马蹄草

甘，寒。治消渴，逐水气，水蛊，疔疮，头上恶疮，一切疮疽，解百药毒。叶如荇而差圆，形似马蹄。茎紫色，大如筋，柔滑可茹。夏月开黄花，结实青紫色，大如棠梨，中有细子。

水 藻

甘，大寒，滑。治暴热，止渴，游丹。《尔雅》："莙，牛藻。"细叶蓬茸，如丝可爱，一节长数寸，长者二三十节。

石草类 十三品

金星草 金钏草

苦，寒。治痈疽、五毒、发背，制三黄、砂汞、矾石毒，入外科。此即石韦之有金星者。

石长生

咸，微寒，有毒。疗恶疮，辟百邪鬼魅。生石岩下，叶似蕨而细如龙须，黑如光漆，高尺许，不与众草杂。

石 苋

辛、苦，小毒。与甘草同用，吐风涎极效。生筠州，多附河岸石上。春生苗，茎青，高尺许。叶如水柳而短。八、九月采。

景 天

苦，平。主大热，火疮，蛊毒，丹毒，金疮，漆疮，目翳，阴疮，产后阴脱。俗名火丹草，即马齿苋之大叶如匙者。人家种放中庭。心经凉品有注。

虎耳草石荷叶

苦、辛，寒，小毒。治痈疽瘟疫，冲酒服。生用吐利人，熟用则止吐利。薰痔疮。一茎一叶，如荷盖，高五六寸，有细毛，花淡红色。

石胡荽

辛，寒。吐风痰，利九窍，通鼻气，去目翳鼻瘜，洗痔疮，治头痛、耳聋、痰疟。《百一方》治少年小便后，出血数点而不疼，饮酒则甚，取螺厣草一握，捣汁冲蜜水服，立愈。此下文螺厣草注也。生阴湿石缝。茎长二三寸，冬生苗细，茎小。叶形如嫩葫荽，气辛。夏开细黄花，结细子。极易繁衍，僻地则铺满也。

螺厣①草镜面草

辛。治痈肿，脚气，小便血，吐血，手指肿毒，小儿头疮。生石上，叶状螺厣，色微赤而光如镜，背有少毛，小草也。

酢浆草

酸，寒。主妇人血结，治恶疮，杀虫，涂毒，洗痔疮、脱肛。苗高一二寸，丛生布地，极易繁衍。一枝三叶，一叶两片，至晚自合，整整如一。四月开小黄花，结小角，长一二分，内有细子。冬不凋。

地　锦草血竭

辛，平。治血病，痈疽，女子阴疝，又主脏毒，赤白血痢不止，趾间鸡眼。茎叶细，蔓延于地上。茎赤，叶青紫色，夏

---

① 厣（yǎn演）：螺类介壳口圆片状的盖。

中茂盛。六月开红花，结子。

仙人掌草

苦、涩，寒。治痔疮、小儿白秃疮。贴壁而生，如人掌形，冬不凋。

崖　棕

甘、辛，温。治妇人血气，五劳七伤。生施州石崖上。苗高一尺，状如棕，四季有叶无花。

紫背金盘

辛、涩，温。治妇人血气痛，酒调服。孕妇忌之，能消胎气。生石上。叶背紫，无花，似醋筒草而叶小。软茎引蔓似黄丝，搓之即断。

白龙须

平。治男妇风湿腰腿痛不可忍。时珍曰：治虚劳瘫痪最妙，然难得之物耳。生近水旁有石处，寄生搜枫①树节，乃树之余精也。细如棕丝，直起无枝叶。

苔草类七品

海　苔

咸，寒。治瘿瘤结气，痔疮，杀虫，霍乱呕吐不止，心腹烦闷。下一切丹石药毒，消茶积。烧末吹鼻，止衄。傅手背肿痛。长尺余，大小如韭叶，彼人干之为脯。

井中苔　萍蓝

甘，大寒。治漆疮、热疮、汤火疮，咽喉口舌一切热疾。

---

① 枫：《本草纲目·草部·白龙须》作"风"。

类经证治本草

二八八

杀野葛、巴豆毒。出井中极佳，砖头上者次之。

船底苔

甘，冷。水之精气，累见风日而成，故能分阴阳，去邪热。主鼻洪吐血，解天行热病，头目不清，神志昏塞及诸大毒。

地衣草

苦，冷，微毒。治卒心痛中恶，以人垢腻为丸，服七丸。时珍曰：治中暑，身面丹肿，反花疮。此湿地上苔衣也。生垣墙上苔衣无毒，治咳逆，大热，止血。生瓦上苔衣无毒，治热在皮肤潮热，消渴，小儿惊痫，止鼻衄。同盐漱口，治牙龈宣露。生木石上，疗金疮，补中益气。

昨叶何草

大有毒。治疯犬咬伤。生深山石缝中。茎如漆圆锐，叶背有白毛。敷发即落，误入目即瞽。

桑　花

苦，暖。主治吐血，肠风，崩中带下。生桑树上白藓，如地钱花样，不似桑椹花也。

杂草类六品

井口边草

小儿夜啼，私着席下，勿令母知，自止。

树孔中草

主小儿夜啼，腹痛。

产妇冢草

主小儿醋疮。取之勿回顾，作浴汤洗之，不过三四度，立瘥。

燕蓐草

主梦中遗尿，南①子、妇人无故尿血。燕窠中草也。

鸡窠草

主小儿夜啼。安席下，勿令母知。猪窠中草治同。

蛇眼草

主蛇咬，极效。生古井及年久下湿处。形如淡竹叶，背后皆是红圈，如蛇眼状。

香木类十三品（又附二品②）

返魂香惊精、回生、振灵、马精、却死

起死回生之神药。《汉书》云：武帝时，西国进返魂香。《内传》③云：西海聚窟州有返魂树，状如枫、柏，花、叶香闻百里。采其根，于釜中水煮取汁，炼之如漆，香乃成也。凡疫死者，烧豆许熏之，再活。《博物志》云：武帝时，西域月氏国，度弱水，贡此香三枚，大如燕卵，黑如桑椹。值长安大疫，西使请烧一枚辟之，宫④中病者，闻之即起，香闻百里，数日不歇。疫死未三日者，熏之皆活。

---

① 南：通"男"。《说文解字》段玉裁注："按，古男、南二字相假借。"

② 又附二品：此处标题与内容不符，实附三品。

③ 内传：传记的一种。以传主逸闻轶事的记述为主。

④ 宫：原作"当"，据《本草纲目·木部·返魂香》改。

兜木香

藏器曰：《汉武帝故事》① 云，西王母降，烧兜木香末，乃兜渠国所进，如大豆。涂宫门，香闻百里。关中大疫，死者相枕，闻此香者，死者皆起，疫疠即止，与返魂香相近也。

木 樨

辛，温。治百病，养精神，悦颜色。久服轻身不老，足下生毛，力举千金，日行五百里。和龟脑，服七年，能步行水上，长生不死。此江南桂花也。皮薄不辣，不堪入药用。

花，辛，温。同麻油蒸熟，润发，作面脂，良。

天竺桂

辛，温。治血气腹痛，破恶血。生南海山谷。皮薄，不甚辛烈。

月 桂

辛，温。取子研，敷小儿月蚀疮。此浙中山桂也。大树繁花，结子如莲子。灵隐寺僧多植之。

木 兰 木莲

皮苦，寒。主大热在皮肤，恶风癫② 疾，面上阴斑，阴下湿痒，伤寒，痈③ 疽水肿，酒疸，利小便，去臭气。疗重舌、赤疱、酒皶、明耳目，泽肌肤。生深山。树高五六丈，涉冬不凋，身如青杨有白纹。叶如桂而厚大无脊，枝叶俱疏。花如莲

① 汉武帝故事：杂史杂传类志怪小说，一卷，记载汉武帝从出生到死葬茂陵的传闻佚事。

② 癫：《本草纲目·木部·木兰》作"癞"。

③ 痈：《本草纲目·木部·木兰》作"痛"。

花，艳腻皆同，独房蕊有异。四月初始开，二十日即谢，不结实。花有红、黄、白数色，亦有内白外紫者，亦有四季开花者。其木枝细而心黄，梓人所重。

楠 皮

辛，微温。主霍乱吐下不止，心腹胀痛，耳脓。煎洗转筋、水肿自足起。直上若幢盖，枝叶不相碍。叶似豫章而大如牛耳，一头尖，经冬不凋，新陈相换。花赤黄色。子似丁香，色青，不可食。干甚端伟，高者十余丈，巨者数十围，气甚芬香，为梁栋材。色赤者坚，白者脆。其近根年深向阳者，结成纹如山草水木之状，宜作器。

樟 皮

辛，温。敷金疮，止血。洗水肿恶疮，治恶气中恶，腹痛，鬼疰，霍乱，吐酸臭水，酒煮服之。又疗风痒。木高丈余，小叶似楠而尖长，背有黄赤茸毛，四时不凋，夏开细花，秋结小子如冬青子，气甚芳烈。宜于雕刻，大者数抱，肌①理细而错纵。生彬州者名钓樟，茎叶相类。八、九月采根，治奔豚、疥癣。取茎叶置门中，辟天行时气。

枫 皮

苦，辛②，有小毒。煎服，止水痢、霍乱③。浴洗刺风、冷风。

---

① 肌：原作"肢"，据《本草纲目·木部·樟》改。
② 苦辛：《本草纲目·木部·樟》作"肌"。
③ 煎服……霍乱：《本草纲目·木部·枫木皮》作"煎饮，止水痢为最。藏器。止霍乱刺风冷风，煎汤浴之。大明。"

子，烧存性，同轻粉等分，麻油调搽大风疮，极效。

菌，有毒。误食之，令人笑不止，作地浆饮之，可解。

质 汗

甘，温。消恶血，续筋肉，止痛，入金疮跌打第一药。出西番。煎柽乳、松泪、甘草、地黄并热血成之。番人试药，以小儿断一足，以药纳口中，将足踏之，当时能走者，良。室女经闭者，服之立通。

詹糖香

苦，微温。治毒肿、恶气、伏尸。涂发，黑如漆。出晋安岭州。树似橘，煎枝叶为香，似沙糖而黑，其花亦香如茉莉。

胆八香

生交趾、南番诸国。树如木樨。叶红如霜枫。取其实压油，和诸香烧之，辟恶气。时珍曰：同白附子、冬瓜子、白及、石榴皮等分，酒浸三日，洗面后傅之，久则面莹如玉。

笃耨香

出真腊国。树如松。其香老则溢出，色白而透明者名白笃耨，盛夏不融，香气清远。若杂以树皮则色黑，为下品。

乔木类十五品

檀 桓檀桓芝

苦，寒。治心腹百病，安魂魄，久服不饥渴，轻身延年，通神，去万病，长生神仙。此百岁黄柏之根，如天冬，长三四尺，别在一旁，以小根缀之，难得。

楸 皮

苦，小寒。杀虫，治吐逆，消痈肿，涂面容。《肘后方》治发背溃烂，肠胃可窥，百方不效，以立秋日太阳未升时采楸叶，熬之为膏，敷其外；内以云母膏作小丸，服四两，可愈。此梓木之赤者也。

梧桐皮

治肠痔，子能养阴。木皮青不皲①，直生无节，叶光滑而有尖，花细蕊坠，荚长三寸，五片合成，老则子裂如胡椒，而皮皱黄色。

罂子桐油 作罂

辛，寒，大毒。消疮肿，吐急喉痹，毒鼠至死。凡误服砒毒，取桐油二升灌之，得大吐下即解。中其毒，或吐或利者，饮好酒解之。枝干花叶并似冈桐而小，树长亦迟，花亦微红。但子大而圆，子中有小子二粒或四粒，如大风子而肉白。

檞　皮

苦，大寒。主时行头痛，蛊毒，妊娠腹痛，通身水肿，毒气攻腹。去肠胃热结，断痢，安胎，小儿痢血。

叶，苦，冷。贴火疮肿烂。生溪边。高者五六丈，合二三人抱，叶似柳非柳，似槐非槐，中本紫黑色，亦不材也。

水杨皮

苦，平。治久痢，痈肿，洗痘疮陷顶，浆不行。《尔雅》："杨，蒲柳。"枝劲可为箭镞，此青杨树也。

白杨皮

苦，寒。治毒在皮肤骨肉间，痛不可忍。时珍曰：面色不

---

① 皲（què 确）：树皮粗糙坼裂。

白者，取白杨皮十八两，桃花一两，白瓜子仁三两，为末，每服方寸匕，日三服。五十日，面及手足皆白也。木高大，叶圆似梨而肥大有尖，面青背白，有锯齿，木肌细白。与水①杨一类二种。

扶杨皮

苦，平，小毒。去风，杀虫，主妇人白②崩。时珍曰：治妇人白崩，以扶杨皮半斤，白牡丹皮四两，升麻、牡蛎煅各一两。每用一两，酒二钟，煎一钟，食前服。作灰置酒中，令味正，经时不败。《毛诗》"偏其反而③"，此白杨之无风独摇者，花反而复合，故名。

松杨皮

甘、咸，平。主破血，去瘀生新，止痛。时珍曰：治水痢，不问冷热，浓煎，服一升。《尔雅》："椋，即来。"其材如松，其身如杨，松杨县以此得名。

棡 木

辛，温。治产后血冲，平诸血逆。出安南。似紫檀而性坚，紫赤色，有花纹。大者作床几，小者作器皿，谓之花棡木。俗作花梨，误也。

乌臼木

苦，微温，有毒。通二便，解蛇毒，脚疮，尸疰，中恶，

---

① 水：《本草纲目·木部·白杨》作"桄"。
② 白：原作"血"，据《本草纲目·木部·扶栘》改。
③ 偏其反而：出自《论语》："棠棣之华，偏其反而；岂不尔思，室斯远而。"

暗疔，胎疮。解鼠莽、砒毒。《类经》可参看小肠泻品内。

海红豆

微寒，有小毒。治面疾。生南海人家园圃。大树而生，叶圆有荚，高二三丈。叶如冬青而圆泽，开花白色，枝间结荚。子累累然，若大红豆而扁，皮红肉白。

相思子

苦，平，小毒。通九窍，杀虫，吐蛊毒。《千金方》治眼见猫鬼，及耳有所闻，名猫鬼野道。用相思子、蓖麻子、巴豆各一枚，朱砂末、蜡各四铢，捣丸如麻子大，服之。即以灰围患人，面前着一斗灰火，吐药入火中，沸即画十字于火上，其猫鬼者死也。生岭南。树高丈余，白色，其叶似槐，其花似皂荚，其荚似扁豆，其子大如小豆而半红半黑。用收龙脑，令香不耗。今市人以此作赤小豆用，误矣。

猪腰子

甘，微寒。主一切恶疮、毒箭。生柳州。蔓生结荚，内子大如猪之内肾，长三四寸，色紫而肉坚。

石 瓜

苦，平。主心痛，用洗风痹。生四川峨眉山及芒郡①。其树修干，叶肥滑如冬青，花浅黄，实如缀，长而不亢②，壳裂子见，状如瓜，坚如石，此峨眉豆也。

---

① 郡：《本草纲目·木部·石瓜》作"部"。
② 亢：《本草纲目·木部·石瓜》作"圆"。

灌木类十①三品（又附三品）

柘　皮

甘，温。主妇人崩中血结，疟疾，梦与鬼交泄精。丛生，干疏直。叶丰厚，团而尖。实如桑子，而圆如椒。其木以酒、醋调矿灰涂之，一宿作乌纹。

叶，饲蚕，取丝作琴瑟，清响胜常。

树虫屎，主破血。

一种小于柘而有刺，其刺苦，小温。专治老妇血瘕，男子痃癖。同三棱、马鞭草煎如饴服，取下恶物。

枸　橘臭橘

皮，治中风强直。

叶，治咽喉各症，重重如叠，不痛，日久窍出血作臭气，煎服之。

叶似橘，干多刺。二月开白花，青蕊不香。结实如弹丸，似枳实壳而薄，不香。

鼠　李

苦，凉，微毒。治寒热，病疮，水肿，癣虫。入痘科，起痘疮黑陷，为圣药。或加桃胶、麝香。此牛李也。木高七八尺。叶如李，但狭而不泽，子于条上四边生，状如五味子，生青熟紫黑。至秋叶落，子尚在枝。

卫　矛

苦，寒。治女子崩中下血，蛊疰。通经止疟，杀百邪鬼魅。

---

① 十：此前原衍"灌"字，据文义删。

治鬼疟日发，鬼箭二钱五分，川山甲二钱五分，为末。每以一字吹鼻中。又方鬼箭末一分，砒霜一钱，灵脂一两，为末。发时冷水下一钱。生山石间，小株成丛，春长苗条，条上四面有羽如箭羽，叶状似野茶，对生，味酸涩，三、四月开碎花，黄绿色，子大如冬青子。《类经》有注，可参看肝经泻品内。

溲疏

辛，寒。止遗溺，利水道，主妇人下焦三十六疾。树高丈许，白皮，子八、九月熟，赤色似枸杞，必两两相垂，味苦。一种树同，但子作荚，名杨栌。苦，寒，有毒。主痈瘘恶疮，洗之立瘥。

黄杨木

主妇人难产，又治暑月生疖。岁长一寸，闰年不长。取此木必以阴晦，夜无一星，伐之则不裂。作梳甚佳，长发。

买子木

甘、咸，平。专能补骨。川西渠州岁贡之木。高七八尺，径寸许，春嫩枝条，叶尖长一二寸，青绿色，枝色稍淡紫，四、五月开碎花，百十枚围攒作大朵，焦红色，随花便生子如椒目，在花瓣中，黑而光。五月采枝叶用。

木天蓼

专能逐风气。辛，温，有小毒。治癥结。出信阳。木高二三丈，三月开花，似柘花，子作球。五月采之。

小天蓼草天蓼

甘，温。治风虚，力胜于木蓼。无论老幼轻重风气，煮酒服，十余日即觉皮肤间风出如虫行，立愈也。生天目、四明山，如栀子叶，冬不凋。

放杖木

甘，温。治一切风血，理腰脚，久服轻身不老。老人服之，一月放杖，故名。酒煮服。生温、括、睦、婺诸州，树如木天蓼。

接骨木

甘、苦，平。治折伤，续筋骨，破血，除风，痰饮，水肿，产后血运。

叶，治疟。大人七叶，小儿三叶，煎服，取吐。

木蒴藋也，叶如陆英，花亦相似。但作树高一二丈，木体虚轻无心，斫枝扦之便生。

木 麻

甘，温。治老血，妇人月闭。叶似胡麻相对。

大 空

苦，平，小毒。杀三虫，涂虮虱。山人采以杀虱，极妙。杀蔬园中菜虫。小树大叶，似桐叶而不尖，深绿而皱纹，根皮虚软。

寓木类_{九品}

瑿①

甘，平。补心安神，破血生肌。磨滴目疾。佩之辟恶。此黑色琥珀也，为众珀之长，难得。

---

① 瑿（yī 医）：黑色的琥珀。红而微带黑，昼见则黑，灯光下则红甚。

松 萝

苦、甘，平。主瞋怒邪气，止虚汗，平肝气，令人得眠，吐温疟。山东甚多，蔓延松上，生枝正青。此松树上寄生也。

枫 柳

辛，大热，有毒。凡痛风久治不效者，服之亦瘥。须同麝香浸酒，服之使醉。出原州，叶似槐，茎赤，子六月熟，绿色而细。取茎上皮用。此枫树上寄生也。

桃寄生

苦，平。主小儿中蛊毒，腹内坚痛，面目青黄，形容骨立。此即寄生于桃树上者。

柳寄生

苦，平。治膈气刺痛。捣汁饮一杯。此即寄生柳上者。

占 斯

苦，温。治邪风，腹痛，月闭，诸疮。令女人有子，治①小儿躄不能行。生上洛，皮如厚朴，色似桂白，其理一横一纵。此樟树寄生也。

石剌木

苦，平。主破血。产后血痛，煮汁服，立止，神验无比论也。生南方林莨间靳树上，似棘而枝上有逆刺。此靳刺树上寄生也。

仙人杖

咸，平。主哕气呕逆，小儿吐乳，大人吐食。小儿惊痫夜

---

① 治：原脱，据《本草纲目·木部·占斯》补。

啼，置身伴睡良。此是笋欲成竹时立死者，黑如漆，五、六月收之。

鬼　齿

苦，平。治中恶，小儿尿血。此腐竹根先入地者。

杂木类_{七品}

古城中木

苦，平。治久咳上气，女子漏血，产难。

城东朽木

咸，温。治心腹痛，便脓血，鬼气，手足掣痛，不仁，蜈蚣咬伤。此城东古木在土中朽烂也。

东家鸡栖木

主失音，烧灰水服，尽一升效。

古厕木

主鬼魅，传尸，温疫，神祟，以太岁所在日时，当户烧之。

古榇木

主鬼疰中恶，心腹痛，小儿夜啼。《肘后方》治常为鬼神所祟，以冢棺木、东引桃枝各等分，酒煮服，当即吐下，立愈。此古冢中棺木也，弥古者佳，杉最良，千岁者通神，宜作琴底。《尔雅》注①云："杉木作棺，埋之不腐。"

震烧木

主大惊失心，煮汁服之。挂门户，厌火灾。方士取刻符剑

---

① 注：原脱，据《本草纲目·木部·古榇木》补。下一"注"字同。

以召鬼。《博物志》注云：用击鸟影，其鸟必自堕。此雷击木也。

河边木

令人饮酒不醉。五月五日，取七寸，投酒中。

诸花类 二十八品（又附三品）

凤仙花

甘，温，有毒。专主破血，治蛇咬。内服、外敷极效。《类经》有注。

玉簪花

辛、甘，寒。解一切毒，下骨硬，涂肿毒，解蛇毒、斑蝥毒。

子，刘氏方治妇人断产，玉簪花子、白凤仙花子各一钱五分，紫葳二钱五分，辰砂二钱，蜜丸梧子大，以产内三十日，取酒半盏服之，不可着牙。

叶，治蛇伤，煎汁服。以渣敷之，留孔泄气，立效。

根，孙真人摘牙散，干玉簪根一钱，白砒三分，白硇砂七分，蓬砂二分，威灵仙三分，草乌一分半，共研末，点牙自落，立漱其血吐之，不可着好牙。根连生如鬼臼，旧茎死则根有一臼，新根生则臼亦腐。亦有紫花者，叶微狭，皆鬼臼之类。

石榴花

酸，平。活血，乌须发，治泻痢。

桃 花

苦，平。下水利便，杀邪鬼，好颜色，疗心风，疗妇人思欲成狂，主鬼疟不已，皆水服方寸匕。

菊　花

甘，平。功略同甘菊。白者入气，紫者入血，治疔肿。

鸡冠花

甘，凉。治粪后下血，赤白痢。

木槿花

苦，平。治噤口痢，反胃，痢疾，肠风，风痰。消热，利小便。

葵　花

甘，寒。润肠利水。浸油中，涂汤火灼伤。

向日葵

甘，寒。赤花润血燥，白花清气火，治妇人赤白带，血淋，关格。

梅　花

寒。清心肺火，预解痘毒。绿萼者佳。

枇杷花

苦，温。治肺寒咳嗽。《肘后方》治头风鼻涕，鼻流清涕，枇杷花、辛夷各一钱，研末酒服，日三。含蕊者良。

杏　花

补不足，女子伤中，寒热痹厥。时珍曰：治妇人无子。

橘　花

甘，温。舒膻中之气，止渴，解酒。

兰　花

辛，平。清肺，解肺郁，极妙。

防风花

时珍曰：除下焦风，主行履不得。

夜合花

甘，平。补心脾肺气，令人欢乐。

芭蕉花

辛、甘，大寒。止消渴，解酒毒。

扁豆花

治赤白带，崩漏，泄痢，解一切药毒垂死，余同扁豆。

商陆花

苦，寒。治人心昏塞，多忘喜卧。取阴干一日，捣末，服方寸匕，即卧。着日里思念所欲，即于眠中醒悟也。

草果花

辛，热。止呕逆，除霍乱，补胃气，消酒毒。

芍药花

寒。白者补肺，赤者活血。余同芍药。

绿豆花

甘，微寒。清暑，解酒毒、百药毒。余同绿豆。

蒺藜花

明目补益。

五加花

苦，温，芳香。除风，益肝肾，明目。

牡丹花

甘，寒。活血，解蛊毒。

木樨花

辛，温。作面脂良。同麻油蒸熟，润发令长。又去风，悦颜。

木兰花

苦，寒。去皮肤风热，清头目。

木槿花

甘，平。宁神，清血利。重出。

荷 花

甘，平。久服令人好颜色，变白，却老。治暑气、天泡疮。

园果类四品（又附一品）

李

苦、甘、酸，微温。去痼热，调中，除骨间劳热。肝病宜食之。其苦涩者不可食，不沉水者有毒，多食令人胪胀、发虚热，临水食之令人发痰疟。不可合雀肉食，令人损五脏。不可合浆水食，令人发霍乱。此皆涩气而然。服术人亦忌之。

核，服之令人好颜色，除浮肿，主女子少腹肿满。

榔 梅榔，榆树也

甘、酸，平。止渴生津，清神，下气，消酒。出均州太和山，真武①折梅枝插于榆树曰："吾道若成，开花结子。"今梅

---

① 真武：也作"玄武"。道教所奉之神。

实，杏形，桃核。

仲思枣

甘，温。补五脏，服之成仙。枣长二寸，紫色细纹，小核。北齐人登仙名仲思，得此枣种之，因以为名。隋时信都郡献仲思①枣，长四寸，围五寸，此其大者，尤难得也。

苦　枣

苦，大寒。治伤寒热伏在脏腑，发狂。处处有之，色青而小，味苦不堪食。

山果类十一品

海棠梨蜀中海棠花实也

酸、甘，平。主泄利。树如木瓜而小，二月开红花，子如樱桃，至八月乃熟。

楂　子

酸、涩，平。主恶血，断痢疾，止霍乱，大略与木瓜同。小于木瓜而酢涩，色微黄，蒂、核、肉皆粗，核中之子小圆。此木桃也。更一种尤小者，名木李。产北土者，又名榅桲。用皆相仿。

庵罗果

甘，温。止渴，主男妇经脉不通。出安南诸番，似林檎而实大，叶似茶叶，五、六月熟。

柰频婆果

苦，寒，小毒。多食令人肺壅胪胀。与林檎一类二种。西

---

① 仲思：原作"思仲"。据《本草纲目·果部·仲思枣》乙正。

土最多，有白、赤、青三种，似林檎而长大。

林 檎

酸、甘，温。治泄精，消渴，霍乱，痢疾。多食令人百脉弱，发热及冷痰涩气，令人好唾生疮。其子令人烦心，消渴宜食之。树生虫，埋蚕蛾于下，或以洗鱼水浇之。

椑 柿

甘，寒，涩。利水解酒，去胃热。此作柿漆之柿，大如杏者。

君迁子_{软枣}

甘、涩，平。止消渴，悦颜色。类柿而叶长，但结实小而长，状如牛奶，熟则紫黑色。一种小圆如指头顶大者，名丁香柿，味尤美。

柚_{音又}

酸，寒。消食，解酒毒。治饮酒人口无滋味，妊妇口淡不思饮食。《尔雅》："柚，条"。树叶皆似橙，大者如瓜如升，有圆及尺余。皆柚之类也。

榛

甘，平。益气力，实肠胃，令人不饥。生辽东。低小如荆，丛生，冬末开花如栎花，成条下垂，长二三寸，二月生叶如初生樱桃叶，多皱纹，细齿而尖，实作苞，三五相黏，一苞①一子。子如栎实，下壮上锐，生青熟褐，壳厚而坚，仁白而圆，大如杏仁，有皮、尖，然多空者。古云"十榛九空"者是也。一种生西国诸番，与榛子同树。一岁胡榛子，二岁阿月浑子。

---

① 苞：原作"包"，据文义改。

今岭南山谷间亦是。有生实如榛子，名无名子，即阿月浑也。壮阳事，房术中用之。主诸痢，去冷气，令人肥。腰肾冷痿，得木香、茱萸良。

楮 子

苦、涩，平。食之不饥，破恶血。树大者数抱，高二三丈。叶大如栗，稍尖而坚厚光泽，锯齿峭利，冬不凋。三、四月开白花成①穗，如栗花。结实大如槲子，外有小苞，霜降苞裂子坠，圆而尖，大如菩提子。内仁如杏仁。一种甜者名钩栗，食之令人肥健。

槲 实

苦、涩，平。涩肠止痢。《尔雅》"槲朴②"，又曰"槲楱"，皆指此。有二种，一种丛生小者名枹，一种高者名大叶栎树。叶俱似栗，长大粗厚，冬月凋落。三、四月开花亦如栗。八、九月结实似橡子而稍短小，其蒂亦有斗。其实僵涩味恶，荒岁人亦食之。其木理粗不及橡木，所谓"樗栎之材③"指此。此俗名櫟④子也。

夷果类 十二品

龙 荔

甘，热，小毒。生食之，令人发痫，或见鬼物。出岭南。

---

① 成：原作"广"，据《本草纲目·果部·楮子》改。
② 槲朴：原作"朴槲"，据《尔雅·释木》乙正。
③ 樗栎（chūlì 出利）之材：樗和栎是两种乔木。典出《庄子·逍遥游》及《人间世》，用来比喻无用之材。
④ 櫟（zhái 宅）：櫟树，学名大叶青冈栎。木质细密坚韧。

状如小荔枝，肉味如龙眼，木、叶皆相似二果，故名。三月开小白花，与荔枝同时熟，但可蒸食。

庵摩勒_{梵书摩勒落迦果}

甘，寒。解乳石毒，金银、硫黄毒。生泉州、西川、岭南、交、爱皆有之。木高一二丈，枝软，叶细密。春生冬凋，乃橄榄类。

无花果

甘，平。出杨州、云南、吴越。树如枇杷。三月发叶如花。五月内不花而实，出枝间，状如木馒头，内虚软。以盐压之，充果食。熟则紫色，软烂如绵，甘味如柿而无核也。别有文光果、天仙果、古度子、波罗蜜，皆无花而实。

椰　子_{越王头}

甘，温。治风热吐血。生安南、云南、岭南。树如海棕。实大如碗，外有粗皮，子似豆蔻之类，内有浆似酒，饮多亦令人醉。

无漏子_{波斯枣}

甘，温。服之令人肥。生波斯国。状如枣树。若栗子，有三角，味如饴。

桄榔子

苦，平。主破宿血。面①，食之不饥。生二广、交、蜀。大者四五围，高五、六丈，拱直无旁枝。中有粉面，大者至石余，食之纳饥。生枝叶，结子如青珠。

---

① 面：《本草纲目·果部·桄榔子》作"面，言其粉也"。

莎木面

甘，平，温。补益人，胜于桄榔面。树高一余丈，阔四五围。峰头生叶，两边行列如飞鸟翼。皮中有白面，捣筛作饼食良。

波罗蜜

甘，平，香，微酸。止渴解酒，好颜色。生交趾、南番，今岭南、云南亦有之。树高五六丈，类冬青而黑润。叶光，冬不凋。树至斗大方结子，不花而子，出枝间，大如冬瓜，外有厚皮。五、六月熟，重五六斤，肉重重如橘囊，味如蜜。果之大者，惟此与椰子而已。

阿勃勒 番皂荚

苦，大寒。通经，主骨蒸，杀三虫。树长三四丈，围四五尺。叶似枸橼而短小，冬不凋，不花而实，荚长二尺，中有隔，隔内有子，甜如饴，可食。

沙棠果

甘，平。食之却水病。出岭外罗浮山。木状如棠，黄花赤实，味如李而无核。

楤 子 音蟾

甘、涩，平。生用止痢，熟用止嗽。树生交、广、武平诸郡。三月着花，结实如梨，七、八月熟，色黄味甘酣，而核甚坚。

马槟榔

苦、甘，寒。断妇人产，主难产，疗痈。生滇南。大如葡萄，紫色，肉有核，颇似大风子而壳稍薄，有仁。

味 类二品

蔓 椒

苦，温。主风寒湿痹。《尔雅》："椒楸丑，梂。"生林野。枝软如蔓，子、叶皆似椒，子丛生。

醋林子

酸，温。治久痢不瘥，蛔咬心痛，痔漏，下寸白虫。生四川邛州。木高丈余，叶密枝繁，三、四月开白花，四出，九、十月子熟，数十枚成朵，生青熟赤，似樱桃而蒂短。连核用。

蓏 类二品

葡 萄

甘，平，涩。逐水，利小便，久服轻身，发时气痘疮。又治胎上冲心者，服之立安。折藤压之最易生，春萌苞生叶，颇似栝楼而有五尖，生须延①蔓，引数十丈，三、四月开小花成穗，黄白色。乃连着实，星编②珠聚，七、八月熟，有紫、白、绿三色，有大如枣者，有如五味子而无核者。甘草作钉，钉之立死。以麝香入葡萄皮内，则实尽作香气。藤穿过枣树，则枣更佳。架下不可饮酒，恐虫屎伤人。

刺 蜜

甘，平。治骨蒸发热、痰嗽。生西番。丛生，叶细如蓝，秋露凝其上遂成蜜。今交河、天竺诸处亦有之。

---

① 延：原作"进"，据《本草纲目·果部·葡萄》改。
② 编：原作"扁"，据《本草纲目·果部·葡萄》改。

水果类二品

菱　角菱角

甘，微寒。解暑及伤寒积热，止消渴，解酒毒、射罔毒。多食伤人脏腑，损阳气，痿茎，生蛟虫。过食腹胀，服姜酒或茱萸解之。

野荸荠

甘，寒。主黄疸，解毒，疗膈气，消宿食、血崩、血痢，误吞铜物。但性冷，有冷气人服之腹胀。田中水旁有之，三月出土，一茎直上，无一枝叶，秋后结子，大如山楂而脐有毛。

诸果类一品

灵床上果子

人夜谵语，私取食之即止。凡果未成核者，食之杀人，不尔发痈疖及寒热。凡果落地有恶虫缘过者，食之令人患九漏①。凡果双仁者，有毒，杀人。凡果忽有异常者，根下必有毒蛇，食之杀人。凡瓜双蒂者，有毒，杀人。沉水者，亦杀人。

荤菜类八品（又附二品）

山　葱

辛，温。解毒。生沙地者名沙葱，生水泽者名水葱。细茎

---

① 九漏：漏症的合称。出《诸病源候论》卷三十四，指狼漏、鼠漏、蝼蛄漏、蜂漏、蚍蜉漏、蛴螬漏、浮疽漏、瘰疬漏、转脉漏，合称为九漏。

大叶，开白花结子。一种蒜葱，杀虫，利五脏，消肿毒。

山　蒜

辛，温。主妇人血瘕。根如小蒜，叶如韭而臭。

白　菜菘

甘，温。主小儿丹毒，漆疮，飞丝入目。

子，治酒醉不醒。

油，涂刀剑不锈。《类经》有注，脾经凉品内。

芥菜　□菜

辛，温。利九窍，明耳目，止咳逆，利膈开胃。《类经》有
注，肺经温品内。

茼　蒿同科菜

甘、辛，平。安心养脾。

旱　芹

甘，寒。主鬼毒。煮汁服①，自吐出。《类经》心经凉品内
有注。

香　菜

辛，温，微毒。辟飞尸、鬼疰。时珍曰②：治齿痛不可忍，
香菜子一钱，轻粉一钱，陀僧一钱，和匀敷齿，内服甘露饮。
有三种，一种似紫苏叶；一种叶大，十步内闻香；一种堪作
生菜。

白花菜

辛、苦，微毒。洗痔疮，止疟。此黄花菜之开白花者。

---

① 煮汁服：《本草纲目·菜部·堇》作"生捣汁半升服"。
② 时珍曰：《本草纲目·菜部·胡荽》无此方。

柔滑类 二十品

蕹 菜 壅

甘，平。主难产，大解毒。烧灰淋汁，浣衣白如玉。金陵、江夏、岭南皆种之，宜湿地，畏霜雪。九月藏入土窖中，三、四月取出，壅以粪土，即节节生芽，一本可成一畦也。干柔如蔓而中空，似菠菜。一云叶似升麻，茎若蒟蒻。魏武帝啖野葛至尺，应先食此菜也。

荠

甘，温。和中益气，利肝明目。此俗种迟菜也。《尔雅》："菥蓂，大荠。"即俗名大叶迟菜也。有数种。

繁 缕

酸，平。主破血疗痔，下乳汁，积年恶疮。《尔雅》：薂，蔜缕，鹅①肠菜也。下湿地极多。正月生苗，叶大如指头，细茎引蔓，断之中空，有一缕如丝，作蔬甘脆。三月以后渐老，开细瓣白花，结小实，大如稗粒，中有细子如葶苈子。

鸡肠草

苦，平，微辛。主小儿下痢，恶疮头疮，反花毒肿，射工、溪毒，漆疮作痒，并可涂之。生下湿地。三月生苗，叶似鹅肠而色微深，茎带紫，中不空，无缕。四月有小茎开五出小紫花，结小实，中有细子。其苗作蔬，不如鹅肠。

---

① 鹅：原作"鸭"，据《本草纲目·菜部·繁缕》改。其后"鸡肠草"内两处同。

苜　蓿

苦、涩，平。安中利人，可久食，通二便。原出大宛，汉使张骞带归中国，今处处有之。年年自生，岁三刈。二月生苗，一科数十茎，茎似灰藋。一枝三叶，叶似决明而小，如指头，绿色碧艳。夏秋开细黄花，结圆扁小荚，有刺，老则黑，内有米如穄，可饭。

苦　菜 苦荬

苦，寒。主肠澼恶疮，霍乱疔肿，蛇蝎咬，溃痈，血脉不调及对口疮。《尔雅》"荼，苦菜"，《毛诗》"谁谓荼苦"，《月令》"苦菜秀"，皆是也。

半边山 水苦荬

微苦、辛，寒。治风热上壅，咽喉肿痛。生宜州溪涧。侧叶似苦荬而厚光泽，根似白术而软。

翻白草

甘、微苦，平。主血症。五月五日采者又能洗浑身疥癞、臁疮。生田地。高不盈尺，春生弱茎。一茎三叶①，尖而厚，有皱纹锯齿，面青背白。四月开小黄花，结子如葫荽，中有细子。根如小白术头，剥去皮，白色如鸡肉，食之有粉。小儿生食之。荒年和饭食。

落　葵 燕脂菜，承露

酸，寒，滑。散热利肠，作面脂良，可染色。《尔雅》："蔠葵，繁露。"三月种之，嫩苗可食。五月延蔓，叶似杏叶而肥，

① 叶：原脱，据《本草纲目·菜部·翻白草》补。

白厚软滑，作蔬、和肉皆宜。八、九月开细紫花，累累结实，大如五味子，熟则紫黑色。揉汁，红①如胭脂，女人饰面、点唇、染布，谓之胡胭脂，但不纳久耳。此俗名臙脂子也，香如樟树子一般。

蕺 菜 鱼腥草，菹菜

辛，微温，小毒。主脱肛，杀痛肿，截疟，解硇砂毒，敷头疮、白秃。但不利于足，小儿食之足痛，三岁不能行。素有脚气人，食之一世不愈。生湿地山谷阴处。亦作蔓叶，似荞麦而肥，茎紫赤色。

水 蕨

甘、微苦，寒。主腹中积块，食之一二日，即下恶物。《吕氏春秋》曰"菜之美者，有云梦之芹"指此。似蕨，生水中。若山蕨，不益人。

薇

甘，寒。下水，去浮肿，利二便。《尔雅》"薇，垂水"，《诗》云"采薇采薇，薇亦柔止"，《礼记》"芼豕以薇"，皆此也。生水旁，叶似萍，枝叶皆垂于水。时珍曰：生麦田、原泽中。蔓生，茎叶、气味皆似豌豆，即今之野豌豆也。

翘 摇 野蚕豆

辛，平。主血症，疗五种黄病及热疟。煮食佳，生食令人吐水。《尔雅》："柱夫，摇车②。"秋种春采，老时耕转壅田。

---

① 红：原作"仁"，据《本草纲目·菜部·落葵》改。
② 杜扶摇车：原作"杜扶摇"，据《尔雅·释草》改。

蔓似䘳①豆而细，叶似初生槐芽及蒺藜，面②色青黄。三月开花，紫白色，结角，子似豌豆而小，味如小豆藿。

鹿　藿 野绿豆

苦，平。主蛊毒、肠痈、瘰疬，治女子腰腹痛，止头痛。《尔雅》："蔨③，鹿藿，其实苬。"鹿喜食之，故名。生麦地、田野。苗叶似绿豆而小，引蔓生，皆可食。三月开淡粉紫花。结小荚，大如椒，黑色。

灰　藋

甘，平。解毒。主虫咬、疔肿，浴毒疮。四月生苗，茎有紫红线棱。叶尖，面青背白，背面有白灰。五月渐老，高者数尺。七、八月开细白花。结实簇簇如球，中有细子。一种红心者，茎叶稍大，名鹤顶草，又名燕脂草。甘，平，有毒，杀虫、疗虫伤，治疮疥。

秦荻藜

辛，温。人所啖者，破气④甚良。末之和酒服，疗心痛悒悒⑤，寒⑥塞满气。如荻，生下湿地。

醍醐菜

甘，温。主妇人伤中，月水不利，赤白带下。形似牛皮蔓，

---

① 䘳：《本草纲目·菜部·翘摇》作"莒"。
② 面：《本草纲目·菜部·翘摇》作"而"。
③ 蔨：原作"圈"，据《尔雅·释草》改。
④ 破气：《本草纲目·菜部·秦荻藜》作"下气"。
⑤ 悒（yì 亦）悒：积滞郁结。《素问·刺疟》："数便，意恐惧，气不足，腹中悒悒。"王冰注："悒悒，不畅之貌。"
⑥ 寒：《本草纲目·菜部·秦荻藜》无。

掐之有乳汁出，香甜入顶。忌铁。

孟娘菜

苦，小温。主妇人血结羸瘦，男子阴囊湿痒，强阳道，令人健行不睡，补虚乏，去痔疮，瘰疬瘿瘤。生四明诸山。冬夏常有，叶似升麻，方茎。

土 芋

甘、辛，寒，小毒。解诸药毒。此俗名芋头也。一种生溪涧侧，或野地者，名野芋，有大毒。三年不采者，能杀人。误食之，垂闷至死，惟以土浆、粪汁、大豆汁解之。肺经凉品内有注。

山 丹 红百合

甘，凉。主疮肿惊邪，女子崩中，疗疔肿毒。四月开花。根似百合而瓣少。茎赤短小。叶狭长而尖，似柳叶。花六瓣赤色，花不四垂。

蓏菜类 三品（又附一品）

壶 卢

甘，平，滑。利水，主消渴恶疮。须，取阴干。除夜①浴儿，预解胎毒，不出痘疮。《肘后方》治腋下瘿瘤，取长柄茶壶芦，烧存性，研末搽腋下，以消为度。一种苦者，名苦瓠，《毛诗》"匏有苦叶"，苦寒有毒，服之令人吐，消水肿，治恶疮，坠死胎，疗鼻瘜。脾经泻品有注。

---

① 除夜：一是指除夕之夜、大年三十晚上；二是指冬至前一夜。

越　瓜菜瓜

甘，寒。解酒，利小便。烧灰，敷口吻疮及阴茎热疮。不益人，生食冷中动气，令人心痛，脐下结癥并发疮，虚弱不能行，损人耳目。病后小儿戒食之。

苦　瓜

苦，寒。除邪热，解劳乏。五月下子，生苗引蔓，茎叶卷须，并如葡萄而小。八月开小黄花，五瓣如碗形。结瓜长者四五寸，短者二三寸，青色，皮上瘰如癞及荔枝壳状，熟则黄色自裂，内子如冬瓜子。

芝栭类十七品

桑　耳

甘，平，有毒。主妇人月闭，月水不断，月水不调，崩中，赤白带下，面上黑斑，金疮，痔血，脱肛，遗尿，牙痛，鼻衄，瘰疬溃烂，炷脚疮。此桑上木耳也，皆主血病。

槐　耳

苦、辛，平。治妇人阴疮，产后血痛欲死，月水不断，脱肛，肠痔下血。《千金方》治蛔虫心痛，槐上木耳烧灰存性，为末，水服。如不止，饮热水一升，虫立出。同石脂，治劳损黄瘦。

柘　耳

治肺痈。不问已成、未成，用①一两研末，同百草霜二钱，

---

① 用：原作"同"，据《本草纲目·菜部·柘耳》补。

糊丸服，立瘥。此梅师方也。

柳　耳

补胃气。《千金方》反胃吐痰者，取柳耳煎汤，五七个，服之立愈。

杨　耳

平。主血病。治老血结块，煮服之，即愈。

杉　蕈

甘、辛，微温。主卒心痛及心脾气痛。

皂荚蕈

辛，有毒。主积垢作痛，泡汤饮之，微泄即效，不愈更服。研末醋调，涂痈肿。

香　蕈

甘，平。治风破血。出五台。又名台蕈。其质外褐色，肌理如玉洁，芳香。入釜中，则香闻百步。

松　蕈

主泄浊不禁。凡物松出，无不可爱者。

葛花菜

苦、甘。治酒积为良。葛之精也。秋霜浮空，如芝菌涌出地上，色赤脆。

天花蕈

甘，平，微毒杀虫。出山西五台山。形如松花而大，香气如菌，色白。山多蛇菌，感其气而生，味虽美，不宜食。

蘑菰蕈

甘，寒。化痰。出山东、淮北。埋桑、楮木于土中，浇以米泔，待菰生采之。长二三寸，本大末小①，白色柔软，中空，状如玉簪花蕊。一种状如羊肚，有蜂窠眼者，为羊肚菜。有毒，动气发病，不可多食。

鸡 㙡

甘，平。益胃，治痔。出云南沙地间。丁蕈也。高脚撒头，土人采烘寄远，以充方物。点茶、烹肉皆宜，而不及香蕈也。又广西出雷菌，遇雷即发，须疾采之，迟则朽腐或老。此数种并珍。

竹 菰

甘、咸，寒。杀三虫，破老血，疗一切赤白痢。状如木耳，红色。苦竹者有毒，余无毒。

芦 菌

咸，平，小毒。解毒，疗蛔，极效。敷白秃。色白轻虚，表里相似。

石 耳

甘，平。益颜色，至老不改。又疗泻血、脱肛。生天台、四明、河宣，黄山、巴西皆有之。生石崖上，远望如烟。生于地上者亦佳。甘寒明目，益气，令人有子。

土 菌

甘，寒，有毒。主疮疥。牛粪上黑菌尤佳。若烧灰地上经

---

① 本大末小：《本草纲目·菜部·蘑菰蕈》作"本小末大"。

秋雨，生重台者，名仙人帽，大治血病。木生者为蕈，地生者为菌。《尔雅》："中馗，菌。"冬无毒，春微毒，夏秋大毒，有蛇从下过也。凡菌夜中有光者，欲烂无虫者，煮之不熟者，煮讫照人无影者，上有毛者，下无纹者，仰卷者，赤色者，鹅膏菌即笑菌生枫树上者，成堆者，异色者，极大者，反面光者，如此之类，皆不可食。凡煮菌宜先投以姜屑、饭粒、银器，若煮之黑色者，即有毒，勿食。凡食之者，须入梅树灵芝同煮，千沸极熟方可。然虽如此，解毒之法，终是助湿损脾胃，知命者不可食之。中其毒者，令人不能言，口吐涎或腹中搅痛致死者，以梅树灵芝煎水饮，或荠苨汁，或甘豆汤。凡水、地浆、粪清，皆可解之。因有南夷用胡蔓草，毒人至死，悬尸于树，汁滴地中生菌，收之，名麻药，毒人至烈。

麻麦稻类四品（又附一品）

大麻子

辛，平，有毒。多服令人狂走见鬼，疗风癞百病。要见鬼者，取生麻子、菖蒲、鬼臼等分，杵丸弹子大，每朝向日服一丸，满百日即见鬼也。《类经》大麻仁下有注，此连壳麻仁，大肠凉品内。

雀麦

甘，平。充饥，滑肠。

苗，能下胎。《尔雅》："蘥①，雀麦。"苗与麦同，但穗细长。每穗又分小叉十数个，子亦细。此俗名蛇大麦也。

---

① 蘥（yuè 越）：古书中的一种植物，可作牧草，籽粒作饲料。亦称"雀麦"。

苦荞麦

甘、苦，温，小毒。取其皮，同黑豆皮、绿豆皮、决明子、菊花，同作枕，至老明目。春社前后种之。茎青，多枝，叶似荞麦而尖，开花带绿色，结实亦似荞麦而尖，有棱角不峭。此谷之下者也。

杵头细糠

甘，平。主反胃，噎膈。《子母秘录》令易产，以杵头糠刮取烧末，服方寸匕，立下。经外器物类又见。

经外药类

三二三

稷粟类 二品

青精饭 乌饭

甘，平。益肾，灭三虫。用南烛叶枝稍煮，染粳米，蒸熟。今时人以柿叶、白杨叶、生铁助色，则不益人。

阿芙蓉 鸦片

酸、涩，温，微毒。涩久痢脱肛。此乃罂粟花之津①液也。花谢后，以大针刺其外面青皮，勿损里硬皮，或三五处。次早津出，以竹刀刮取入瓷器②，阴干用之。

菽豆类 三品

黄　豆

甘，温。补中益气，腹胀者，食之更甚。

---

① 津：原作"精"，据《本草纲目·谷部·阿芙蓉》改。
② 瓷器：原作"器瓷"，据《本草纲目·谷部·阿芙蓉》乙正。

小黑豆

甘，温。去贼风、风痹，妇人产后冷血。

黎 豆

甘，温，微苦，小毒。温中益气。《尔雅》："诸虑，山
虆①"，"摄，虎虆"。三月下种，蔓生，叶如缸豆，但有文理偏
斜，六、七月开花成簇，紫色，状如扁豆花，一枝结荚十数，
长三四寸，大如拇指，有白茸毛，老则黑而露筋，宛若熊爪状。
子大如刀豆，深紫色，有斑点如狸纹。煮去黑汁用。

造酿类一品

酱

咸，平。除热，止烦满，杀百邪鬼魅，百药毒，汤火伤，
解一切鱼、肉、菜、蔬、菌毒，砒霜、轻粉、蛇、虫、蜂、虿
毒，猘犬毒，诸疮毒。灌下部，治大便不通。灌耳，治飞虫
入耳。

石 类五品

不灰木

甘，大寒。主阳厥烦热。滑石根也。

胆 矾

治疯犬咬毒，胆矾末敷之，立愈。磨铁作铜者，为真。《类
经》有注，胆腑凉品内。

---

① 虆（léi 累）：古同"蔂""蘲"，藤。

石砮

刺百病痈肿。此《禹贡》"荆州、梁州贡砮"，即此。

霹雳砧

主大惊失心，恍惚不识人，并石淋、瘰疬，杀痨虫，下蛊毒，止泄利，安心神，治惊怪。或磨汁，或刮末，或煮服，均可。置枕上，辟邪及恶梦。安箦簀①，不生蛀虫。此物伺候震处，掘地三尺得之，其形非一。有似斧形、刀形，有穴二孔者，青黑斑文，至硬如玉。

石燕

甘，凉。主肠风年久不愈及吐乳，磨汁服。妇人难产，两手皆把一枚，立生，神效。出零陵。

毒石类八品

雌黄

辛、甘，平，大寒，有毒。杀虫虱身痒，邪气，杀蜂蛇毒，令人脑满。生阶州。以色如金，似云母，指开折得千重，软如烂金者上。其夹石反黑如铁色者，不可用。制捣研雌黄须洁净，倘犯恶气，则雌黄黑如铁也。《类经》肝经泻品内有注，参看。

砒石

辛、苦、咸，大热，大毒。燥痰，少作吐药，吐风痰在胸膈，截疟，除哮。时珍曰：同石膏、麦面各一两，研末，作丸梧子大，每服七丸，疗三阴疟疾久不愈。外用蚀恶肉，杀虫，

---

① 簀（zé 则）：竹编床席。

枯痔。时珍又曰：火煅末，治漏疮①久不愈，纸燃插入孔内，蚀去恶管，立瘥。带之辟蚤虱。出信州者为上，衡州次之。有大如鹅子黄，明彻不杂者佳。畏绿豆、冷水、羊血。诚斋曰：生者名砒黄，炼过者名砒霜，毒更烈，同酒服之则无救。药品极多，又何必取此大毒之品为内用，且外用亦不佳。若疮疽初起，敷之更甚。拔脓之痛，尤不堪言。间有一二用之者，则又千中取一而已，后学者切戒轻试。中其毒者，肝肠寸断，七窍流血，死之极惨。或用绿豆汁、羊血、鸭血解之。在上者，取法吐之。已入肠胃，用白腊捣末，冷水调服，或人尿灌之，此亦不过尽人事也。

礜 石

辛，热，大毒。治坚癖痼冷，寒湿风痹。苏恭曰：攻寒冷之病最良。不炼，服之破人心肝。时珍曰：性与砒石相近，生处山不积雪，入水不冰，其烈火不可胜言，尚可服食乎？生蜀中。有苍、白数种，白者良。火烧但解散，不能夺其坚，置水不冻者真。恶羊血，中其毒者，或以此解之。

石 灰

辛，热，有毒。散血，定痛，生肌，止金疮血，洗鳝漏②，蚀恶肉，灭瘢痕，解酒酸。内用止泻痢崩带，收阴挺脱肛，消积聚结核。时珍曰：治蚯蚓咬人。如大风眉须脱落，以石灰水浸之。妇人阴户不能合，坐盐中，灰汤温浸之。产门不开者，

---

① 疮：原作"疳"，据《本草纲目·石部·砒石》改。
② 鳝漏：出自《医说》。为湿热内搏，外感风邪，滞于肌肤，留于血脉而成。常发于小腿肚。初期形如湿疮，痛痒相兼，破流黄水，疮口深如钉钻，缠绵难愈；若疮口受寒，则疮口肌肤发冷。

用铜钱磨利割开，以陈石灰敷之即愈。风化者良，圹灰①火毒已出。主顽疮脓水淋漓，敛疮口尤妙。以灰入腊月黄牛胆中阴干，则去燥烈之性，更良。唐慎微曰：主骨疽疮癞，眉须堕落，杀痔虫。取风化者佳。水化者燥烈，不堪用。雷公云：凡使，用醋浸一宿，漉出待干，下火煅，令腥秽气出，放冷，拭上灰令净，细研用。《圣惠方》治蝼蛄咬人，醋和涂之。《千金方》治眉发髭落，石灰三升，水拌匀，焰火炒令焦，以绢袋贮，使以好酒一斗渍之，密封，冬十四日，春秋七日，取服一合，常令酒气相接。服之百日，新发生不落。《肘后方》：产后玉门不闭，石灰一斗，熬之，以水二斗，投灰中，适寒温，入水中坐须曳，再作洗。《梅师方》治金疮止血，和鸡子白，丸如弹子大，炭火煅赤，研末，敷疮上，立瘥。孙用和②云：治误吞金银在腹，用石灰一杏仁大，硫黄一皂子大，同研为末，酒调下，不计时候。《孙真人食忌》去黡子，取石灰炭上熬令热，插糯米于灰上，候米化，即取米点之。《崔氏方》治血痢，十年石灰三升，熬令黄，以水一斗搅，令清澄，一服一升，日三服。《衍义》曰：去痣，以石灰水调一盏，如稠粥，拣好糯米粒全者，半置灰中，半置灰外，经宿，灰中米色变如水晶。若人手面有黑黡子及纹刺，先微微以针拨动，置少许如水晶者于其上，经半日许，黡汁自出，剔去药不用，且不得着水，二三日愈。《斗门方》：取新硬石灰一合，以醋炒，调如泥，于患偏风处，牵口

---

① 圹（kuàng 旷）灰：《本草纲目·石部·石灰》作"矿灰"。圹，墓穴，旷野。

② 孙用和：原籍卫州，后客居河阳。原为民间儒医，善用仲景法治伤寒，后北宋仁宗召其疗疾而愈，授以宣德郎尚药奉御、太医令充医师等职。著有《传家秘宝方》等。

喎斜人于口唇不患处一边，涂之，立便牵正。《丹房镜源》：石灰伏硫黄，去锡上晕，制雄黄，制硇砂，可用之。

皂 矾

酸、涩，收，有毒。燥湿化痰，解毒杀虫。服之令人作泻，止敷外用。疮中生蛆者，为末掺之，即化为水。煅过用。

硇 砂①

咸、苦、辛，热，有毒。消食破瘀，主噎膈癥瘕，去目翳弩肉，暖子宫，助肠道，消肉积。然性大热，能烂五金，化人心为血。虽属甚言，然用之当□理，亦可收奇功。《产书》治死胎不下，硇砂半两，当归半两，为末，分二服，酒调。如人行五里，再一服。《千金翼》治鼻出毛线，痛不可忍，摘去复生，皆食猪羊血过多。硇砂一两，生乳香一两，末丸梧子大，空心临卧服十丸，自然退落。时珍曰：敷蝎蚕叮螫、代指，立愈。西戎白如玉者良。今用皆是气砂，青黑色不堪用。水飞，醋煮，干用。畏醋、浆水，忌羊血。中其毒者，或以此解之。或以生绿豆汁，饮一二升。

水 银汞

辛，寒。阴毒杀虫，专外用，治疮疥虮虱。然性滑重，直入肉内，头疮切不可用，伤脑，否则入经络，拘挛不可疗。杀五金，解金银铜锡毒，堕胎，绝孕。时珍曰：治阴精鬼怪。妇人欲不生产者，以麻油煎服之，永断产事。又疗皮肤中虱。《肘后方》：小儿初生有噤物，不乳，用水银米粒大与之，下咽即

---

① 硇（náo 挠）砂：《本草纲目·金石部·硇砂》"时珍曰：硇砂性毒。服之使人硇乱，故曰硇砂。"

痤。《千金方》治血汗不止，诸药不应，水银、朱砂、麝香等分为末，每服五分，新汲水下。诚斋曰：水银不可服，外用亦慎之。畏磁石、砒霜，得铅则凝，得硫则结，并枣肉入唾则碎，入油亦碎。散失在地者，以花椒、茶末收之。发内生虮虱者，以少许入油碎之，搽发中，立时虱死。若头上抓破者，切不可用。误用之，水银入肉中，立时头肿如斗，不可治也。

轻 粉

辛，有毒。杀虫，劫疮痰，消积块，善入经络，瘰疬药或用之。倘用之不当，贻祸至死，大戒之。《葛氏方》治小儿吃泥土，轻粉一分，沙糖和丸麻子大，空心下一丸，当泻出泥土，即瘥。《百一方》治大小便秘，胀闷欲死，轻粉五分，沙糖一弹丸，生麻油一合，相和，空心服。《千金方》美容法，轻粉、滑石、去皮杏仁等分为末，蒸过，入脑、麝少许，鸡子白调敷面上。旬日后，色如红玉可爱。中其毒者，土茯苓、黄连、黑铅、铁浆、陈酱解之。

卵生类 十五品（又附七品①）

土 蜂

辛、苦，大毒。烧末油和，敷蜘蛛咬疮。

子，甘，平，大毒。敷疔疮立效。

房，有毒。泥固，煅存性，为末，每服一钱，治疔疮恶毒。服后腹中大痛，痛止，其疮已化为黄水矣。

生武都山谷。穴居作房，赤黑色，最大，螫人至死。亦能

---

① 又附七品：标题与内容不符，实附三品。

酿蜜，能食蜘蛛。

大黄蜂

甘，凉，有毒。去雀斑面皰。俗名蝼蜂，黄色，比蜜蜂大。在人家屋檐下及大木上作房，最大者如巨钟。药中取用蜂房是此。

露蜂房，甘，平，有毒。治惊痫瘈疭，附骨痈疽根在脏腑，涂瘰疬成瘘，漱风虫牙痛。丹溪曰：附骨疽不破，附骨成脓，不知者误作贼风，治谬矣。附骨疽痛处发热，四体乍寒乍热，小便赤，大便秘而无汗，泻热发散则消。贼风痛处不热，亦不发寒热。觉身冷，欲得热熨而少宽，时有汗，宜以风药得之。士材曰：止遗尿，洗乳痈。时珍曰：烧研猪脂，调敷头上疮癣。《肘后方》：小儿重舌不愈，烧灰，酒和敷舌下。《千金方》：大蜂巢烧研，新汲水服一钱匕，令茎长大不衰，可御十女。《梅师方》：阴痿不起者，取蜂房烧存性，为末，唾和，涂阴上，立起。取悬于树，大者，受风露多。十一二月采之。人家者，不堪。烧灰存性用。先以甘草水煮一日夜。

细腰蜂

辛，平，有毒。治久聋咳逆。此即含虫作螟蛉者。蜂黑色，腰甚细，连土作房。

螳螂

甘，平，微毒。吹鼻，治急惊，出箭镞。

石蚕

咸，寒，有毒。破石淋，堕胎，利便。生山河中，附水石上，作丝茧如钗股，长寸许，以蔽其身，蚕在其中。人入水浴，着身略不可见，痛如针刺①，挑可得之。

海蚕砂

咸，大温。补虚劳，壮元阳。生南海砂石间，大如蚕，其砂白如玉。

雪　蚕

甘而寒。解内热渴疾。生蛾眉、阴山。诸大山积雪不消，生此。大如瓠，味甘美。又员峤之山②有冰蚕，长六七寸，黑色有鳞角，以霜雪覆之，则作茧，长一尺。抽五色丝，织为文锦，入水不濡，入火不燎。亦同类也。

青　蚨

辛，温。补中，益阳事。似小蝉，大如虻虫，青色有光。生于池泽，多集蒲叶上。春生子于③蒲上，八八为行或九九为行，如大蚕子而圆。

蛱　蝶

主小儿脱肛。阴干为末，唾调半钱，涂手足心愈。

蜻　蛉

微寒。强阳事，暖水脏。以大而青者佳，房术中又用红色者。

樗　鸡

苦，平，小毒。主阴痿，益精强志，令人好色，通月闭。

経 外 药 类

---

① 刺：原脱，据《本草经集注》陶隐居注文补。
② 员峤之山：即员峤山，传说中的五大仙山之一。东晋·王嘉《拾遗记》："员峤之山有冰蚕。"
③ 于：原作"如"，据《本草纲目·虫部·青蚨》改。

《尔雅》："轵，天鸡"。出岐州。初生头方而扁，尖喙向下，六足重翼，黑色。长则能飞，外翼灰黄有斑点，内翅五色相间。

斑蝥

辛，寒，有毒。破五淋，瘰疬，疔肿，蛊毒，猘犬毒，风疰鬼疰，利小便，通疝气。外用蚀死肌，传疥癣、痈疽，发恶疮。杨登甫云：瘰疬之毒，莫不有根，大抵治以斑蝥、地胆为主。制度如法，能令其根从小便出，如粉片、血块皆验也，以木通、滑石、灯芯辈导之。《药性论》：斑蝥捕得，屁臭不可闻。故奔走下窍，直至精溺之处。能下败物，痛不可忍，用须斟酌。苏恭云：肌肉见之则烂，皆大毒之物也。《肘后方》：凡中蛊毒，用斑蝥四枚，去翅足，炙熟，桃皮，五月五日采取，去黑皮，干，大戟去骨，各为末。如斑蝥一分，二味各用二分，合和枣核大，以米清服之，必吐出蛊。一服不瘥，十日更服。唐慎微曰：拔疔，散恶毒，堕胎，解轻粉毒。《千金方》治妊娠胎死者，斑蝥一枚，烧研，水服即下。七、八月在绿豆叶上甲虫也。长五六分，黄质黑斑，一虫五变。二、三月在芫花上，即呼芫青。四、五月在王不留行草上，即呼王不留行虫。六、七月在葛花上，即呼为葛上亭长。九、十月复还地蛰，即呼地胆。功用略同，葛亭长毒微，芫青毒甚，以其所食之物分别耳。去头、足，糯米炒熟用。生用吐泻，人亦有用米取气者。畏巴豆、丹参，恶甘草、豆花。中其毒者，靛汁、黄连、黑豆、葱、茶，皆能解之。诚斋曰：糯米能制斑蝥毒，古用糯米拌炒，实此意也。

蜘　蛛

微寒，小毒。治大人小儿瘨，及小儿大腹丁奚，三年不能行者。主蛇毒温疟，止呕逆霍乱，令人利下。烧啖，治①小儿腹疳。蜈蚣、蜂虿螫人者，取置咬处，吸其毒。《鬼遗方》：张甲与司徒蔡谟有亲。谟昼寝，梦甲曰：患忽暴心腹痛，胀满，不得吐下，名干霍乱。惟蜘蛛生断脚，吞之则愈。但人不知用，甲某已死矣。谟觉，使人验之，甲果死。取屋西结网，身小尻大，腹内有苍黄脓者用，余皆不药用。去头、足研膏。畏蔓青、雄黄。

蟢　网

主产后咳逆，三五日不止，欲死者，取三五个煎汁，呷之良。敷牙虫。一种窠大而身腹大，遍体有毛者，是壁镜，有毒，咬人至死，惟以桑柴灰煎取汁，调白矾末，涂之。

人　虱

灸疗用黑虱，能拔根。《名医杂录》：有人病啮虱在腹中，生长为癥，能杀人。用败梳篦，各以一半烧末，一半煎汤，调服，即从下部出也。有背起如盂，颊生瘤，皆极痒，不可忍，此名虱瘤。或灸之，或剖之，皆能出虱。其最大者在后，有愈有不愈。贾魏公②言：惟千年木梳烧灰，及黄龙浴水，乃能治之也。又今人阴毛中有生阴虱，痒不可当。肉中挑出，皆八足而扁，或白或红，以银杏擦之，或银朱熏，皆愈。

---

① 治：原作"及"，据《本草纲目·虫部·蜘蛛》改。

② 贾魏公：贾昌朝，字子明。汉长沙王太傅贾谊之后。北宋名相，官至观文殿大学士、尚书左仆射、魏国公。

化生类五品

蛴螬

咸，微温。专能破血，主脐口疮、丹毒、虎伤疮、竹木入眼。凡断酒不饮之，研末酒服之。《尔雅》："蟦①，蛴螬。"《毛诗》"领如蝤蛴"。在朽木中，食木心，状如蚕而大，身段节促长有毛。春雨后化为天牛，两角。取桑柳者入菜。

蜣螂

咸，寒，有毒。主小儿惊痫，大人癫疾，通便，鼻瘜，附骨疮疽，出箭头，引痔中虫尽出，永瘥。醋敷一切漏疮，拔疗根。腹下肉稍白是其心，取用更胜。畏羊角、石膏。此粪土中黑甲虫也，身大头小。以土包粪，转而成丸，雄曳雌推，置于坑中而去，数日有小蜣螂即出。盖乳子于中也，故又名推车。夜则飞而就火，大者良。《尔雅》："蛣蜣，蜣螂。"

萤火

辛，微温。明目，疗青盲、火疮、蛊毒、鬼疰，通神，辟魅杀鬼。

衣鱼书蠹

咸，温。主小儿脐风惊风、妇人疝气。一种稍大灰色者，名鼠妇。酸，温。通妇人月闭、小儿惊风、痘疮倒陷，解射工、蜘蛛、蜒蚰毒。

---

① 蟦（féi 肥）：虫名。即蟦蛴。金龟子的幼虫。

阜螽①

辛，有毒。壮阳事，令人多子。状如蝗虫，长角修股善跳，有青、黑、斑数色。与蚯蚓为雌雄，得之可入媚药，夫妇佩之令相爱媚。冬得雪即死。

湿生类九品（又附一品）

蜈蚣

辛，温，有毒。走厥阴。主脐风撮口，惊痫，瘰疬，甲疽，杀虫，堕胎。时珍曰：杀老精，鬼疰，涂溪毒、天蛇毒。入蛋煮服，治腹大如箕。自岭南来，感其蛇虫瘴气，项大肿痛连喉者，用赤足蜈蚣一二节研细，水下即愈。《千金方》② 治腹内蛇癥，此误食菜中蛇精成蛇癥，腹内常饥，食物即吐。赤足蜈蚣烧一条，研末，酒调服，吐出腹癥，立瘥。以赤头、赤足、身扁而长者良，黑头亦可用。火炙去头足尾甲，将荷叶③火煨用，或酒炙。畏蜘蛛、虾蟆、蜓蚰，不敢过所行之路，触者即死。又畏鸡屎、桑汁、盐水。中其毒者，以桑汁、盐蒜服之。晋安出一种，大者长丈余，能啖牛。越州大者长百步，头如车箱，肉白如瓠，可食。此又物之异者也。

蛙

甘，寒。去劳虫，尸疰，主虾蟆瘟，噤口痢。似虾蟆而背青绿，嘴尖腹细，为青蛙。背有黄路者，为金线蛙。黑色在水者，谓之石蛙，味最佳。小形善鸣者，为田鸡，即水鸡也。时

---

① 阜螽（zhōng 中）：即蚱蜢。
② 千金方：《本草纲目·虫部·蜈蚣》作“《卫生易简方》”。
③ 荷叶：《本草纲目·虫部·蜈蚣》作“薄荷叶”。

珍曰：生于水，又治水肿腹大。同麝香贴脐，治噤口痢。金丝蛙，治虾蟆瘟。

子，蝌蚪。三月三日，取阴干一合，候椹熟时，取汁一升，浸埋东壁下，百日取出，黑如漆，染髭，不白。

蠼 螋

隐居墙壁及器物下，长不及寸，状如小蜈蚣，青黑色，二须六足，足在腹前而长，尾有叉歧。能溺人影，令发疮，如热痱而大，绕腰匝不可疗，名蠼螋尿疮。惟扁豆叶、犀角汁、鸡肠草，敷之即瘥。诚斋曰：俗名蓑衣虫，足极多，然不甚毒。南方常有之。

射 工溪鬼虫

虫长二三寸，广寸许，形扁，前阔后狭，颇似蝉状①，腹软背硬，如鳖负甲，黑色，下有翅，能飞，作铋铋声。阔头尖喙，有二骨眼②，丑黑如狐如鬼，嘴头有尖角如爪形，长一二分，六足如蟹足，二足在嘴下，大而一爪，四足在腹下，小而歧爪。或时双屈前足，如横弩③上矢之状，以气为矢，因水势含沙以射人影，成则令人下身发斑如伤寒状。《诗》称"蜮"，即此物也。出南方有溪毒处，山林间有之。所居之处，冬不积雪，气起如蒸，掘下一尺可得。蟾蜍、鸳鸯能食之，鹅、鸭能辟之。

沙 虱

色赤，在水中，大不过虮。雨后晨暮，着皮毛刺人，即入

---

① 蝉状：原作"蟾蜍"，据《本草纲目·虫部·溪鬼虫》改。
② 眼：原脱，据《本草纲目·虫部·溪鬼虫》补。
③ 弩：原作"努"，据《本草纲目·虫部·溪鬼虫》改。

皮里，杀人。

鬼弹

南方永昌郡有禁水，惟十一二月可渡，余月则杀人。其气有恶物作声，不见其形，中人则青烂。诸葛武侯渡泸水，军士中毒，皆此之类也。

金蚕

始于蜀中，近及湖、广、闽、粤。状如蚕，金色，日食蜀锦四寸。南人畜之，取其粪置饮食中，毒人至死。蚕得所欲，日置他财，使人暴富。然遣之极难，水火金刃不畏，惟倍其金银锦物，置蚕路旁，人收之，蚕随往，谓之嫁金蚕。

豉虫

有毒。杀禽兽，蚀息肉，傅恶疮。白梅裹含之，除射工、诸溪毒。此虫正黑如大豆，浮游水上也。

砂挼子

生砂石中，作旋孔，大如大豆，背有刺，能倒行。取活置枕中，令夫妇相媚。合射罔用，能杀飞禽走兽。

龙 类二品

鼍 甲 鼍龙甲

酸，微温，有毒。专能破血，主五邪涕泣时惊，腰痛，癥瘕，积聚，百邪魅魅，五尸鬼疰，肠风，阴疟，能治之。畏芫花、甘遂、狗胆。江湖极多。形似守宫、鲮鲤，背长二三丈，背尾俱有鳞甲，能横飞，声如龙吟，似鼓声，能吐气成云致雨，舟人畏之。

盐 龙

主助阳。长尺余，置银盘中，饲以海盐，俟鳞中出盐，则收取。以温酒服一钱匕，能兴阳道。

蛇 类五品

金银蛇

咸，寒，微毒。金、银生者，大毒，中者必死。凡中其毒，肉作鸡脚裂。夜含银，至晓变为金色者是。取金蛇炙黄，煮汁饮，以瘥为度。产岭南、宾州、澄州，大如中指，长尺许。常登木饮露，体作金色，照日有光，又名金星地鳝。鳞作白色者，名锡蛇，俗名银星地鳝，乃银蛇也。时珍曰：金银蛇无毒。

天 蛇

中其毒者，举身溃烂。治以秦皮一斗，煮汁，尽服愈。生幽阴地，雨后即出，越人深畏之。大如箸而扁长，三四尺，色黄赤。浇之以醋，则消。以石灰渗之，亦死。诚斋曰：天蛇，乃神物。人患之，亦为天刑之疾。人遭其蜇，为露水所濡，则遍身溃烂。或云草间花蜘蛛毒，非也。轻者可愈，重者周身肿处钳之有小蛇出者，多死也。

死 蛇

有毒。去风癞。烧灰为末，敷猘犬伤。又方，猫鬼野道，歌哭不自由，端午日取死蛇烧灰，井华水服方寸匕。

蛇 蜕

甘、咸，有毒。辟百邪鬼魅，去大风、惊痫、风疟，杀虫，主恶疮，疔痔，皮肤疮疡，产难，目翳。唐慎微曰：主小儿百二十种惊痫蛇痫癫疾，大人五邪百鬼。时珍曰：贴石痈坚硬无脓，诸漏有脓。又治痘后障翳，蛇蜕一条，洗焙，天花粉五分，为末，以羊肝破开，夹药缚定，米泔水煮，食之愈，屡试屡验。《产方》①治横生逆产，胞衣不下，蛇蜕炒焦为末，向东酒服一刀圭，立顺。《百一方》②：耳忽大痛，如有虫在内奔走，或血水流出，痛不可忍者，蛇蜕烧存性研末，鹅翎吹之立愈。取石上白色如银，首尾相全者佳，皂荚水洗净，或酒浸、醋浸、蜜浸、炙黄、烧存性、盐泥固煅，各适其宜可也。

诸蛇类

蛇涎有大毒，被咬者，以艾灸三四壮，则毒不外散。有生竹木上者，名青竹蛇；又青黄两间，名菜花蛇；又青灰色，长尺余而无文，是土蝮蛇。此三种，更毒于常蛇。又有一种千岁蝮，状如蝮而短，有四足，头尾一般大，如杵状，俗名合木蛇，又名斫木蛇，长一二尺，在木上跳来啮人，已而复跳上木。作声云"斫木、斫木"者，不可救也，若云"博叔、博叔"，犹可急治之。用细辛、雄黄等分为末，内疮内，日三四易之。又法以栝楼根、桂末着管中，蜜塞③勿令走气，佩之。若中毒时，急敷之，缓即不救。时珍曰：此即啮人还树，垂头听闻哭声乃去，即此也。中其毒者，用嫩黄荆叶捣敷之。

蛇有生毛者，蝮蛇有毛，长蛇有毛。有胎产者，蝮蛇胎生。四

---

① 产方：《本草纲目·虫部·蛇蜕》作"《千金》"。
② 百一方：《本草纲目·虫部·蛇蜕》作"杨拱《医方摘要》"。
③ 塞：原作"褰"，据《本草纲目·鳞部·蝮蛇》改。

足者。千岁蝮、苟印①蜥蜴皆四足。又有鸡冠蛇有冠，三角蛇有角，肥蟥②蛇六足而四翼。有飞蛇能飞，螣蛇③无足而飞。有琴蛇兽首者，有人面蛇如人面，能呼人姓名，害人至死者。有两头者。有歧尾者。有钩尾蛇尾如钩，能钩人兽入水而食者。有吻④蛇，人若伤之，不死，终身伺觅⑤其主，虽百人众⑥中，亦来取之，惟百里外可免者。蛇以春出则食物，冬则含土而蛰。其舌双，其耳聋，其听以目，其蟠向壬⑦，其毒在涎，怒时毒在头尾。其珠在口，其行纡，其食吞，有牙无齿，性晓方药。相交则雄入雌腹，交已乃退出，人见之，三年主死。蛇交雉生卵，入土遇雷，久而成蛟；不入土，但成雉也。交于龟鳖则生龟鳖，能变鳢鳝，与鳢鳝通气。入水，交石斑鱼；入山，与孔雀匹。竹化蛇，蛇化雉。蟮蛇化龙，螣蛇听孕，蟒蛇目圆，巴蛇吞象⑧，蚺蛇吞鹿⑨，活褥蛇捕鼠。蛇吞鼠，而有啮蛇之鼠狼；蛇吞蛙，而有制蛇之田父；龟蛇同气⑩，而有呷蛇之龟。

---

① 苟印：《本草纲目·鳞部·苟印》："藏器曰：苟印，一名苟斗，出潮州。如蛇有四足。"

② 肥蟥（wèi 魏）：出《山海经·西山经》："有蛇焉，名曰肥蟥，六足四翼，见则天下大旱。"

③ 螣（téng 腾）蛇：也作腾蛇，又名飞蛇，相传能兴云雾而游其中。出《荀子·劝学》："螣蛇无足而飞，梧鼠五技而穷。"

④ 吻：《本草纲目·鳞部·诸蛇》作"响"。

⑤ 觅：原脱，据《诸病源候论》卷三十六《蛇毒病诸候》补。

⑥ 人众：原作"众人"，据《诸病源候论》卷三十六《蛇毒病诸候》乙转。

⑦ 壬：天干第九位，表示蛇蟠向的方位。

⑧ 巴蛇吞象：出《山海经·海内南经》："巴蛇食象，三岁而出其骨。君子服之，无心腹之疾。"

⑨ 蚺蛇吞鹿：见《证类本草·蚺蛇胆》："段成式《酉阳杂俎》云：蚺蛇长十丈，尝吞鹿，鹿消尽，乃绕树出骨。"

⑩ 气：原作"食"，据《本草纲目·鳞部·诸蛇》改。

玄龟食蟒，鳖化蛇，蛇化鳖。鸩步则蛇出，鵙①鸣则蛇结。鹳、鹤、鹰、鹘、鹜②，皆鸟之食蛇者；虎、猴、麂、麝、牛，皆兽之食蛇者。蛇所食之虫，则蛙、鼠、燕、雀、蝙蝠、鸟雏；所食之草，则芹、茄、石楠、茱萸、蛇粟。蛇所憎之物，则③蘘荷、庵蕳、蛇芮、鹅粪；所畏之药，则雌雄二黄、羚羊角、蜈蚣。误触莴菜，则目不见物；炙以桑薪，则足可立出。蛇蟠人足，淋以热尿，或沃以热汤，则自解。蛇入人窍，艾炷灸其尾，或割破蛇尾，塞以椒末，立出。内解蛇毒之药，则雄黄、贝母、大蒜、薤白、苍耳；外治蛇蛋之药，则大青、鹤虱、苦苣、堇菜、射罔、姜黄、干姜、白矾④、黑豆叶、黄荆叶、蛇含草、犬粪、鹅粪、烟油、蔡苴机粪。

鱼 类三十四品（又附六品）

鳙 鱼
甘，温。暖中，已疣，发疮。状如鲢而大头黑色。

赤眼鱼
甘，温。暖胃，和中，发疥癣。

草鱼胆
苦，寒。治喉痹，飞尸，取吐。

---

① 鵙（jú局）：又名伯劳。
② 鹜：原脱，据《本草纲目·鳞部·诸蛇》补。
③ 所憎之物则：原作"则所憎之物"，据《本草纲目·鳞部·诸蛇》乙正。
④ 矾：原作"苍"，据《本草纲目·鳞部·诸蛇》改。

青 鱼

甘，平。主心腹卒气痛，脚气，解虫毒，除烦闷。不可合生胡荽、生葵菜、豆藿、麦、酱同食。

头中枕，解蛊毒。

眼，汁注目中，能夜视。

鲻①鱼

甘，平。利五脏，令人肥健。似鲤，身圆，头扁，细鳞，骨软。

白 鱼

甘，平。调五脏，补肝气不足，理经络，助脾，令人肥，发脓。色白头昂，大者长六七尺，形窄，腹扁，鳞细，头尾俱向上，肉中有细刺。

鲛鱼

甘，平。补五脏，益筋骨，和脾胃。圆厚而长，似鳢鱼而腹稍起，扁额长喙，口在额下，细鳞腹白，背微黄。能啖鱼，大者三二十斤。

鳢鱼

甘，平。已呕，益胃。体如鲸而腹平，头似鲩而口大，颊似鲇而色黄，鳞似鳟而稍细。大者三四十斤。啖鱼最盛②，池中有此，不能养鱼。

---

① 鲻（zī 兹）：体长五十余厘米，稍侧扁，背部黑绿色，腹部白色，头短而扁，生活在海水和河水交界处。

② 盛：《本草纲目·鳞部·鳢鱼》作"毒"。

鯗①鱼

甘，平。大养人。生东南海。形如白鱼，扁身弱骨，细鳞黄色如金。首有白石二枚，至秋化为野鸭而有冠。每岁四月，自海洋绵②延数里，声如雷海。人以竹筒探水底，闻其声而截网之。泼③以淡水，圉圉无力。<small>类经有注，胃经补品。</small>

勒 鱼

甘，平。暖中，截疟疾。生东南海中。四月至，渔人设网候之，听水中有声，则鱼至矣。状如鲥④，小首细鳞。腹下有硬刺，如鲥⑤腹之刺。头上有骨，合之如鹤喙形。干者名勒鯗。<small>胃经补品有注。</small>

鮆 鱼

甘，温。补漏，动痰，发火，发疮。生江湖中⑥。三月出，狭而长薄如削，尖刀形，细鳞白色。吻上有二硬须，腮下有长鬣如麦芒，腹下有硬角刺，极快利若刀，腹后近尾有短鬣，肉中多刺。

鲥 鱼

甘，平。补虚劳，涂火疮。应天府充岁贡，一云以扬子江中者佳。形秀而扁，微似鲂而长，白色如银，肉中多细刺如毛，

---

① 鯗（xiǎng 响）：《本草纲目·鳞部·石首鱼》："干者名鯗鱼，音想。时珍曰：鯗能养人，人恒想之，故字从养。罗愿云：诸鱼薧干皆为鯗，其美不及石首，故独得专称。以白者为佳，故呼白鯗。

② 绵：原作"棉"，据《本草纲目·鳞部·石首鱼》改。

③ 泼：原作"拨"，据《本草纲目·鳞部·石首鱼》改。

④ 鲥（shí 时）：《本草纲目·鳞部·勒鱼》作"鳒"。

⑤ 鲥：原作"时"，据《本草纲目·鳞部·勒鱼》改。

⑥ 生江湖中：原脱，据《本草纲目·鳞部·鲚鱼》补。

子甚细腻。大不过三尺，腹下有三角刺如甲，其肪亦在鳞甲中，自甚惜之。性浮水面，以丝网沉水数寸取之，一丝挂鳞，即不复动，出水即死，易于馁坏。初夏有而余月无之。类经有注，肾经补品。

嘉　鱼

甘，温。补虚损劳瘦，令人肥。生蜀川。如鲤鳞细，肥白如玉，大者五六斤。食乳泉①，春社随水出丙穴②，秋社随水入丙穴。

鲳　鱼

甘，平。益气，令人肥。浙、闽、广、南海中，四、五月出之。身圆如鲫，无硬骨，脑上突起，肉白如鳜。

子，有毒，不可食。

鲫　鱼

甘，平。益五脏，开胃，杀虫。主反胃，噎膈，血崩，丹毒，秃疮，牙疳，刮骨取牙，撮口，阴疮。又治酒积下血，血痔，反胃，膈气，疝气。乌须黑发。出洞庭者，甲天下。类经有注，胃经补品。

鲂　鱼

甘，湿。助脾肺。处处有之，汉水尤多。小头缩项，腹阔鳞细，色青白。腹内有肪，味美。

---

① 食乳泉：《本草纲目·鳞部·嘉鱼》："嘉鱼，乃乳穴中小鱼也。常食乳水，所以益人。"
② 丙穴：《本草纲目·鳞部·嘉鱼》："丙，地名也。《水经》云：丙水出丙穴。穴口向丙，故名。"

鲈　鱼四鳃鱼

甘，平，小毒。益筋骨，和胃，安胎。中其毒者，芦根汁解之。出吴中，淞①江为最尤。多四、五月出，长数寸，状微似鳜而色白，有黑点，巨口，细鳞，有四腮。

鳜　鱼②愧

甘，平。补虚，令人肥。去蛊，治肠风。此锯齿鱼也。

鲨　鱼

甘，平。暖中，益气。大者四五寸③，头尾一般大，头体圆如蝉。重唇，细鳞，黄白色，黑斑点，背有鳍刺甚硬，尾不歧，小时即有子。

杜父鱼

甘，平。俗名黄鸭刺。

石斑鱼

甘，温，微毒。益男女阴阳。

子、肠，有毒。令人胀死，以鱼尾草汁解之。

藏石边，身有虎斑，故名石斑。性淫，春月与蛇交牝，故有毒。

鲦　鱼条

甘，温。已忧，止胃寒泄泻。此小白条鱼也。

---

① 淞：原作"松"，据《本草纲目·鳞部·嘉鱼》改。
② 鳜（guì桂）鱼：也作桂鱼。
③ 寸：原作"尺"，据《本草纲目·鳞部·鲨鱼》改。

鲙残鱼①银鱼

甘，平。宽中健胃。大者四五寸。一种喙尖，有细黑骨如针，名鱵②鱼。传为姜太公所钓，又名姜公鱼。甘，平。食之无疫疾。胃经补品已见。

鰽 鱼

甘，平。令人喜悦。生蜀中。如针细。土人取以为酱，细如毛，味绝美。

黄 鱼

甘，平，小毒。利五脏。和③荞麦同食，令人失音。服荆芥药，不可食。此鳣④鱼也。鱼大而无鳞，状如鲟，灰白色，有骨甲三行。鼻长有须，口近颔下，尾歧出。

王 鲔鲟鱼

甘，平。补虚劳，杀腹内虫。生江中。背如龙，长一二丈，能化龙。

牛 鱼

主六畜疫疾。出女直。头似牛，重数百斤，鱼无鳞骨。

鲇 鱼

甘，温，有毒。疗口眼㖞邪，五痔。有四足，无鳞，大首，

---

① 鲙（kuài 快）残鱼：《本草纲目·鳞部·鲙残鱼》：“王余鱼”“银鱼”。

② 鱵（zhēn 针）：原作“鍼”，据《本草纲目·鳞部·鱵鱼》改。

③ 和：原作“利”，据《本草纲目·鳞部·黄鱼》改。

④ 鳣（zhān 瞻）：《本草纲目·鳞部·鳣鱼》：“时珍曰：鳣肥而不善游，有邅如之象。”

大口，大腹，青色。

人　鱼

甘，有毒。食之无蛊疾。出荆临、青溪。似鳀①有四足，声如人声，长尾，能上树。大旱则含水上山，以草叶覆身，张口，鸟来饮水，因吸食之。

河　豚

甘，温，有毒。补虚去痔，伏砒砂。江、淮、河、海皆有之。海中者大毒，江中者稍可。中其毒者，以槐花微炒，与干胭脂等分，同捣粉，水调灌之，大妙。

子，有大毒，烂人肠胃。

吴越最多。状如蝌蚪，大者尺余，背色青白，有黄缕，无鳞，无腮，无胆，腹下白而不光。率以三头相从为一②部。彼人春月甚珍贵之，尤重其腹腴，呼为西施乳。诚斋曰：色黑有斑文点者，名答斑鱼，最毒，食之杀人。河豚鱼，知命者，不可食之。煮河豚，必用橄榄杀其毒。若中毒者，取橄榄捣，和水服。如无，以橄榄核研末，水服即解。

海　豚 江猪

腥、咸。主飞尸，蛊毒，疟疾，疮癣。大数百斤，猪形，色黑如鲇鱼，有两乳，有雌雄，一浮一没，谓之拜风。味如水牛肉。

比目鱼

甘，平。益人。诚斋曰：夫妻不合者，食之便和合相爱。

---

① 鳀（tí 题）：《本草纲目·鳞部·鲵鱼》作"鲇"。

② 一：原脱，据《本草纲目·鳞部·河豚》补。

所在有之。状如牛脾及女人鞋底，细鳞紫白①色。两片相合，乃得行。其合处半边平而无鳞，口近腹下。

沙　鱼

甘，平。甚益人。

皮，烧灰，水服，治食鱼成积不消。

出东南，近海边皆有之。形状不一，青目赤颊，背上有鬐，腹下有翅，味并肥美。大者尾长数尺，能伤人。皮皆有沙，如珠斑，如鹿斑，又能变鹿也。

章　鱼

甘、咸，寒。养血，益气。比乌贼大而八足，身上有肉。

龟鳖类 十品（又附七品）

龟　肉

甘、酸，温。主廿年嗽，劳瘵，久痔。酿酒，治大风，久瘫，拘挛。涂脱肛。

胆汁，苦，寒。主经月不开，痘后之目肿。类经有注。

秦　龟

甲，苦，温。主湿痹身重，不可动摇，妇人赤白带，破癥结，补心，治鼠瘘。

头，阴干炙研服之，令人长远入山不迷。

此山龟不入水者。又一种大者而有力，肉，甘，平，去风热，利肠胃，疗毒箭，解蛊。

---

① 白：《本草纲目·鳞部·比目鱼》作"黑"。

玳 瑁

甘，寒。解岭南百药，蛊毒，破血，止惊，解热，利肠。解痘毒，治痘疮黑陷，近风流泪。须生用。生海洋深处①。状如龟鼋而壳长，背有甲十二片，黑白斑文，裙边如锯齿。无足而有四鬣，前长后短，皆有鳞，斑文如甲。海人养以盐水，饲以小鱼。

绿毛龟

甘、酸，平。通任脉，助阳道，补阴血，主痿弱。缚置额端，能禁邪疟。收藏书笥②，可辟蠹虫。出南海③。长四五寸，金线脊骨，小龟。

疟 龟

主老疟、妖疮，炙灰，酒服二钱，当微利，用头弥佳。或发时煮汤坐于中，或悬于病人卧处。生高山石中，扁头大嘴。

摄 龟

甘，寒，有毒。不可食。生捣，敷蛇伤。以其尾佩之，辟蛇。蛇咬则刮末，敷之便愈。

甲，烧，涂人咬疮。

此龟食蛇，狭小长尾，取其卜卦用。

纳 鳖

有毒，食之令人昏塞。以黄芪、吴蓝煎汤，服之立解。

甲，有小毒，治传尸，经闭。

---

① 生海洋深处：原脱，据《本草纲目·介部·玳瑁》补。
② 笥（sì 四）：一种盛饭食或衣物的竹器。
③ 海：《本草纲目·介部·绿毛龟》作"阳"。

此无裙而头足不缩者。诚斋曰：三足鳖也。

能　鳖三足鳖

大寒，大毒。食之杀人，化为血水。专敷折伤。画其形，辟诸厌秽死气。出吴兴、阳羡、君山池中。

朱鳖

丈夫佩之，刀剑不能伤。女人佩之，有媚色。生南海。大如钱，腹赤如血。浮波，主大雨。

鼋甲

甘，平。主五脏邪气，杀虫，解百药毒，续筋骨，妇人血热。功同鳖甲而力大。

肉，治湿气，邪气，诸虫，补益人。

脂，摩风及恶疮。

胆，苦，寒，有毒。吐喉痹。

如鳖而大，背有臝腮，青黄色，大头黄颈，肠属于首。大者围一二丈，产子一二百枚，如鸡子，以盐淹食，煮之①白不凝。性最难死，剔其肉尽，犹能咬物，老则能变为魅。

蚌蛤类五品

马刀

辛，微寒，大毒。得水，烂人肠。破石淋，杀禽兽、贼鼠。生江、湖、广。似蚌而小，形狭而长小，海人食之。

蛤蜊

咸，冷。润五脏，止消渴，开胃，破血，醒酒，主老癖为

---

① 以盐淹食煮之：原脱，据《本草纲目·介部·鼋甲》补。

寒热。服丹石人，忌食之。生东南海。白壳，紫唇，大二三寸。

车　渠

甘、咸，大寒。安神镇宅，解诸药毒。大蛤二三尺者。一云玉石之类，形如蚌蛤，有文理。梵书七宝，此其一也。

贝　子

咸，平，有毒。主目翳，利水，鬼疰蛊毒，下血，解肌，散热，小儿吐乳，鼻渊，下痢，男子阴疮，解漏脯毒①，关格，解药箭、射罔毒。入药，烧过用。生东海。此小小贝子，人以饰车、容、服、物。

郎君子

主妇人难产，把之立生。产南海。有雌雄，状如杏仁，青碧色。欲验真伪，口内含热放醋中，雌雄相逐，逡巡便合，即下卵如粟状者，真也。亦难得。按：相思子亦是此类。

水禽类 十四品（又附十六品）

白　鹤

血，咸，平。益气补虚。

脑，和天雄、葱实服之，明目，夜能书字。

卵，甘、咸，平。预解痘毒，多者令少，少者令不出。每用一枚煮，与小儿食之。

粪，能化石

肫中沙石子，磨水服，解蛊毒邪气。

---

① 解漏脯毒：脯毒，原脱，据《本草纲目·介部·贝子》补。漏脯，隔宿之肉。古人认为此肉为漏水沾湿，有毒，食之可致人命。

长二三尺，高三尺，喙长四寸，丹顶赤目，赤颊青脚，修头凋尾，粗膝纤指。白羽黑翎，亦有玄、黄、灰、苍数色，惟白者入药。常以夜半鸣，声唳云霄。雄鸣上风，雌鸣下风，声交而孕。亦啖蛇，闻降真香烟则降，依洲渚而止。

白　鹤

骨，甘，大寒，有毒。主鬼疰，五尸，心腹痛。

脚骨、嘴，主喉痹飞尸，蛇虺咬，烧灰服。

卵，功同鹤卵。

屎，主小儿天吊①，发歇不定。

似鹤而顶不丹，长颈赤喙，灰白色，翅尾俱黑，巢于高木。其飞也，奋于层霄，旋绕如阵，仰天号鸣，必为主雨。

鶖　鹙

肉，咸，微温。主补中，益气力，炙食尤美，强气力，令人走及奔马。又杀蛊毒。

髓，甘，温。补精髓。

喙，甘，温。主鱼骨硬。

毛，解水蛊毒。

此水鸟之大者，出南方有大湖泊处。状如鹤而大，青苍色，张翼广五六尺，举头高六七尺，长头赤目，头项皆无毛。其顶皮方二寸许，红色如鹤。其喙深黄色而扁直，长尺余。其嗉下亦有胡袋，如鹈鹕状。其足爪如鸡，黑色。性极贪恶，能与人斗，好啖鱼、蛇。《诗》曰有鹙在梁即此。亦有白色、花色、黑色者，肉色亦不同。

---

① 天吊：指眼向上翻的症状。《医学纲目·小儿部·肝主风》"天吊"条："翻眼抬睛，状若神祟，头目仰视，名为天吊。"

雁

肉，甘，平。补劳瘦，肥白人。已呕吐，耳聋，疗偏枯，杀诸石药毒。

毛，作囊，可以渡江。小儿佩之，辟惊痫。

状如鹅，有苍、白二色。寒则自北而南，至衡阳；热则自南而北，归于雁门。

鹄 天鹅

肉，甘，平。益气力，强志气。

皮毛，贴金疮。可为服饰。

鹄大于雁，羽毛白泽，善步，翔极高，一举千里。有黄、红二色。

鸨①

肉，甘，平。补劳，益妇人。水鸟也。似雁而斑文，无后趾，纯雌无雄。

凫 野鸭

甘，凉。补中益气，平胃消食，除十二种虫。身上有诸小热疮，年久不愈者，但多食，即瘥。并主热毒风疮。九月以后，立春以前，大益病人，全胜家者。虽寒不动气，不可合胡桃、木耳、豆豉同食。似鸭而小，杂青、白色，背上有纹。短喙长尾，卑脚红掌。

油鸭

甘，平。补中益气，冬月取之佳。南方有之。似野鸭而小，

---

① 鸨（bǎo 保）：比雁略大，背上有黄褐色和黑色斑纹，不善飞而善走，能涉水。

苍白文，多脂味美。脚连尾，不能陆行，常在水中。人至即沉，或击之便起。取其膏涂剑不锈。

鸳　鸯

咸，平，小毒。主痈①瘘疥癣，血痢不止。食之令人肥丽。夫妇不和者，私与食之，即相怜爱，又能使梦寐思慕者得所欲。但多食令人患大风。凫类也，南方湖溪中有之。栖于土穴，大如小鸭，其质杏黄色，有文彩，红头翠鬣，黑翅黑尾，红掌，头有白长毛垂之至尾。交颈而卧。

鸂　鶒紫鸳鸯

甘，平。主惊邪、短狐毒。形小如鸭，毛有五彩，首有缨，尾有毛，缨②如船柁形。专食短狐，所居之处，无复毒气，宜畜之。

白　鹭

咸，平。熟食补气益脾，令人肥。

头、尾，治破伤风，肢强口噤③，烧研④，以腊月猪脂调敷疮口，效。

鸬　鹚

毛、屎，烧灰水服，治溪鸟毒，砂虱、水弩、射工、蜮、短狐、虾须等病。亦将鸟近病人，即能唼⑤人身，讫，以物承之，当有沙出，即含沙射人之箭也。或笼鸟近人，令鸟气相吸。已上数病，大略相似，俱是山水间虫含沙射影所致。亦有无水

---

① 痈：《本草纲目·禽部·鸳鸯》无此字。
② 缨：《本草纲目·禽部·鸂鶒》无此字。
③ 噤：《本草纲目·禽部·鹭头》作"紧"。
④ 研：原作"脂"，据《本草纲目·禽部·鹭头》改。
⑤ 唼（shà 煞）：水鸟或鱼吃食。

处患者，或如疟，或如天行寒热，或有疮，或无疮。但夜卧时以手摩其身，有辣处，熟视当有赤点如针头，急捻之，以芋叶入内，刮出细沙，以蒜封之则愈，否则寒热渐深也。惟虾须疮最毒，十中活其一二，桂岭独多。但早觉时，以芋及甘蔗叶，屈角入肉，勾出其根如虾须状则愈，迟则根入至骨，有如疔肿，最恶，好着人隐处，切须知之。

鸬 鹚

肉，酸、咸，冷，微毒。主利。治大腹鼓胀，烧存性为末，米饮服之，立愈。

头，微寒。主硬及噎，烧研酒服。诚斋曰：不如颈项之功。

喙，噎病，含之即安。

屎，名蜀水花，冷，微毒。烧研水①服，断酒不饮。并治小儿疳，杀虫。敷疔疮及面黑黚。

鱼 狗翠鸟②

肉，咸，平。专治鱼骨硬。大者名翡翠，功用同。

原禽类三十八品（又附三十二品）

野 鸡

肉，酸，微寒，微毒。秋冬益人，春夏有毒。补中，益气力，止痢疾，除蚁漏。

脑，敷冻疮。

尾，烧灰，麻油和，涂野火丹。

---

① 水：原作"酒"，据《本草纲目·禽部·鸬鹚》改。
② 翠鸟：《本草纲目·禽部·鱼狗》作"翠碧鸟"。

屎，治久疟。

一种小而尾长者，名鸐①雉。甘，平，小毒。补中益气。

锦　鸡

肉，甘，温，微毒。食之令人聪慧，养之禳火灾。出南越诸山，湖南、湖北亦有之。似雉而五色。

鹖②鸡

肉，甘，平。炙食令人肥勇，今人取以饰冠，是此意。出上党。斗必至死，似雉而大，黄黑色，首有毛角如冠。性爱其党，有被侵者，直往赴斗，虽死不畏。

白　鹇

甘，平，补中解毒。似山鸡而色白，有黑文如涟漪，尾长三四尺，红冠③赤喙丹爪。

鹧　鸪斑鸠

甘，温。益心气。主岭南生金、菌子、野葛、蛊毒。温瘴④，久欲死不可瘥者，合毛熬，酒渍服⑤之。生捣取汁服，最良。形似母鸡，头如鹑，臆前有白点如珍珠，背毛有紫赤浪文。性畏露，早晚稀出，夜栖以木叶蔽身，多对啼。此鸟每月取一

---

① 鸐：《本草纲目·禽部·雉》作"翟"。

② 鹖（hé 曷）：一种像雉而善斗的鸡。

③ 冠：《本草纲目·禽部·白鹇》作"颊"。

④ 瘴：《本草纲目·禽部·鹧鸪》作"疟"。

⑤ 服：原脱，据《本草纲目·禽部·鹧鸪》补。

只，飨至尊。唐慎微曰①：南方极多，以鸣作钩辀格磔者是。不作此声者，非鹧鸪也。

竹 鸡

肉，甘，平，有毒。主杀虫。五野②鸡病多食半夏苗，中其毒者，捣姜汁饮之。状如小鸡，无尾，多居竹林。比鹧鸪差小，褐色多斑，赤文。性好啼，见其伴必斗。

英 鸡

甘，温。益阳道，补虚损，令人肥健。状如鸡而雉尾③，腹下毛赤，飞翔不远。

秧 鸡 田鸡

肉，甘，温。治蚁漏。大如小鸡，白颊，长喙短尾，背有白斑。多居田泽，夏至后夜鸣达旦。

鹑

肉，甘，平。补五脏，益中续气，耐④寒暑。主小儿下痢五色。大如鸡雏，头细而无尾，毛有斑点，甚肥。雄者足高，雌者足卑。一云虾蟆所化。一种色苍嘴长，在泥涂间作鹐鹐声，名鹐。据云田野鸡所化，天将雨则鸣，苏秦谓鹬蚌相持者是也。肉，甘，温。补虚，甚暖人。

---

① 唐慎微曰：《本草纲目·禽部·鹧鸪》作"孔志约曰"。孔志约，尝任礼部郎中兼太子洗马、弘文馆大学士之职。著有《本草音义》二十卷，未见行世。唐显庆四年（659），奉敕与苏敬等人共同修纂《新修本草》，并作序。

② 五野：中央与四方地域。此处指各处、各地。

③ 状如鸡而雉尾：《本草纲目·禽部·英鸡》作"状如雉而短尾"。

④ 耐：原作"纳"，据《本草纲目·禽部·鹑》改。

鸽

肉，咸，平。调精，益阳气，预解痘毒，解诸药毒。主疥疾，食之立愈。

血，功同用。

卵，专解痘毒。

屎，名左盘龙。辛，温，微毒。主阴毒垂死，痞块，瘰疬，破伤风，翻①花疮，鹅掌风。

诚斋曰：此鸟雌乘雄，性最淫。妇人食之，欲不可遏。惟子最良，补虚损。杂色者多，以白者佳。《圣惠方》治白秃，鸽粪捣罗为散，先以醋、米泔洗了，敷之立瘥。

燕

肉，有毒，不可食。出痔虫、疮虫。

卵黄，主卒患水肿，取吞十枚。

毛，主中药毒，取烧灰，水服一钱。

屎，辛，平，有毒。主蛊②毒鬼痊，逐不祥邪气，破五癃，利小便。熬香用之。作汤，浴小儿惊痫。利蛊毒。时珍曰：疟邪不已，取方寸匕，于临发日平旦和热酒一升，令病人两手捧住吸气。慎勿入口，立愈。诚斋曰：食燕肉，终身不可渡江海。

石 燕

甘，暖。益精壮阳，缩小便，去疫、瘴。在石穴中。似蝙蝠口方。冬月可食，余月止治病。

---

① 翻：《本草纲目·禽部·鸽屎》作"反"。

② 蛊：原作"虫"，据《本草纲目·禽部·燕》改。

蝙　蝠

甘，温，有毒。主明目，夜视。解愁烦，久咳上气，五淋，久疟，腋臭，断产，瘰疬，金疮，小儿惊风疬病。

屎，辛，寒。除惊悸，下死胎。凡疟不止者，调服一钱，立效。治①小儿疳病，妇人胎前疟疾②，咳不止。类经有注，肝经泻品内。

青　雏

甘，平。安五脏，补虚损。主活血排脓，治蚁漏③，痈瘘。似鸠而小，微带红色。

鸤④　鸠布谷

甘，温。安神定志，令人少睡。

脚胫骨，取佩之，男左女右，令人夫妻相爱。

《月令》仲春，鹰化为鸠；仲秋，则鸠化为鹰。其鸣为快快发科。如鸠而带黄色，居树穴，不能为巢。谷雨后始鸣，至夏至后乃止。

桑　扈⑤

甘，温。食之令人好皮肤。大如鸲鹆，苍褐色，有黄斑点，好食粟米。

---

① 治：原脱，据《本草纲目·禽部·天鼠屎》补。
② 疟疾：原脱，据《本草纲目·禽部·天鼠屎》补。
③ 漏：《本草纲目·禽部·青雏》作"瘘"。
④ 鸤：《本草纲目·禽部·鸤鸠》作"鸤（shī 尸）"。
⑤ 扈（hù 户）：农桑候鸟的统称。《广韵·姥韵》："扈，《说文》曰：'九扈，农桑候鸟……'亦作扈"。

伯 劳鵙，一作䳴

平，有毒，毛亦毒。主小儿继病，母有妊乳儿，儿有病如疟痢，他日亦相继腹大，或瘥或发。他人有娠①，近之亦能相继。北人未识此病。怀妊娠者，取毛带之即瘥。

踏枝，用鞭小儿语迟，令能速语。

形似鸲鹆②而喙黑。

鸲 鹆八哥

甘，平。主止血，治五痔。

目睛，和乳汁研，滴目中，令人目明，能见霄外之物。

身首俱黑，两翼下各有白点。

百 舌反舌

杀虫。炙食，主小儿久不语。状如鸲鹆而小，身略长，灰黑色，微有斑点，喙亦尖黑。春鸣，夏无声，冬月则死。

黄 鹂

甘，温。补益人，食之令不妒。大如鸲鹆，雌雄双飞。毛黄，尾有黑色相间，黑眉，尖喙，青脚。立春后即鸣，如滑利织机声。冬月则藏田塘中，以泥自裹如卵，至春乃出。

啄木鸟

甘、酸，平。主劳虫，痫病。研末敷疮虫、牙虫，能杀之。

血，庚日向西热饮，令人面色如朱，光彩射人。

脑，三月三日取啄木，以丹砂、大青拌肉，饵之一年，取脑和雄黄半钱，作十丸，每日向东，水服一丸。久能变形，怒

---

① 有娠：原脱，据《本草纲目·禽部·伯劳》补。

② 鸲鹆（qúyù 渠欲）：即八哥。鸲，原作"鹤"，据文义改。

如神鬼，喜则若常人。

时珍曰①：取痨虫法，啄木鸟一只，用朱砂四两，精肉四两，极饿之，将二味和匀，喂之至尽②。以盐泥固济，煅一夜，五更取出，连泥埋入土三③尺，次日取出破开，入银、石器内研末，无灰酒入麝少许，作一服。候虫出，即钳入油锅煎之，自愈也。

慈　乌 反哺乌

肉，酸、咸，平。补劳，治瘦，止嗽。似乌鸦而小，绝黑，小嘴，反哺。

乌　鸦

酸、涩，平。肉，臭不可食，止疔病。主诸④风痫疾，鬼魅，杀虫，五劳七伤。骨蒸劳嗽者，烧存性，服一钱，以腊月取全只者泥固，煅过入药。

目，吞之令人见诸魅。或研汁注目中，夜能见鬼。

翅羽，主从高坠下，瘀血抢心，面青短气者，取右翅膀七枚，烧研酒服，当吐血便愈。并敷金创，立愈。又方，痘疮不出或复入者，用左翅，十二月辰日取烧灰，酒服，立起发。

此老鸦，大嘴而性贪。师旷以白项颈者为不祥，近之。

喜　鹊

雄肉，甘，寒。主石淋，消渴。妇人不可食。

脑，取雌、雄各一枚烧之，丙寅日入酒中饮，令人相思。

---

① 时珍曰：《本草纲目·禽部·啄木鸟》此方后注"胡云翱劳瘵方"。
② 将二味和匀喂之至尽：原脱，据《本草纲目·禽部·啄木鸟》补。
③ 三：《本草纲目·禽部·啄木鸟》作"二"。
④ 诸：《本草纲目·禽部·乌鸦》作"暗"。

巢，多年者，烧灰水服，主癫狂，鬼魅。解蛊，当呼祟物名号。正旦烧灰撒门内，辟盗。

杜 鹃

肉，甘，平。贴疮内有虫。状如雀、鹞而色惨黑，赤口有小冠。春暮即夜啼达旦。不能为巢，冬月则藏蛰。鸣声曰不如归去，人学其声即呕血。

鹦 哥

甘、咸，温。食之已虚嗽。绿者，出蜀、云、广；红者、白者，出南洋、西番；又有五色者，出海外，最灵。

乌 凤

甘，平。主美颜色，丽声音。出桂海左右江峒中。大如喜雀，绀碧色，毛似雄鸡，头有冠，尾垂二弱骨，长一尺四五寸。鸣声清丽，能度小曲，合宫商，能为百鸟①之音。

孔 雀

肉，咸，凉。生饮其血，解蛊毒、药毒。尾，有毒。出交趾、雷、罗诸州。高三四尺，不减于鹤。细颈隆背，头戴②三毛，长寸许。有五色尾长。

鸵 鸟

屎，主吞铁石在腹，服之立消。出安息。如雀、雁而大，鸵蹄，苍色，举头高七八尺，张翅丈余。

鹰

肉，主野狐邪魅。

---

① 鸟：宋·范成大《桂海虞衡志·志禽·乌凤》作"虫"。
② 戴：原作"裁"，据《本草纲目·禽部·孔雀》改。

头，主头昏①眩运。

嘴、爪，烧灰服，治五痔邪②魅。

睛，和乳汁研之，注目中，日三，三日③能见碧霄中物，忌烟熏。

骨，治损伤接骨。

毛，煮汁服之，能断酒。

屎白，微寒，小毒。主中邪恶，杀劳虫，去面斑。

《百一方》④ 治小儿膈下硬如有物，名奶癖。取鹰屎白烧灰，服一字。

雕鹫

骨，治折伤接骨。

屎，服鸟兽骨硬。

皂雕似鹰而大，尾长翅短，土黄色。鸷悍多力，盘旋空中，无细不观者也。一产三卵，内有一卵化犬。短毛灰色，与犬无异，但尾背有毛数茎耳。随母影而走，能逐鸟兽，无不获者，谓之鹰背狗。

王　雎

骨，主接骨。

嘴，治蛇咬，烧存性，一半服，一半敷之，立愈。

《毛诗》关关雎鸠即此⑤。似鹰而土黄色，深目。水上捕鱼，亦唼蛇。

---

① 昏：《本草纲目·禽部·鹰》作"风"。
② 邪：《本草纲目·禽部·鹰》作"狐"
③ 三日：原脱，据《本草纲目·禽部·鹰》补。
④ 百一方：《本草纲目·禽部·鹰屎白》"附方"注"寇曰"。
⑤ 即此：原脱，据《本草纲目·禽部·鹗》补。

鸱木鹰

头，咸，平。主头风，目眩，颠疾①。

肉，已癫痫。

骨，止血。

鸮鹏，即枭

肉，甘，温。主风痫，噎食。

头，治痘疮倒陷，腊月者一二枚，烧灰，酒服，当起。

目，吞之，令人夜见鬼物。

大如鸱鹰，黄黑斑色。头目如猫，有毛角两耳。昼伏夜出，鸣则雌雄相唤，其声如老人，初若呼，后若笑，所至多不祥。白日不见人，夜能拾蚤虱②。

鸩

大毒，杀人。

喙，带之杀蝮蛇毒。蛇中人，刮末涂之，登时便愈也。

似鹰而大，状如鸮，紫黑色，赤喙黑目，颈长七八寸。雄鸣晴，雌鸣雨。

姑获鸟鬼鸟

能收人魂魄，鬼神类也。衣毛为飞鸟，脱衣毛为女人。云是产妇死后所化，故胸前有两乳，喜取孩儿养为己子。凡有小儿家，不可夜露衣物，此鸟夜飞，以血点之为志③，儿辄病惊痫及疳病，谓之无辜疳也。荆州多有之。纯雌无雄。

---

① 颠疾：《本草纲目·禽部·鸱》作"颠倒，痫疾"。

② 大如鸱鹰……夜能拾蚤虱：此53字出《本草纲目·禽部·鸱鸺》，疑吴氏误。唤，原作"换"，据《本草纲目·禽部·鸱鸺》改。

③ 志：记号，标志。

治 鸟

大如鸠，青色。穿树作巢，能役虎害人，烧人屋舍。白日见之，是鸟形；夜闻其声，是人①声。或作人形，长三尺，入涧中取蟹，就人间②火炙食，山人谓之越祝之祖③。左胁下有镜印，阔二寸。此与木客鸟、一足鸟同类。

鬼车鸟九头鸟

能吸人魂，过鸣如刀车声，须作狗鸣逐之。状如野凫，赤色，身圆如箕。十头环簇，有九头，其一独无而滴鲜血。每颈两翼，飞则霍霍并进，翼广丈许。昼伏夜出，见火即堕。病人家此鸟至，则病者必死。能入人家，收人魂气，血滴人衣，则作病。

诸鸟有毒

自死目不④闭，自死足不申，白鸟玄首，玄鸟白首，三足、四距、六指、四翼，异形、异色，皆不可食，杀人。

畜 类九品（又附六十一品）

猪

油，甘，微寒。主关格，卒中五尸，食发成瘕⑤，发落不生，漆疮，代指，误吞铁钉，蜈蚣入耳，疮痍，发背，五种疸

---

① 人：《本草纲目·禽部·治鸟》作"鸟"。
② 间：原作"开"，据《本草纲目·禽部·治鸟》改。
③ 越祝之祖：原作"越祀"，据《本草纲目·禽部·治鸟》改。
④ 不：原脱，据《本草纲目·禽部·诸鸟有毒》补。
⑤ 瘕：《本草纲目·兽部·豕脂膏》作"癥"。

疾①。解②斑蝥、野葛、硫③磺、诸肝毒。

血，咸，平。主贲豚④，海外瘴气，头风眩运，卒下血不止，压丹石毒，交接阴毒，中满腹胀，杖疮出血，蜈蚣入腹，中射罔毒。心血，调朱砂末，主惊痫癫疾，卒中恶死，妇人催生。尾血，主痘疮倒靥，以一匙，调龙脑少许，新汲水服。又主蛇入七孔。

肝，苦，温。主目难远视，小儿惊痫，休息痢疾，风毒脚气，打击青肿，并主蛊毒。妇人阴户中痒不可忍，炙肝纳入，当可出其虫。

脾，涩，平。主脾积痞块，疟发无时。

肺，补气，疗咳嗽。

肾，咸，冷。通膀胱，主耳聋，遗精，闪挫⑤腰痛，卒得咳嗽，久咳不瘥，酒积面⑥黄，久泄不止，赤白痢下，赤白带下，崩中漏下，传尸劳瘵，痈疽发背诸疾。

两肾中间眽⑦，甘，平，微毒。多食损阳。杀斑蝥、地胆毒，通乳，膜内气块，去目翳。服之，二十年嗽亦瘥。

肚，甘，微温。补中益气，养胎，主消渴，老人脚气，赤白癜风，头疮白秃。此猪肚，前猪脾，俗名联贴。

肠，甘，微寒。主虚渴，便数，肠风，血痢，脏毒。

---

① 五种疸疾：原脱，据《本草纲目·兽部·豕脂膏》补。
② 解：此后原衍"五种"二字，据《本草纲目·兽部·豕脂膏》删。
③ 硫：原作"方"，据《本草纲目·兽部·豕脂膏》改。
④ 贲（bēn 奔）豚：又作奔豚、奔豚气。
⑤ 挫：《本草纲目·兽部·豕肾》作"肭"。
⑥ 面：原作"血"，据《本草纲目·兽部·豕肾》改。
⑦ 眽：《本草纲目·兽部·豕眽》：眽音夷。亦作胰。时珍曰：一名肾脂。生两肾中间，似脂非脂，似肉非肉，乃人物之命门，三焦发原处也。肥则多，瘦则少。盖颐养赖之，故谓之眽。

胞，甘、咸，寒。主梦遗尿床，产后遗尿，疝气偏坠，阴囊湿痒，玉茎生疮。

胆，苦，寒，主骨蒸，小便不通，恶疮，目疾，下痢，发斑，疔疮，瘰疬，汤火伤，产妇风疮。

耳垢①，主蛇伤狗咬，取涂之。

鼻唇，甘、咸，微寒。主上唇冻疮。

舌，补五味，令人知味。

咽，主项下瘿气，瓦焙研末，每夜酒服一钱。

齿，甘，平。烧灰，主小儿惊痫，五月五日取。烧服，又治蛇咬，牛肉毒，痘疮倒陷。

骨，烧灰服，解果菜诸毒。

卵，甘，温。主惊痫癫疾，鬼疰蛊毒，贲豚，茎中痛。又治阴阳易病，少腹急痛，热酒吞二枚，即瘥。

母猪乳，以下并用母猪取乳，以乳时，提起后脚，急以手捋②而承之。此法不行，不得也。甘、咸，寒。主小儿惊痫，鬼毒去来，寒热五癃，天吊，棉蘸吮之。大人③猪鸡痫病，断酒不饮。

蹄，甘、咸，小寒。通乳，去寒热，伏硇砂损阴④，托痈疽，去恶肉。

悬蹄甲，咸，平。主肠痈，化痰，痘疮入目，小儿白秃。

尾，腊月，烧灰水服，治喉痹。

毛，烧灰，麻油调，涂火伤，留窍出毒则无痕。

屎，寒。主惊痫，蛊毒，天行热病，血出不止，小儿客忤，

---

① 垢：原作"妬"，据《本草纲目·兽部·豕耳垢》改。
② 捋：原作"将"，据《本草纲目·兽部·豕母猪乳》改。
③ 人：此后原衍"猪"字，据《本草纲目·兽部·豕母猪乳》删。
④ 损阴：原在"通乳"前，据《本草纲目·兽部·豕蹄》乙正。

夜啼，阴肿，**雾露瘴毒**，中猪肉毒，疗疮入腹，十年恶癞①，男女下疳，赤游丹。消恶肉，烧灰用。类经有注，脾经补品。

狗

肉，大益阳事。

蹄，下乳汁。

血，白狗血，治癫疾。乌狗血，主吐血，横生倒产，血上抢②心。伤寒热病，发狂见鬼，鬼击，吐血。辟诸邪魅，解射罔毒。点眼，治痘疮入目。敷疗疮瘑癣，出虫。《华佗别传》：琅琊一女子，右股病疮，痒而不痛，愈而复作。取以稻糖色犬一只系马，马走五十里，乃断头向痒处合之。须臾一蛇在皮中动，以钩引出，长三尺许，七日乃瘥。

心血，主心痛。

乳汁，主十年青盲，断酒不饮。

脑，治鼻瘜。凡猘犬咬，取本犬脑敷之，后不复发。

涎，治脱肛，误吞水蛭。

肾，治妇人产后如疟。

肝，捣，涂狂犬伤，并主脚气冲心。

胆，破血，主反胃，痞块，鼻瘜，鼻③衄，刀箭疮。和通草、桂为丸服，令人隐形。

牡狗阴茎，大热，壮阳。

屎，解毒，出疗根。烧灰用。类经有注，肾经补品。

羊

肉，苦，甘，大热。主惊痫，崩中，传尸骨蒸，妇人无乳。

---

① 癞：《本草纲目·兽部·豕屎》作"疮"。

② 上抢：原作"抢上"，据《本草纲目·兽部·乌狗血》乙正。

③ 鼻：原脱，据《本草纲目·兽部·狗胆》补。

头、蹄，甘，平。主惊痫。

脂，去风，止①脱肛，误吞钉针。

血，咸，平。主产后血攻，便血，下死胎，误吞蜈蚣、水蛭，解莽草、胡蔓草、丹石、硫黄毒。

乳，解漆疮、蜘蛛咬毒。

脑，治丹瘤。

髓，主舌上生疮，痘痂不落。

心，主益心气，解郁结。

肾，补肾，助阳道。

肝，治目疾，解蛊毒，小儿惊痫，病后呕逆，休息痢疾。

胆，主病后失明，明目，解蛊。

胞，主遗溺。

舌，补中益气。

咽，主气瘿。

睛，专主目疾。

角，止惊，疗青盲。入山烧之，辟恶鬼虎狼，山岚溪毒。

齿，主小儿羊痫。

头骨，治惊痫。

屎，主小儿慢惊，反花恶疮，疗疮，臁疮，出箭头。《华佗别传》：发白令黑，取羊屎，烧灰淋汁沐头，不过十度，即生黑者。类经有注，肾经补品。

水　牛

肉，甘，平。除湿，养脾胃。

鼻，下乳汁，涂口㖞。

---

① 止：原脱，据《本草纲目·兽部·羊脂》补。

牛胞衣，主反胃吐食，臁疮不敛。

蹄，主卒魇不寤。

口涎，主反胃呕吐。水服二匙，终身不噎。<small>类经有注，脾经补品。</small>

马

肉，辛、苦，冷，有毒。主豌豆疮。

胞衣，主妇人月水不通，煅存性为末，每服三钱。

齿，烧灰，拔疔根。

骨，有毒。止夜啼。佩之①，辟瘟疫佳。

悬蹄，辟恶，解蛊，治小儿夜啼。

血、汗、肝，俱有大毒。溺，治血症。<small>类经有注，肾经补品。</small>

驴

肉，甘，凉。去风，止风狂，解心烦。治多年消渴者，取头肉煮汁，服二三升，无不愈。

血，能利肠。

乳，主卒心痛，小儿天吊。<small>胃经泻品已注。</small>

骡

肉，辛、苦，温，小毒。

蹄，主难产。烧灰，入麝，酒服。

狗 宝

甘、咸，平，小毒。专主噎膈，服之愈。生癞狗腹中心下。状如白石，带青色，其理重叠，亦难得之物。

---

① 止夜啼佩之：原作"佩之止夜啼"，据《本草纲目·兽部·马骨》乙正。

震　肉雷打畜

主小儿夜惊，大人因惊失心。无故食之，令人成大风疾。

诸肉有毒

牛独肝，黑牛白①头，牛、马生疔死，羊独角，黑羊白头，白羊黑头②，猪、羊心肝有孔，马生角，马鞍下黑肉，马肝，马无夜眼③，白马黑头，白马青蹄，猘犬肉，犬有悬蹄④，六畜自死首北向，六畜自死口不闭，六畜疫死、疮疥死，鹿白臆，鹿文如豹，诸畜带龙形，兽歧尾，诸兽赤足，兽并头，禽、兽肝青，诸兽中毒箭死，祭肉自动，肉得咸、酢不变色，煮不熟，堕地不沾尘，与犬不食，入水浮。以上皆不可食。

诸心损心，诸脑损精，六畜脾不可食，肝损肝，血损血。

黄柏解诸肉毒，芦根解马肉毒，狗屎解马肝毒，猪牙灰解牛肉毒，人乳解独肝牛肉毒，杏仁解狗肉毒，甘草解羊肉毒，韭菜汁解猪肉毒，大豆煎盐汤解药箭肉毒。

诸肉过伤者，取本畜骨烧灰水服，或芫荽汁、生韭汁诸可解食肉不消者。还饮本汁，或取本兽脑，服之亦消。

---

① 白：《本草纲目·兽部·诸肉有毒》作"黑"。

② 白羊黑头：原在"马生角"之后，据《本草纲目·兽部·诸肉有毒》移此。

③ 马无夜眼：原在"六畜自死首北向"之后，据《本草纲目·兽部·诸肉有毒》移此。

④ 猘犬肉犬有悬蹄：原在"六畜自死口不闭"之后，据《本草纲目·兽部·诸肉有毒》移此。

兽 类二十九品（又附三十二品）

狮狻猊

屎，服之破宿血，杀百虫，烧之去鬼气。出西域诸国。状如虎而小，有黄、青、金三色，如猱狗而头大尾长，铜头铁额，钩爪锯牙，弥耳昂鼻，目光如电，声吼如雷，有耏①髯，牡者尾上茸毛大如斗，日行五百里，为毛虫之长。怒则威在齿，喜则威在尾。一吼而百兽辟易②，马皆溺血。食虎豹，吞貔③，裂犀分象。食诸禽兽，以气吹之，羽毛纷落。其乳入牛、马乳中，即化为水。虽死而兽不敢食其肉，蝇不敢集其尾。诚斋曰：灵兽也。食其肉终身不患血风，永无精怪鬼物相侵。佩其骨或毛辟一切神鬼不敢近，入山虎见畏走。时珍曰：魏武帝至白狼山，见物如狸，跳至狮子头上，狮子遂死。唐高宗时伽毗耶国献天铁兽，能擒狮、象，此又猛悍之尤甚者也。

虎

血，主壮神，强志。

鼻，悬户上，令生男。

牙，主猘犬伤，发狂，取刮末，酒服方寸匕，立愈。

爪，击小儿臂，辟恶魅。

阴茎，辛，热。酥炙为末，酒服方寸匕，令长大倍常，夜御十女。类经有注，肝经泻品内，形状补注豹下。

---

① 耏（ér 而）：古同"而"，胡须。
② 辟易：退避；避开。
③ 貔：貔貅，古书中一种凶猛的野兽。

豹

肉，酸，平。食之令人猛健，辟鬼神。

状似虎而小，白面①团头，自惜其毛。文如钱者，为金钱豹，宜为裘。如艾叶者，为艾叶豹，次之。又有金线豹，又有水豹。诚斋曰：豹胜虎，主治略同，但不能去大风。虎乃兽之王，状如猫而大如牛，黄质黑章，锯牙钩爪，须健而尖，舌大如掌倒刺，项短鼻𩿨。夜视，一目放光，一目看物。声吼如雷，风从而生②，百兽震恐③。鸣于秋，交于冬。能画地观奇偶以卜食。食狗则醉，闻羊角烟则走，畏猬、鼠。

貘^獏

皮，寝之辟邪，除瘟疫。

屎，治误吞铜铁入腹，研服之，即化为水。

此食铁兽也，黔、蜀、峨眉山皆有之。象鼻犀目，牛尾虎足。土人鼎釜，多为所食，颇为山居之患。

象

肉，甘、淡，平。

脂，涂秃疮，立愈。

胸前小骨，烧灰酒服，令人入水能浮。

牙，治诸铁杂物入肉，刮屑方寸匕，和水服之，立出。并主一切宿精老怪凭人。

出交、广、云南、西域。有灰、白④二色，形体臃肿，大

---

① 面：原作"而"，据《本草纲目·兽部·豹》改。
② 生，原作"死"，据《本草纲目·兽部·虎》改。
③ 恐：原作"怒"，据《本草纲目·兽部·虎》改。
④ 白：原作"色"，据《本草纲目·兽部·象》改。

者长丈余，大倍数牛。目若豕，四足如杵，皮不贴肉，无指而有爪甲。头可仰，颈不能回，耳垂。鼻大如臂，下垂至地，鼻中有小肉爪，拾芥、食物。页①之力在鼻，伤之则死，后有穴②，薄如鼓，刺之亦死，两吻出两锯牙夹鼻。雄者大而雌者不过尺余而已。

犛 牛

身多长毛，角如犀，居深山，野牛也。重千斤，尾可为缨帽旌旗之用，角可假犀角，但无粟文。仍有山牛，角有歧如鹿。有犛牛，出甘肃，如水牛而长，多力，行若飞，毛长尺许，尾大如斗。又登州海岛出海牛。浔州出犏牛，角如玉，与蛇同穴。蜀山出犪牛，重数千斤。月支国产月支牛。

野 马

肉，甘，平，小毒。主人病马痫，筋不能收，煮食之。出塞外。似马而小，今西夏、甘肃亦有之。取其皮为裘，食其肉如马。

野 猪

肉，甘，平。主癫痫，凡肠风泻血者，立效。

脂，炼净和酒，日三服，令妇人多乳，可供三四儿，素无乳者亦下。但凡服巴豆药者，不可食其肉。青蹄者，不可食。

一种黄者，出关西。形似猪，而大牙出口外如象牙。其肉有至二三百斤，能与虎斗。掠松脂，曳沙泥涂身，以御矢。最害田稼，亦啖蛇虺。

---

① 页（xié 协）：本义为头。《说文》："页，头也。"
② 穴：原作"穿"，据《本草纲目·兽部·象》改。

豪 猪

肉，甘，大寒，有毒。利大肠。成群害稼。状如猪，而项脊有刺鬣，长近尺，粗如箸，状似笄及帽刺，白本而黑端。怒则激去，如矢以射人。羌人取其皮为靴。

熊 罴

肉，甘，平。有痼疾人不可食，令终身不除。但性畏盐，食之即死。出雍、洛、河东、怀庆及诸大深山。如大豕而竖目，人足黑色。春夏膘肥，皮厚筋弩，或升木引气，或堕地①自快，俗呼跌膘。冬月蛰时不食，饥则舔其掌。性恶秽物及伤残，捕者置棘刺或秽物于穴口，则合穴而死，或为棘刺所伤，出穴爪之，至骨而死。其胆春近首，夏在腹，秋在左足，冬在右足。时珍曰：罴，色黄白大，而头长脚高，猛憨多力，能拔树木，虎亦畏之。遇人则立，俗呼人熊、马熊，又为黄熊。魋②则小而黄赤，谓之赤熊。诚斋曰：熊为雌，罴为雄。雌者是猪熊、狗熊，小而黑，面如猪狗；雄者是人熊、马熊，大而黄，面如人马。魋则是其子，三种一类也。类经有注，胆经凉品内。

山 羊

肉，甘，热。主同羊肉。疗妇人赤白带，除一切山岚疟痢。有二种，出西夏。大角盘环，肉至数百斤。一种似羚羊，角细而小，大者如牛。取其血合金疮，护心止痛。

---

① 地：原作"氮"，据《本草纲目·兽部·熊》改。
② 魋（tuí 推）：古书中一种毛浅而赤黄、形似小熊的野兽。《说文》："魋，神兽也。"《尔雅》："魋如小熊，窃毛而黄。"郭璞注："今建平山中有此兽，状如熊而小。毛粗浅赤黄色，俗呼为赤熊，即魋也。"

鹿

头肉，甘，温。主消渴，夜梦鬼物。脚肉，专去风气。

血，补虚损，吐血，疗气痛，解痘毒。

马身羊尾，头侧而长，高脚而行速。牡者有角，夏至则解，牝则无角而毛杂。类经有注，肾经温品内。

麋

肉，甘，温。益气补中。

茸，补劳损。

角，补血壮阳。

生南海、淮海、海陵。千百为群，鹿属也，多牝少牡。似鹿而色青黑，大如小牛，肉蹄，日下有二窍为夜目。孕妇见之，令子四目。居水边，属阴。牡有角而牝无角，其角冬至则解。诚斋曰：麋与鹿同功。书谓一牡常交十数牝，是麋也，性最淫。取其阴茎炙食，春魁妙药，莫过于此。外有永昌、武陵，出一种双头鹿，似鹿而前后有一头。一头食，一头行，肉有毒，不可食。取胎中屎，涂诸恶疮，蛇虺伤。

麂 大者名麖

肉，治痔疮。

头骨，治飞尸。

似獐，白色而小。牡者有短角，麖色豹脚，脚矮而力劲，善跳。施州出一种红色。

獐

肉，补益。酿酒，有祛风之功。似鹿而小，无角，黄黑色。秋冬居山，春夏居水。雄者有牙出口外，大者不过二三十斤。

香狸

阴，辛，温。主中恶，飞尸蛊毒痒气，狂邪鬼神，邪疟，梦寐邪魇，心腹卒痛，皆治之。能镇心安神。略同麝香之用而力薄。生南海山谷。状如狸，其阴如麝。在处今亦有之。

猫

肉，解劳痒，鼠瘘，蛊毒。

头、骨，主治同。又治中猫鬼野道，歌哭不自由，用腊月者烧灰，酒服一钱匕。诚斋曰：治中鼠涎毒，饮食必于暗处窃吃，人见之则吐，俗名老鼠噎。猫头一具，并颈项，炙末，酒服方寸匕，日三服。

须，诚斋曰：主被鼠咬成疮，烧存性，涂之立愈。不愈更以生姜擦猫鼻，取下口涎，调须末，擦之必效。

狸

肉，甘，平。主诸痒，毒气，温鬼，鬼疟。

如猫而毛杂，黄黑有斑，圆头大尾，为猫狸，善窃鸡鸭。一种斑如虎文而尖头方口，气臭，为虎狸。一种风狸，出岭南、四川，大如狸，状如猿而小目，赤尾短，色黄黑，纹如豹。取其脑用，疗大风癫疾。

狐

肉，甘，温。主疮疥久不瘥。

五脏肚肠，苦，微寒，有微毒。生食，主狐魅。炙食，随脏而补劳损，并祛蛊毒，惊痫，恶疮。

肝，主鬼疟，治破伤风。

肠，烧灰，大疗牛疫。

胆，取雄者，治暴卒。

阴茎，主女子阴痒，阴脱，绝产，大益妇人房事。

涎，入媚药，最佳。

足，治痔漏，烧灰服。

皮、尾，辟鬼魅，做裘甚暖。

南北皆有，北方最多。有黄、黑、白三种，白者尤稀，尾有白钱文者佳。日伏夜出。状如小狗，鼻尖尾大，气臊，腋毛纯白，谓之狐白。千年老狐，以千年枯木照燃，则见其真形。以犀角置穴口，狐不敢归。狐媚人，或叉手有礼，或祇①揖无度，或裸形见人，或静处独语。

貉_鹤

肉，甘，温。主元脏虚劳，女阴②虚惫。似狐而小，状如狸，头锐鼻尖，斑色。毛深温厚，可为裘。

猪獾_湍

肉，甘，平。主益瘦人肌肉，虚嗽骨蒸，水胀垂死，丹石动痢。状如小猪独，形体肥，行钝。耳聋，见人乃走。短足短尾，尖喙，褐毛。皮不及狗獾，肉带土气。

狗獾

肉，甘、酸，平。功同猪獾。补中益气，杀虫，主小儿疳。似小狗而肥，尖喙矮足，短尾深毛，褐色。皮可为裘。

木狗

皮为衣褥，能运动气血，最贵。生广东。形如黑狗，能登木。时珍曰：此即蜀中玄豹之类也。

---

① 祇（zhī 只）：恭敬。
② 阴：《本草纲目·兽部·貉》作"子"。

豺

肉，酸，热，有毒。食之令人消瘦。

皮，主风湿冷痹，缚裹之，即瘥。

屎，治小儿夜啼，烧灰水服①。

形似狗，体瘦白色。前足矮，后足高，长尾而锯牙如锥。见狗则跪，狗为豺之舅也。

狼

肉，咸，热。功能补益。

牙，佩之辟邪恶，刮末敷猘犬伤。

喉咽，主噎膈，立瘥。

皮，为裘，助热去风，能辟邪。

尾，系马胸前，令马不惊。

屎中骨，治夜啼，服一黍米大。又能断酒。

大如犬②，锐头尖喙，白颊骈胁，前高后广，脚不甚高，能食鸡、鸭、鼠。色黄黑，亦有灰苍、白色者，以白色者为裘更胜。其声能大能小，能做儿啼以魅人。

山　獭

阴茎，甘，热，大疗阳事。主男妇阳虚阴痿，精寒而清，酒磨少许，服之立效。獠人③以为助淫要药。

骨，解药箭毒。

---

① 治小儿夜啼烧灰水服：见《本草纲目·兽部·豺皮》。
② 如犬：原脱，据《本草纲目·兽部·狼》补。
③ 獠人：生活于广东、广西、湖南、四川、贵州、云南、湖北等地的少数民族部落，已经消失数百年。

出广之宜州、嶙①峒及南丹州。土人号为插翘。其性淫毒，山中有此物，凡牝兽皆避去，獭无偶则抱木而枯。猺②女春时成群入山，以采物为事。獭闻妇人气，必跃来抱之，次骨而入，牢不可脱，因扼杀之，负归，取其阴一枚，直金一两。若得抱木而死者，尤奇贵重，獠人甚珍之，私货出界者③罚至死。然本地亦不常有，方士多以鼠璞、猴胎伪之。试之之法，但令妇人磨手极热，取置掌心，以气呵之，即趯然④而动，盖阴气所感也。

水 獭

肉，甘、咸，寒。主水气，骨蒸劳热，经脉不行。疗瘟疫及牛马时行病。

胆，主目疾，并月闭。

状似青狐而小，毛色青黑，似狗，肤如伏翼，长尾四足，水居食鱼。取祭鱼者，入药用。类经獭肝下有注，肝补。

海 獭

似獭而大，脚下有皮，毛⑤着水不濡。皮为风领，亚于貂。

猾

功同獐⑥脑。生海中。其髓入油中，油便生火，不可救止，以酒喷之即灭。故曰水中生火，非猾髓而莫能。

---

① 嶙：《本草纲目·兽部·山獭》作"溪"。
② 猺：《本草纲目·兽部·山獭》作"瑶"。
③ 界者：原脱，据《本草纲目·兽部·山獭》补。
④ 趯（tì 替）：古同"跃"。《说文》："趯，踊也。"
⑤ 毛：原脱，据《本草纲目·兽部·海獭》补。
⑥ 獐：原作"樟"，据《本草纲目·兽部·猾》改。

鼠 类九品（又附十二品①）

鼠

肉，甘，热。主骨蒸劳瘦，小儿疳瘦。出拔箭头。

肝，同诸用。

目，服之，夜能读书。

孙真人曰②：妇人经至，或悲或惊，或逢疾风暴雨被③湿，致成狐瘕。精神恍惚，令人月水不通，胸、胁、腰、背痛，引阴中，小便难，嗜食欲呕，如有孕状，其瘕手足成状形者杀人。未成者，用鼠一枚，以新絮裹之，黄泥固住，入地坎中，桑薪烧其上，一日夜取出，去絮，入桂心六钱，同捣末。每空腹酒下方寸匕，日二服，当自下其瘕。外有豹文者，名鼨④鼠。斑文者，名鼫鼠。小者，名鼩鼠。地中者，名鼩鼱⑤。水中食菱鱼者，名水鼠，皮作褥暖人者，名水鼠皮。入火则洁者，名火鼠。书谓鸟鼠同穴者，名鼵鼠⑥。《尔雅》"比肩兽"者，名蟨⑦鼠。此亦录之，以为博览者也。肝经泻品内已注。

---

① 又附十二品：标题与内容不符，实附三品。

② 孙真人曰：《本草纲目·兽部·牝鼠》作"《外台·素女经》"。

③ 被：原作"诸"，据《外台秘要》卷三十四《八瘕方一十二首》"狐瘕"条改。

④ 鼨（zhōng 中）：豹文鼠。《说文》："豹文鼠也。从鼠冬声。职戎切。"《尔雅》："豹文，鼮（音廷）鼠。"

⑤ 鼩鼱（qújīng 瞿精）：又称鼱鼩。食虫类动物，形似小鼠，体小尾短。

⑥ 鼵（tū 突）鼠：古书指一种与鵌（tú 图）鸟同穴而居的鼠。似家鼠而小，色黄，尾短，尾毛蓬松。亦称"兀鼠"。《尔雅·释鸟》："鸟鼠同穴，其鸟为鵌，其鼠为鼵。"

⑦ 蟨：原作"屪"，据《本草纲目·兽部·鼠》改。

隐 鼠

《尔雅》名鼳鼠。大如牛，象脚①而马蹄。长须而贼，一岁千斤。首与②足皆鼠也。

硕 鼠

甘，寒。疗热，治咽喉。居土穴、石③孔。形大如鼠，头似兔，尾有毛，青黄色，善鸣。能人立，交前两足而舞。

土拨鼠

肉，甘，平。主瘘疮。

头骨，主小儿夜卧不宁，悬枕边效。

出西番。辟毒之鼠也，形如獭。皮为裘，甚暖，湿不能透。

貂 鼠

皮毛，尘入目中，收之即去。大如獭而尾粗，其毛深寸许，紫黑④色，蔚而不耀。入水不濡，得风更暖，得雪即消，皮中之最暖者。黄⑤色者为黄貂，白色者为银貂。

黄 鼠 相鼠

肉，甘，平。润肺生津，贴疮解毒。积梁之鼠也。皮可为裘。

鼬 鼠 黄鼠郎

肉，甘、臭，温，小毒。不可食，专能杀虫。状似鼠而身

---

① 脚：原脱，据《本草纲目·兽部·隐鼠》补。
② 与：此后原衍"头"字，据《本草纲目·兽部·隐鼠》删。
③ 石：《本草纲目·兽部·硕鼠》作"树"。
④ 紫黑：原脱，据《本草纲目·兽部·貂鼠》补。
⑤ 黄：原作"有"，据《本草纲目·兽部·貂鼠》改。

长尾大，黄色而赤是也。毫可作笔，严冬用之不折。

鼹　鼠

鼠之最小者，不可得见。食人及牛、马等皮肤成疮，至死不觉。治之之法，以狸①膏磨之及食狸肉，为妙。

食蛇鼠

如鼠，喙尖尾赤，食蛇。凡被蛇螫者，以鼠嗅而尿之，立愈。

灵兽类<small>十二品（又附七品②）</small>

猕　猴

肉，酸，平。食之，去惊风，辟疫疾。状如人，眼如愁湖而颊陷，有嗛③，腹无脾以行消食，尻无毛而尾短，手足如人，亦能竖行。声若咳。孕五月而生。

猱<small>狨</small>

似猴而大，毛长，黄赤色。一种如猱而长臂，能引气，多寿，名猨。又一种似猨更大，能食猿猴，其性独一，故名独。谚曰：独一鸣而猨散。独夫之义，盖取于此。

果　然<small>仙猴，禺。《尔雅》名蜼。</small>

出西南诸山，仁兽也。群行，老前少后。居处相让，好居树上。状如猨而毛斑，尾长于身，白面黑颊，多髯。毛做裘，甚暖无比。一种小者，名蒙贵，又名蒙颂。出交趾。善捕鼠，

---

① 狸：原作"猪"，据《本草纲目·兽部·鼹鼠》改。
② 又附七品：标题与内容不符，实附一品。
③ 嗛（qiàn 欠）：颊里贮食处。

又似①猴而甚捷，在树如飞鸟，名獮猢。

玃

老猴也。似猴而大，色苍黑。纯牡无牝。摄人妇女为偶，生子。《吕氏春秋》"肉之美者，玃猱之炙②"是也。

貁

似猴，大如驴，善缘木。纯牝无牡，群居要路，执男子合之而孕。

㺑

似猴而大如狗，黄黑色。建平山中有之。多髯鬣，好举石掷人。《西山经》曰崇吾之山有兽焉，状如禺而长臂善投，名曰举父，即此也。

猩　猩

肉，甘、咸，温。食之不昧③不饥，令人善走，穷年无厌，可以辟谷。

血，取染真大红。妇人点唇，则唇红可爱，搽面，令如桃花不变色。

《春秋》曰"肉之美者，猩猩之唇，玃玃之炙④"是也。出交趾封溪县山。状如狗及猕猴、猿辈，黄毛白耳，其面手足皆如人，长发，头颜端⑤正。声如小儿啼，亦如犬吠。成群伏行，能与人言。

---

① 似：原脱，据《本草纲目·兽部·果然》补。
② 肉之美者玃猱之炙：《吕氏春秋》未见。
③ 昧：《本草纲目·兽部·猩猩》作"味"。
④ 肉之美者……玃玃之炙：出《吕氏春秋·孝行览·本味》。
⑤ 端：原脱，据《本草纲目·兽部·猩猩》补。

野女 野婆

群行觅夫，黄发，白色如人。出南丹。一种山𤢖，如人，见人则笑，行如风。一种山都，长二丈，如人，黑色，赤目，黄发。又一种木客，如人，手足有爪如勾。又一种山猱，即山魈，《西山经》云西方深山有人，长丈余，袒身捕蟹，即此。又一种山精，即旱魃，如人，一足，长三四尺，食蟹。又一种山丈，出岭南，如人，一足反踵，手足皆三指，能叩人门求物，雌者名山姑。

狒 狒 野人、人熊

血，饮之令人见鬼，可染大红。出西蜀，处州山中亦有之，交、广尤多。大者丈余，面似人，红赤色。毛似猕猴，有尾。能人言，如鸟声。善知生死，力负千钧。反踵无膝，睡则倚物。获人则先笑而后食，笑则唇掩其面。猎人以竹筒贯手臂诱之，俟其笑掩面时，抽手以锥钉其唇着额，候死而取之。发极长，可为头髲①。

罔 两

如孩，如羊，皆鬼物也。畏柏，以柏插其首即死。此物在地下②，食死人脑。

彭 侯 木精

如黑狗，无尾。肉，甘、酸，温。食之辟邪，壮志。

---

① 头髲（bì 毕）：假发。髲，原作"发"，据《本草纲目·兽部·狒狒》改。

② 下：《本草纲目·兽部·罔两》作"上"。

封太岁

《泽图》①：如小儿，手无指无血②，皆此类也。

人身类七品（又附三品）

头 垢

咸、苦，温，有毒。疗噎膈，淋闭，百邪鬼魅，妇人吹乳。解狾犬③、蜈蚣、蛇蝎、蜂蚕毒。《外台秘要》：伤寒病，欲令不劳复，头垢烧研④，水丸梧子大，饮服一丸。梳上者，名百齿霜。肝经泻品内已有。

耳 垢

苦，温，有毒。主癫狂见鬼，目疾，疔肿，小儿夜啼，毒虫咬伤。敷之油耳者佳。

爪 甲

甘、咸。催⑤生下胞。去翳，出箭镞。鼻衄不愈者，刮末嗜之，立愈。诚斋曰：烧灰，敷疔疮，出根。

精

甘，温。主粉瘤，瘰疬肿毒，火伤。

---

① 泽图：即《白泽图》。载列山川草木百物精怪之状貌、名目以及避忌、劾制之术。据说是河图的一部分，《水经注》中大量引用了此书内容。

② 如小儿手无指无血：据《本草纲目·兽部·封》，此出《江邻几杂志》。《江邻几杂志》，宋·江休复撰。所载多为作者耳目所及，名流轶事，前朝故事，可佐史谈。二卷、补一卷、续补一卷。

③ 狾（zhì 制）犬：狂犬。狾，原作"死"，据《本草纲目·人部·头垢》改。

④ 垢烧研：原脱，据《本草纲目·人部·头垢》补。

⑤ 催：原作"摧"，据《本草纲目·人部·爪甲》改。

津 唾

甘、咸，平。辟邪魔，消肿毒，明眼目，悦肌肤。五更睡觉之时更佳，此人之精气所化。人能终日不唾，收视反听，修养家谓①之清水灌灵根，则精神常固，容颜不稿；若频唾，则损精神，成肺病。诚斋曰：以舌呮上腭，则舌底下水自生。细细咽之，能安三昧真火，使不泛上。道家谓之华池水也。

齿 垽②

咸，温。同黑虱研涂，出箭头、恶刺。破痈肿，虫伤。诚斋曰：牙黄也。凡疔疮迅速，麻痒木痛，立时肿大，舟途旅次不及备药，取刮自己牙黄封之，立时消散。蜈蚣蛇蝎咬者，刺去恶血，涂之立瘥。识者记之，此人所不知者耳。

人汗，咸，有毒。食之令人生疔。

眼泪，咸，有毒。凡母哭泪滴子目，令儿伤睛。肾经温品又见牙黄。

阴 毛

男子阴毛，主蛇咬，含二十条咽汁，令毒不入腹。妇人横生逆产，取本夫阴毛二七茎烧研，猪脂和，丸如豆大，吞之，立顺。

妇人阴毛，主五淋，阴阳易病，牛胀。

诚斋曰：男女思欲成病者，及得所欲而不愈，取阴毛，烧研，水丸大豆大，服之立瘥。男病取女，女病取男。

---

① 家谓：原脱，据《本草纲目·人部·津唾》补。
② 垽（yìn 印）：沉淀；渣滓。

服帛类二十五品（又附五品）

锦

烧灰，主吐血，下血，金疮出血，上气喘息①，妇人血崩。敷小儿口中热疮，脐疮湿肿。《禹贡②·兖州》厥篚③织文是也。

黄绢

主产妇胎损。烧灰服，止吐血、下血、血痢、血崩。洗痘疮溃烂。固胎散④方，论产妇胎损，小便淋沥。用黄丝绢三尺，以炭灰淋汁，煮至极烂，清水洗净。入黄蜡半两，蜜一两，茅根二钱，马勃末二钱。煎一钱，空心顿服。勿作声，作声则不效。此乃蚕吐黄丝所染色也。

帛

主坠马及一切筋骨损伤。烧研，疗妇人血崩，金疮出血，白驳面风，恶疮疔肿。《外台秘要》⑤ 治初生小儿脐未落时肿痛，取丝帛，烧存性，研末敷之。孙真人曰⑥：凡诸疮有根，久不能愈，取丝帛灰，入膏中贴之。更以掌大一块同⑦露蜂房、棘刺钩、烂草节、乱发等分烧研，空腹服方寸匕，当出其根。

---

① 息：《本草纲目·服器部·锦》作"急"。
② 禹贡：《尚书》中的一篇，战国时魏国人托名而作。中国最早的地理著作，内容包括行政区域、山岳、水文、土壤、物产、交通、民族等。
③ 篚（fěi 匪）：古代盛物的竹器。
④ 固胎散：《本草纲目·服器部·黄绢》方后注"《妇人良方》"。
⑤ 外台秘要：《本草纲目·服器部·帛》作"藏器"。
⑥ 孙真人曰：《本草纲目·服器部·帛》作"藏器曰"。
⑦ 同：原脱，据《本草纲目·服器部·帛》补。

新麻布

主逐瘀血，妇人血闭腹痛，产后血痛。以数重包白盐①一合，煅研②，酒服之。

旧麻布，同旱莲草等分，瓶内泥固煅研，日用揩齿，能固③牙乌须。

白　布

治口唇紧小，不能开合。

青布，解毒功薄于蓝靛，主天行寒热丹毒。《肘后方》：臁疮溃烂，敷之。《千金方》治妇人交接，血出不止④，青布掌大一块，人发一团，烧灰纳入，或棉裹纳之，即瘥。

丝　绵

主血崩不止，敷小儿脐疮不干。《外台秘要》治五野鸡病，新棉烧灰，酒服二钱匕⑤。

裈　裆

煮汁服，解毒箭。烧灰服，主阴阳易。诚斋曰：主男女房劳疸症，取裈裆近隐处掌大一块烧灰，水酒从便服。又治男女相思成病，不能疗者，取心念之人裈裆，烘烧研末，每空心米饮下方寸匕。

经外药类

三八九

---

① 盐：原作"蓝"，据《本草纲目·服器部·新麻布》补。

② 煅研：原脱，据《本草纲目·服器部·新麻布》补。

③ 能固：原脱，据《本草纲目·服器部·旧麻布》补。

④ 止：原作"出"，据《备急千金要方》卷三《妇人方中》"治童女交接"条改。

⑤ 酒服二钱匕：《本草纲目·服器部·绵》作"每服酒二钱"。

汗 衫

《外台秘要》治卒中恶客忤鬼气，卒倒不知人，逆冷，口鼻出清血，或胸腹内绞急切痛，如鬼击之状，不可按摩，或吐血衄血，用久垢汗衫烧灰，酒调服二钱匕。男病用女，女病用男。如无汗衫，衬衣亦可。《千金方》① 治小儿夜啼，取本儿初穿毛衫，放瓶内，即止。

孝子衫麻衣

主面黯，烧灰傅之愈。

麻帽，主鼻疮，私窃拭之。

病人衣

主天行瘟疫。取初病人衣服，于甑上蒸过，则一家不染。诚斋曰：须晒干与病人穿。

衣 带

主妇人难产及日月未足而产。临时取夫衣带五寸，烧为末，酒服之。裤裈带更佳。《外台秘要》②：令病不复，取女下裳带一尺烧，饮服。孙真人曰：治金疮未愈而交接血出不止，取与交妇人中衣带③二④寸，烧研，水服之。

女经马

主妇人月经不止，烧灰，水服方寸匕。诚斋曰：此妇人行经吊裆布也。治室女经闭，烧灰，水服方寸匕，立通。又主思欲成劳，取所欲妇人经马，两瓦合定，火煅脆，研末，空心酒

---

① 千金方：《本草纲目·服器部·汗衫》作"《生生编》"。
② 外台秘要：《本草纲目·服器部·衣带》作"《肘后方》"。
③ 交妇人中衣带：原脱，据《本草纲目·服器部·衣带》补。
④ 二：《本草纲目·服器部·衣带》作"三"。

服方寸匕，不知更作服，立瘥。又方金疮未愈即交接，而血出疮中不止者，经马烧灰，酒服，取所与交妇人者，立瘥，胜于裈带。

头 巾

主霍乱吐利，卒心痛，天行劳复，取多腻者，煎服一升。烧存性，厣下蚀①痔疮。

幞 头

主妇人血崩、交肠，烧灰酒服。诚斋曰：包头、额勒皆可用。

皮 巾

主积年肠风下血，并大风癞疠，烧灰酒服。此田猎之冠也。

包脚布

主天行劳复，马骏风黑汗出者，洗汁服之。多垢者佳。
《千金方》：妇人欲回乳，用男子裹足布勒住，经宿即止。

笠

主鬼疰精魅，烧灰酒服。弥败者佳。

襄

平。主蠼螋尿疮，取故襄衣结烧灰，油和敷之。

毡 袜

主瘰疬，痔疮初起，一切心痛。烧灰，酒服一升，取吐效。

---

① 烧存性厣（yè 叶）下蚀：原脱，据《本草纲目·服器部·头巾》补。厣，按压。

《百一方》①：欲断酒不饮者，以酒渍毡屉②音替一宿，平旦饮，得吐即止也。

皮 靴

主肠风，取旧皮靴底，烧灰，水服方寸匕。又油调，敷小儿头疮，瘰疬，牛皮癣。

麻 鞋

旧底洗净煮汁服，止霍乱吐下不止，及食中牛马肉毒，吐利不止。并主子死腹中，胎衣不下。烧灰，涂蜈蚣伤螫。《肘后方》③ 治疟疾不止，取旧麻鞋底去两头烧灰，井华水服方寸匕，立瘥。并主便淋。《千金方》治脱肛，炙麻鞋底频按入。仍入故麻鞋底、鳖头各一枚，烧灰敷之，按入，即不出也。诚斋曰：鼻衄不止者，取麻鞋底鼻尖烧灰，酒服一半，余吹鼻中，立愈。时珍曰：凡人卧时，以鞋一仰一覆，则无魇及恶梦。

草 鞋

烧和人发，催生，止霍乱，敷臁疮。弥旧者佳。《千金方》④：凡人行路被石垫伤者，取旧草鞋，浸尿缸内半日，以砖一块烧红，置鞋于上，踏之，令热气入肉即消。

草鞋绳，主睡中遗尿，妇人难产，音不出，头疮，手足疮，狐尿刺。

缢死绳

主卒发癫狂，烧灰酒服。

---

① 百一方：《本草纲目·服器部·毡屉》作"《千金方》"。
② 屉：《本草纲目·服器部·毡屉》："时珍曰：凡履中荐，袜下毡，皆曰屉，可以代替也。"
③ 肘后方：《本草纲目·服器部·麻鞋》作"《千金方》"。
④ 千金方：《本草纲目·服器部·草鞋》作"《救急方》"。

绞死绳，治同。一富子，惊①走仆于刑人尸上，大骇发狂。明医庞安常②令取绞死囚绳烧灰，和药③与服，遂愈。

死人席

治尸疰，烧灰酒服④。又治自汗盗汗不止，煮水浴之瘥。

死人枕

治尸疰，别有死人枕，是古冢骷髅枕骨，主冷滞尸⑤疰，煮服立瘥。

葛氏云：主治一人，十五岁，患腹胀面黄，众药不能治，此石蛔尔⑥，蛔最难治，以死人枕煮服之，得大蛔虫，头坚如石者五六升，病即瘥⑦。徐文伯治一僧人患眼痛，目多见鬼物。此邪气入肝，非他药□□，以死人枕煮服之，仍埋枕⑧于故处，如其言，遂愈。诚斋曰：死人头骨，须取□白色者，黑色者有毒，不可用。类经天灵盖下，参看肝经泻品内。

器物类五十七品（又附三品⑨）

白　纸

甘，平。主吐血，衄血，血崩，金疮，俱烧灰服。《千金

---

① 惊：原脱，据《本草纲目·服器部·自经死绳》补。
② 常：原脱，据《本草纲目·服器部·自经死绳》补。
③ 绳烧灰和药：原脱，据《本草纲目·服器部·自经死绳》补。
④ 烧灰酒服：《本草纲目·服器部·死人枕席》作"煮服"。
⑤ 尸：原脱，据《本草纲目·服器部·死人枕席》补。
⑥ 能治此石蛔尔：原脱，据《本草纲目·服器部·死人枕席》补。
⑦ 五六升病即瘥：原脱，据《本草纲目·服器部·死人枕席》补。
⑧ 枕：原脱，据《本草纲目·服器部·死人枕席》补。
⑨ 又附三品：标题与内容不符，实附五品。

方》① 治老少尿床，以白纸一张铺席下，待遗于上，取纸晒烧，酒服之可愈。

青　纸

主妒精疮②，以唾粘贴，数日即愈，且护痛也。弥久者良。此取上有黛，能解毒杀虫也。

印　纸

主妇人断产③，剪有印处烧灰，水服一钱匕效。或于经后服之更灵。

油　纸

诚斋曰：麻油伞纸，解毒，贴疮，生肌收口。桐油伞纸，有毒，烧灰，出火毒。敷蛀干阴疮，一夜便愈。《千金方》治疗疮发汗，用千年石灰炒十分，旧黑伞纸烧灰一分，每用一小匙，先以齑水倾少许入盏，次倾香④油少许，再入药末搅匀。沸汤一盏，调下。厚被盖之，一时大汗出也⑤。

历　日

主邪疟。用隔年全历，端午日午时烧灰，酒糊丸梧子大，于发日⑥早用无根水下五十丸。

---

① 千金方：《本草纲目·服器部·纸》作"《集简方》"。
② 妒精疮：又名下疳、疳疮。指发于男女外生殖器的疮疡，多因接触传染。
③ 妇人断产：原作"断妇人产"，据《本草纲目·服器部·印纸》乙正。
④ 倾香：原脱，据《本草品汇精要·人部·桐油伞纸》补。
⑤ 大汗出也：原脱，据《本草品汇精要·人部·桐油伞纸》补。
⑥ 发日：原脱，据《本草纲目·服器部·历日》补。

书

主灯窗劳苦，心神恍惚。取正书小部全者烧灰，秋露水下方寸匕，日三服。

钟 馗画图

辟邪，止鬼疟。《肘后方》①：端午日或上元日，取钟馗烧灰二钱，阿魏、砒霜、丹砂各一皂子大，为末，寒食面和丸小豆大。每服一丸，发②时冷水下，治鬼疟来去。《千金方》③ 治妇人难产，取左脚烧灰，水服④。时珍曰：钟馗，菌名也。俗用画图神像，不知其讹也。

门 神

主中恶，鬼魅邪气，煮汁服之。

救月杖

主月蚀疮及月割耳，烧灰存性，油和敷之。孙思邈曰：主治蚀疮之神药。即月蚀时救月，击鼓木也。

拨火杖

《葛氏方》治蛇蝥蝎咬，取拨火杖横井上，立瘥。祝由科⑤治小儿夜啼，用本家厨下烧残火柴头一个，削平焦处，向上朱砂书咒曰：拨火杖，拨火杖，天上五雷公，差来⑥作神将，捉住夜啼鬼，打杀不要放。急急如律令。书毕勿令人知，安立床

---

① 肘后方：《本草纲目·服器部·钟馗》作"《圣济总录》"。
② 发：原脱，据《本草纲目·服器部·钟馗》补。
③ 千金方：《本草纲目·服器部·钟馗》作"杨起《简便方》"。
④ 水服：原脱，据《本草纲目·服器部·钟馗》补。
⑤ 祝由科：用祷告等心理疗法治病的医学专科。
⑥ 公差来：原脱，据《本草纲目·服器部·拨火杖》补。

前脚下。男左女右。

凿柄木

取斧打处及入铁处各二寸，用中节无力。主难产，反胃噎膈，烧灰酒服。

铁椎柄 椎作槌

主中恶鬼打，恶鬼突人[1]，烧灰酒服。《千金方》治鬼打浑身青黑或吐血不止者，铁椎柄、东引桃枝、卫矛各等分，作丸大豆大，酒下十丸。

铳 楔

主治邪气中恶，妇人难产，俱烧末，酒服之佳。

吹火筒

主小儿阴被蚯蚓呵肿，令妇人以筒吹其患处，即消。

刀 鞘

主鬼打卒死[2]，取二三寸烧末水服。腰刀者弥佳，杀猪刀鞘亦可用。

马 鞭

主马汗入疮或马毛入疮，取烧末，敷之愈。

箭头枝

主妇人产后腹中痒，密安所卧席下，勿令妇知。《华佗别

---

① 人：原作"入"，据《本草纲目·服器部·铁椎柄》改。
② 死：《本草纲目·服器部·刀鞘》作"得"。

传》治疗疮恶肿，刮箭笴①作炷，灸二七壮，即瘥。

弓弩弦

平。主产后胞衣不出或胎动上逼，取弩弦带之立验。《外台秘要》治鼻出血不止，弓弦烧灰，枯矾等分吹之，立止。《房室经》曰：妇人忧妊娠欲得男法，以有孕未满月，取弓弩弦为带，系腰腹中。满三月解，转女为男。宫中密法不传出。

纺车弦

主坐马痈，烧灰敷之。孙真人曰②：凡人逃走预防之法，取其人头发数茎袖藏，俟其走后，将发于纬车上逆转之，则迷乱不知所适。

梭　头

主病吃③及失音不语，刺手心令痛即语。男左女右。

连枷关

主转胞，小便不通，烧灰水服之。

棇担尖

主出痈疽头。《外台秘要》④ 治肠痈，取柴担尖烧灰，酒服方寸匕，当作孔出脓。

---

① 箭笴（gǎn 杆）：箭杆。明·宋应星《天工开物·弧矢》："凡箭笴，中国南方竹质，北方萑柳质，北房桦质，随方不一。"
② 孙真人曰：《本草纲目·服器部·纺车弦》作"藏器曰"。
③ 吃：口吃。
④ 外台秘要：《本草纲目·服器部·棇担尖》作"思邈"。

梳 篦

主霍乱①转筋，活虱入腹成瘕，煮汁服之。《大全方》② 治猘犬伤，用故梳、韭根各二枚，水二升，煮一升，顿服之。

针线袋

用二十年者，主痔疮，取袋口烧灰，水服。《千金方》③ 主妇人产后④肠痒不可忍，取本妇旧针线袋，密安所卧褥下，勿令知之。

蒲 扇

取败者，烧灰酒服一钱，治盗汗，妇人血崩，月水不断。盗汗不止者，更以扇灰扑之。弥败者佳。时珍曰⑤：新造屋柱下四隅埋之，蚊永不入也。

蒲 席

主破血。从高坠下，损瘀在腹，积痛难忍，取久卧者烧灰，酒服二钱，血当下。并主妇人血崩⑥，霍乱转筋，小便不利。《外台秘要》⑦ 治小儿五色丹游，多致杀人，败蒲席烧灰，和鸡子白涂之，重者可服方寸匕。时珍⑧曰：痈疽不合，旧蒲席烧灰，腊月猪脂和，纳入孔中。

① 乱：原作"头"，据《本草纲目·服器部·梳篦》改。
② 大全方：《本草纲目·服器部·梳篦》作"《外台秘要》"。
③ 千金方：《本草纲目·服器部·针线袋》作"藏器"。
④ 后：原作"中"，据《本草纲目·服器部·针线袋》改。
⑤ 时珍曰：《本草纲目·服器部·蒲席》作"藏器曰"。
⑥ 崩：《本草纲目·服器部·蒲席》作"奔"。
⑦ 外台秘要：《本草纲目·服器部·蒲席》作"《千金方》"。
⑧ 时珍：《本草纲目·服器部·蒲席》作"《千金方》"。

棕 荐①

主夜卧尿床，取本人荐草烧灰，水服立瘥。寡妇荐，治小儿吐利霍乱，取二七茎煮服。

算

刘五娘方治小儿初生吐不止者，用旧算入人乳、盐，煎沸，入牛黄粟许，与服即止。

珠 帘

主产妇血崩，室女月闭，去鬼气疰痛及癥瘕，煮服或烧末酒服，俱可。

箔经绳，主痈疽有脓不溃，烧研和猪脂傅下畔②即③溃，不须针灸。

败笔头

诚斋曰：烧灰酒服方寸匕，古人用治男子交婚之日茎痿。若不瘥者，更以天雄五分，烧灰同服，立瘥。

漆 器

主破血，杀虫，治血崩，白秃。烧烟熏产后血运，腹中劳虫。

灯 盏

上元日，窃取富家灯盏，置床下，令人有子。

油，辛、苦，有毒。主吐中风，喉痹，涂诸疮疥癣。

---

① 荐：形声。草席，垫子。
② 畔：边界。
③ 即：原脱，据《本草纲目·服器部·帘箔》补。

车　脂

辛。主中恶，卒心痛，中风，发癫狂，妇人乳疾。又去鬼气，温酒①服之。

木　杓

人身上结筋，打之三下，自散。

旧水筒

诚斋曰：患消渴者，取煎水饮之。

竹　箸^筋

主口吻疮。取箸头烧灰敷之。《肘后方》② 治狂犬咬，乞取百家箸，煎汁饮之。时珍曰：喉痹肿塞，取红漆箸烧烟，含咽烟气入腹，即破。

甑　垢^{阴胶}

《医传》③ 曰：知疮所在，口点阴胶。注云：取甑中气垢少许于口中，即知脏腑所起，直彻至患处，知痛所在，可医也。时珍曰：主小便不通及脱肛，妇人五色带，小儿下血，重舌，鹅口，脐疮。

蒸　笼

取年久者竹片烧灰，涂白癜风。

炊甑布

仲景曰：主坠马及一切筋骨伤损。凡人被甑中热气蒸熏，

---

① 温酒：原脱，据《本草纲目·服器部·车脂》补。
② 肘后方：《本草纲目·服器部·箸》作"藏器"。
③ 医传：《本草纲目·服器部·甑垢》作"《雷公炮炙论序》"。

面目浮肿，用久炊布烧灰存性①为末，敷之。

弊帚

烧灰，敷身面疣目，白驳风。

竹篮

烧灰，敷狗咬疮。

鱼笱②

烧灰，治鱼骨硬。

鱼网

食鱼骨硬，取网覆头颈上，不愈，煮网汁服，当自下。

草麻索

主大腹水病，煮服，取吐下。《千金方》③ 断疫不染，以绳度所住户中壁，屈绳④结之。

缚猪绳

主小儿夜啼，烧灰服，腊月者佳。或取猪窠中草，密安席下，勿令母知。

牛鼻拳

主消渴饮水。诚斋曰：煮汁服，知噎膈反胃，木拳治。

草拳，烧研，傅小儿鼻下疮。

---

① 烧灰存性：原脱，据《本草纲目·服器部·炊单布》补。

② 笱（gǒu 苟）：竹制的捕鱼器具，口大窄颈，腹大而长，鱼能入而不能出。

③ 千金方：《本草纲目·服器部·草麻索绳》作"《肘后方》"。

④ 绳：原脱，据《本草纲目·服器部·草麻索绳》补。

厕　筹

主难产及霍乱转筋，床中恶鬼。涂小儿齿迟。竹木也。

尿桶板

取旧者。煎水服，主霍乱吐利。治脚缝瘙痒，或生疮有窍，出血不止，烧灰敷之。年久者佳。

钉棺下斧声

主人身弩肉。可候其时，专听其声，声发之时，便下手连擦之二七遍，已后自得消平也。妊妇勿用此法。

枷上铁钉

犯罪者，赦回，取枷上叶钉等收之，后遇有人官累者，除得灾。

天子籍田三推犁下土

主惊悸癫邪，安神定魄强志，入官不惧，利见大官，宜婚市①。王者所封五色土其次焉。

铸钟黄土

主②卒心痛，疰忤恶气。置酒中温服之，弥佳也。

富家庭中③土

七月丑日，窃取之泥灶，令人富，勿与人知。

正月雨水

夫妻各饮一杯，还房，当获时有子，神效也。

---

① 市：原脱，据《本草纲目·土部·天子籍田三推犁下土》补。
② 主：原作"土"，据《证类本草》卷四（短集之）《铸钟黄土》改。
③ 庭中：《证类本草》卷四（短集之）《富家中庭土》作"中庭"。

三家洗碗水

主洗犬咬疮及恶疮久不瘥。煮令沸，以盐投中，洗之，不过三五度，立效。

杵头细糠

主噎膈反胃。《子母秘录》：令易产，取碓杵细糠，刮取烧末，服方寸匕。经外麻麦稻类已注。

线　香

辛，温。熏诸疮癣，杨梅毒疮。即上等供佛素香也。

方　民一条

青州，其音角羽，其泉咸以酸，其气舒迟，其人声缓。荆、扬州，其音角徵，其泉咸以苦，其气慓轻，其人声急。梁州，其音商徵，其泉苦以辛，其气刚勇，其人声塞。兖、豫州，其音宫徵，其泉甘以苦，其气平静，其人声端。雍、冀州，其音商羽，其泉辛以咸，其气快烈，其人声捷。徐州，其音角宫，其泉酸以甘，其气悍劲，其人声雄。

土　气一条

坚土之人刚，弱土之人懦，垆土①之人细，息土②之人美，耗土③之人丑。

---

① 垆（lú 颅）土：黑色坚硬而质粗不黏的土壤。
② 息土：也作息壤，传说中可以自己生长不息的土壤。
③ 耗土：瘠薄的土地。

山林之①民毛而瘦，得木气多。川泽之民黑而津，得水气多。丘陵之民②团而长，得火气多。坟衍③之民皙而方，得金气多④。原隰之民⑤丰而痹，得土气多。

奇 异 九条

五不女，螺、纹、鼓、角、脉也。螺者，牝窍内旋，有物如螺也。纹者，窍小，即⑥实女也。鼓者，无窍如鼓。角者⑦，有物如角，古名阴挺是也。脉者⑧，一生经水不匀，及崩带之类是也。诚斋曰：据此鼓者⑨是无窍耳，角者无□□也。后有五不男，俗云十不全指此耳。

五不男，天、犍、漏、怯、变也。天者，阳痿不用，古云天宦是也。犍者，阳⑩势阉去，寺人是也。漏者，精寒不固，常自遗泄也。怯者，举而不强，或见敌不兴也。变者，体兼男女，俗名二形，其类有三：有值男即女、值女即男者，有⑪半

---

① 山林之：原脱，据《本草纲目·人部·方民》补。
② 多：原脱，据《本草纲目·人部·方民》补。
③ 坟衍：指水边和低下平坦的土地。出《周礼·夏官·邍师》："掌四方之地名，辨其丘陵、坟衍、邍隰之名。"贾公彦疏："水涯曰坟，下平曰衍。"
④ 气多丘陵之民：原脱，据《本草纲目·人部·方民》补。
⑤ 原隰之民：原脱，据《本草纲目·人部·方民》补。原隰，指平原和低下的地方。
⑥ 也纹者窍小即：原脱，据《本草纲目·人部·人傀》补。
⑦ 者：原脱，据《本草纲目·人部·人傀》补。
⑧ 名阴挺是也脉者：原脱，据《本草纲目·人部·人傀》补。
⑨ 鼓者：原脱，据《本草纲目·人部·人傀》补。
⑩ 阳：原脱，据《本草纲目·人部·人傀》补。
⑪ 者有：原脱，据《本草纲目·人部·人傀》补。

月阴、半月阳者①，有可妻不可夫者，此皆体具而无用者也。

胎足十月而生，常理也。而有七八月、十二三月、十四五月、十七八月至二十四五月及三年而生者。诚斋曰：六安州朱鹏妻，孕五十六月而生。

胞门子户，生人之府，常理也。而有自胁、自额、自背、自髀产者，又有《宋史》男阴生于脊，更有女阴生于头之奇耶？

孤阴不生，独阳不长，常理也。而有思士不妻而感，思女不夫而孕，妇女生须，丈夫出湩，乳也。男子产儿者，又如女子国自孕，雄鸡生卵之异耶？

男生而覆，女生而仰，溺水亦然，阴阳秉赋，一定不移之理。乃有男化女、女化男，岂妖气变常而反耶？

人异于物，常理也。而有人化物、物化人，《谭子》② 所谓至淫者化为妇人，至暴者化为猛虎，心之所变，不得不变；孔子所谓物老则群精附之，为五酉之怪者耶？

燕雀不生凤，狐兔不字马，常理也。而有人产虫兽神鬼、怪形异物者何也？岂以视听言动触于邪，思随形感应而然？复有人生于③卵、生于马者何也？岂有神异凭之，或因有感遘而然耶④？

人具四肢七窍，常理也。而荒裔之外有三头、比肩、飞头、垂尾之⑤怪状者，此边徼⑥余气所生而同于鸟兽者。

---

① 者：原脱，据《本草纲目·人部·人傀》补。
② 谭子：即《谭子化书》，唐末五代时期著名道教学者谭峭所著的一本道教典籍。
③ 有人生于：原脱，据《本草纲目·人部·人傀》补。
④ 遘而然耶：原脱，据《本草纲目·人部·人傀》补。
⑤ 肩飞头垂尾之：原脱，据《本草纲目·人部·人傀》补。
⑥ 边徼（jiào 教）：边境。

是故天地之造化无穷，人物之变化亦无穷。贾谊赋所谓天地为①炉兮，造化为工。阴阳为炭兮，万物为铜。合散消息兮，安有常②则。千变万化兮，未始有极。忽然为人兮，何足控抟，化为异物③兮，又何足患！此皆言变化同于一气者也。

---

① 贾谊赋所谓天地为：原脱，据《本草纲目·人部·人傀》补。以下赋文出自贾谊《鹏鸟赋》。
② 合散消息兮安有常：原脱，据《本草纲目·人部·人傀》补。
③ 何足控抟化为异物：原脱，据《本草纲目·人部·人傀》补。

校注后记

一、关于作者

《类经证治本草》作者吴钢，字诚斋，安徽省黟县屏山村人。有关其生平的资料较少，据本书自叙，仅可知其在清道光五年乙酉（1825）至道光七年丁亥（1827）生活在歙南龙湾，著书立说于松泉山馆。因感时医"彼至临症之时，茫然不定，因而病不知证，药不成方，如临深渊，若涉大海，十坏七八，而不自悟"。遂雪案灯窗，揣摩十余载。历阅《本经》、《纲目》、《汇言》、唐宋《本草》及各家方书，参以百数十种三教圣人之书，百家博览之学，间附己意；复遵《政和》真图绘画，删其习知，图其难辨；终脱稿分为四册，名其书为《类经证治本草》。

二、版本及馆藏

《类经证治本草》现仅存一孤抄本，一函四册，共275页，藏于中国中医科学院图书馆。行款：每半页14行/25字，字行高210mm。抄本四册均有水渍、虫蛀、修补痕迹，第三册左边、左下边尤其严重，第四册左上角、左下边亦如此。其序称原书有药图一册，未见此图册。

另有《中国本草全书》影印本，即据上述版本影印。

三、体例和内容

1. 以经络类分药物

以经络类分药物，是脏腑辨证学说的延伸和发展。脏腑辨证学说始于《灵枢》《素问》《中藏经》，后经金元时期张元素总结发展成为完备的辨证论治体系。同期，刘完素的脏腑病机论、李东垣的脾胃论、朱丹溪的相火论等丰富了对脏腑病机病证的认识。李东垣倡引经类药，明清之际，龚廷贤、吴钢、姚澜等人继之，从经络补泻温凉的角度，对药物进行分类论述。正如吴氏自叙："昔东垣先生引经类药，龚氏分经辨性，药虽不多，皆有深意于是而未逮，则余今日集斯书也，亦足以成二先生之志者矣！"

2. 对药性歌诀的传承

本书整理记载了《东垣先生炮制药歌》、《东垣五脏苦欲补泻药味论》、云林《脏腑经络补泻温凉药论》，并自创《诚斋妊娠药禁歌》等歌诀。同时据《药性粗评》歌赋正文整理修订，易名为《许希周药性赋》。所载歌赋内容广泛，种类多样，包括药性、四时用药、药物计量、配伍、炮制、用药禁忌、妊娠禁忌、脏腑经络寒热温凉补泻等等。在中医古籍中，歌赋类著作以其特有形式，遍见于医经、诊法、伤寒、金匮、本草、方书及临床各科医书。其中本草歌赋应用广泛、数量众多，大致有205种之多。本草歌赋以其琅琅上口、易记易诵的特点，对中药知识的普及和传播作用颇巨。

3. 药后多有按语

本书药后的按语主要包括以下几种情况。

（1）释药名，如"橡斗子"条："诚斋曰：此栎树子也，俗呼檞子。一种大如李者呼檞螺，用略同。""薤"条："诚斋曰：想是今之虎爪葱也，其叶光滑，露亦难贮，故谓之薤露耳！"

（2）阐明药物治疗特色，如"百部"条："诚斋曰：同烧酒擦皮肤，除虱极验。夏秋煎水洗浴，冬不生虱。""莲房"

条："诚斋曰：治乳房痈肿，烧灰，酒服之，立效。""海松子"
条："诚斋曰：松子专治血虚之风。"

（3）点评药性，如"细辛"条："诚斋曰：理肾经之风邪，
行心下之水气。""桂心"条："诚斋曰：治心寒，行营卫气血
为长。若膈间有热，热结腹痛，俱不宜用。""黄连"条："诚
斋曰：黄连凉而不滞，得为寒药中之最。"

（4）辨析药物作用的差异，如辨析木通与通草："诚斋曰：
色白中空，古之木通，今之通草也，但专入肺、入胃，其甘淡
者耳。是肺经有湿热者宜通草，心脾有热者当用木通。通草专
利小便，木通兼利大便也。"

（5）阐发某种药物作用，如"升麻"条："诚斋曰：升麻
乃胃经引经药，宜少用不宜多，专主脾阳下陷，九窍不通，头
目四肢无力，此补中益气之方加而用以发脾胃升腾之气。如中
蛊毒及食毒煎服之，取吐不过应一时之急用。若头目面齿之病
用之，不但不效，而且引火上行。如胸中有湿邪因热而上攻头
面作肿用之，反助湿火上行，则轻病变重，倍加肿痛矣！复有
肾气虚者切不可用，倘误用之，升提真阳而上越，则必有暴止
之戒矣！复有脾阳虚而不胜湿，头目四肢浮肿，此但健脾补火
除湿而自愈，若错认为补中益气症而用之，则水气泛滥而上行，
攻胸腹而致肿满矣！"

本书引书大多出于《黄帝内经素问》《伤寒论》《金匮要略
方论》《神农本草经》《证类本草》《本草纲目》《本草备要》
《本草汇言》《本草从新》《诗经》《尔雅义疏》《酉阳杂俎》
等。吴氏自叙："历阅《本经》、《纲目》、《汇言》、唐宋《本
草》及各家方书……其间取医传之外，又参以三教圣人之书，
百家博览之学，凡百数十种……"

总之，吴氏此书发煌"昔东垣先生引经类药，龚氏分经辨性"之深意，"于用法极其精详而大备，将使后学取而读之，知其脏腑经络，温凉补泻，奇形怪症，异论仙方，庶不致有夭枉人性命也"。学者"若能会悟其理，穷究其源，一以贯之，则书中载录之奇方怪病，随机运用，如由基之治射，发则必中，万举万全……神明其理，是为明医"。

总 书 目

I

本　草

淑景堂改订注释寒热温平药性赋

方　书

医便

卫生编

袖珍方

仁术便览

古方汇精

圣济总录

众妙仙方

李氏医鉴

医方丛话

医方约说

医方便览

乾坤生意

悬袖便方

救急易方

程氏释方

集古良方

摄生总论

摄生秘剖

辨症良方

活人心法（朱权）

卫生家宝方

见心斋药录

寿世简便集

医方大成论

医方考绳愆

鸡峰普济方

饲鹤亭集方

临症经验方

思济堂方书

济世碎金方

揣摩有得集

亟斋急应奇方

乾坤生意秘韫

简易普济良方

内外验方秘传

名方类证医书大全

新编南北经验医方大成

临证综合

医级

医悟

丹台玉案

玉机辨症

古今医诗

本草权度

弄丸心法

医林绳墨

医学碎金

医学粹精

医宗备要

医宗宝镜

医宗撮精

医经小学

医垒元戎

证治要义

松厓医径

扁鹊心书

IV